HARLEY PASTERNAK
mit Laura Moser

DIE
5 Faktor WELT-DIÄT

HARLEY PASTERNAK mit Laura Moser

DIE
5 Faktor WELT-DIÄT

**Essen wie in den gesündesten
Ländern der Welt**

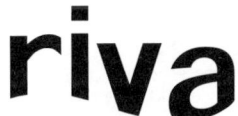

Bibliografische Information der Deutschen Nationalbibliothek:
Die Deutsche Nationalbibliothek verzeichnet diese Publikation in der Deutschen Natio-
nalbibliografie; detaillierte bibliografische Daten sind im Internet über http://d-nb.de
abrufbar.

Wichtiger Hinweis
Sämtliche Inhalte dieses Buches wurden – auf Basis von Quellen, die die Autorinnen
und der Verlag für vertrauenswürdig erachten – nach bestem Wissen und Gewissen
recherchiert und sorgfältig geprüft. Trotzdem stellt dieses Buch keinen Ersatz für eine
individuelle medizinische Beratung dar. Wenn Sie medizinischen Rat einholen wollen,
konsultieren Sie bitte einen qualifizierten Arzt. Der Verlag und die Autorinnen haften
für keine nachteiligen Auswirkungen, die in einem direkten oder indirekten Zusammenhang mit den Informationen stehen, die in diesem Buch enthalten sind.

Für Fragen und Anregungen:
harleypasternak@rivaverlag.de

1. Auflage 2011
© 2011 by riva Verlag, ein Imprint der FinanzBuch Verlag GmbH
Nymphenburger Straße 86
D-80636 München
Tel.: 089 651285-0
Fax: 089 652096

Die amerikanische Originalausgabe erschien 2010 bei Ballantine Books, an imprint of
The Random House Publishing Group unter dem Titel *The 5 Factor World Diet*. © 2009
by Harley Pasternak. All rights reserved. This edition published by arrangement with
Portfolio, a member of Penguin Group (USA) Inc.

Übersetzung: Max Limper
Redaktion: Werner Wahls
Umschlaggestaltung: Pamela Günther
Umschlagabbildung: Blake Little/Monaco Reps LLC
Satz: HJR, Jürgen Echter, Landsberg
Druck: Konrad Triltsch GmbH, Ochsenfurt
Printed in Germany

ISBN 978-3-86883-060-6

Weitere Informationen zum Thema finden Sie unter

www.rivaverlag.de
Gerne übersenden wir Ihnen unser aktuelles Verlagsprogramm.

Inhalt

Einführung

Eigentlich habe ich schon mein ganzes Leben lang für die *5-Faktor-Welt-Diät* recherchiert – auch wenn ich es nicht immer wusste. Ich bin im kanadischen Toronto aufgewachsen, jener Stadt, die die Vereinten Nationen vor Kurzem zur ethnisch vielfältigsten Stadt der Welt gewählt haben. In Toronto werden mehr als 100 Sprachen und Dialekte gesprochen, mehr als in jeder anderen Stadt der Welt, und fast drei Viertel aller Einwohner sind entweder Migranten oder Kinder von Migranten. Wie fast jeder in meiner Heimatstadt habe auch ich Wurzeln in fremden Ländern: meine Großeltern stammen aus Ungarn, Rumänien und Polen.

In meiner Kindheit kam ich mit Menschen aller möglichen Kulturen, Religionen und Lebensweisen in Kontakt, und diese Vielfalt hat meine Weltsicht von Anfang an stark geprägt. Unter anderem entwickelte ich schon als Kind einen unstillbaren Appetit auf alles, was die Küchen der Welt an Gerichten, Geschmäckern und Zutaten zu bieten haben. Wie es in unserer weltoffenen Stadt üblich ist, ging meine Familie regelmäßig auswärts essen – italienisch, thailändisch, jamaikanisch, indisch, portugiesisch und so weiter und so fort. Und ich freute mich immer besonders, wenn eine neue exotische Kochkultur in unser Viertel zog und probiert werden wollte.

Einen Teil meiner Jugend habe ich zudem in der Karibik verbracht, als meine Familie in Jamaika, Barbados, Trinidad und Miami lebte. Diese frühen Reisen verstärkten meine Neugier auf die Küchen der Welt. In Jamaika tafelte ich Reis mit Erbsen und *Jerk-Chicken*. In Trinidad ließ ich mir *Doubles and Bus-up-shot* schmecken, und in

Barbados genoss ich fliegende Fische. In Miami entwickelte ich eine Leidenschaft für kubanisches Essen, besonders für schwarze Bohnen, Kochbananen und *Ropa vieja*, das aus geschnetzeltem Bauchfleisch in Tomatensauce besteht. Und überall, wo wir hinkamen, gab es unglaublich gut schmeckende tropische Früchte, von denen die meisten Kanadier noch nie gehört haben dürften.

Die osteuropäische Abstammung meiner Familie erweiterte mein internationales kulinarisches Panorama noch. Zum gemeinsamen Mahl servierte uns meine Großmutter gefüllte Paprika, Früchtekompott und *Uborka-Salata*, einen traditionellen ungarischen Gurkensalat mit Essig, den wir gerne und oft aßen. Als ich zum ersten Mal japanisches Essen probierte, bekam ich als Vorspeise etwas, das ich für Uborka-Salata hielt. Erst im Nachhinein begriff ich, dass es *Sunomono* war, ein traditioneller japanischer Gurkensalat mit Essig.

Die Erkenntnis, dass verschiedene Nationalküchen mit denselben oder ähnlichen Zutaten manchmal ganz ähnliche Resultate erzielen, faszinierte mich. Ich begann, über den Zusammenhang von Essen und Kultur nachzudenken: Was sagt unser Essen über unsere Lebensweise und unsere Werte aus?

Mit zunehmendem Alter wuchs mein Verlangen nach unterschiedlichen Aromen, Gerüchen, Gerichten und Produkten sogar noch an. Als ich ein Teenager war, ging der Kochkanal *Food Network* gerade auf Sendung und wurde sogleich mein Lieblingsprogramm; ich schaute ununterbrochen zu. Ich war gleichermaßen fasziniert von Ming Tsais asiatischen Gerichten, Emeril Lagasses Cajun-Küche und Mario Batalis italienischer Kochkunst ... Ich wollte einfach alles lernen.

Zu dieser Zeit wurde ich auch ein völliger Fitness-Freak. In meiner Jugend- und Collegezeit spielte ich Eishockey, und da ich meine Leistung auf dem Eis verbessern wollte, begann mich für eine ganz neue Dimension des Essens zu interessieren – nicht nur für Geschmack, Geruch und Aussehen, auch wenn dies natürlich weiterhin unerhört wichtig blieb, sondern auch für seine Auswirkungen auf mein Aussehen, meine Befindlichkeit und meine Leistungsfähigkeit. Ich begriff, dass man Ernährung und Fitness unmöglich getrennt betrachten kann.

Auf dem College studierte ich Bewegungs- und Ernährungswissenschaft. Damals schon wollte ich unbedingt die wissenschaftlichen und technischen Aspekte des Essens verstehen. Während des Hauptstudiums forschte ich als wissenschaftlicher Mitarbeiter für das kanadische Verteidigungsministerium über Sportlerernährung. Wir testeten die Auswirkungen verschiedener Lebensmittel auf die Leistungsfähigkeit und den Energielevel von Soldaten.

In all diese miteinander zusammenhängenden Themen vertieft begann ich, in Toronto als Personal Trainer zu arbeiten. Nach einiger Zeit bekam ich die Gelegenheit, mit einer ganzen Reihe von Hollywood-Schauspielern zu arbeiten, die in Toronto drehten. Beim Training mit ihnen kam mir mein Abschluss in Trainingsphysiologie, aber auch der in Ernährungswissenschaft zugute, sodass ich auch ihre Ernährung planen konnte. Aus dem Zusammenfluss dieser Erfahrungen – meine akademischen Forschungen über Ernährung und körperliche Fitness sowie der Austausch mit meinen Klienten im Einzeltraining – entwickelte ich das, was ich später die *5-Faktor-Welt-Diät* nennen sollte, eine Ernährungs- und Trainingsmethode, die ich für den Schlüssel zu einem dauerhaft gesunden Leben halte.

Die Grundlagen der *5-Faktor-Welt-Diät* und ihres Trainingsprogramms könnten kaum einfacher sein:

// Fünf Mahlzeiten am Tag; dieses Vorgehen regt den Stoffwechsel an und reduziert das Körperfett.

// Bei jeder Mahlzeit werden fünf ernährungswissenschaftliche Kriterien angewandt (mehr dazu im Teil *Die Rezepte der 5-Faktor-Welt-Diät*).

// Jede Mahlzeit besteht aus fünf Hauptzutaten und benötigt nicht mehr als fünf Minuten zur Zubereitung.

// 25 Minuten Training an fünf Tagen in der Woche.

// Ein freier Tag in der Woche – an dem Sie essen dürfen, was und wann Sie wollen.

Dieser einfach zu befolgende Plan führte zu tollen Fortschritten bei meinen Klienten, die mich immer wieder konsultierten, sodass ich meine Geschäftstätigkeit auf Montreal und Vancouver ausweitete. Von Monat zu Monat wuchs die Zahl der Schauspieler und Musiker, die ich trainieren durfte. Seit ich 2001 an meinem ersten Film, *Angel Eyes*, mitwirkte, hatte ich das Glück, mit zahlreichen großen Hollywood-Stars zu arbeiten, von Halle Berry und Robert Downey Jr. bei *Gothika* bis zu Rachel Weisz bei *Constantine* und Milla Jovovich bei den *Resident-Evil*-Filmen. Ich habe Orlando Bloom, Jessica Simpson, Brendan Fraser, Seth Rogen, Katherine Heigl, Robert Pattinson, Hilary Duff, Miley Cyrus und viele andere fit, schön und satt gemacht und sie für ihre Filme, Fernsehserien und Musikvideos in Topform gebracht.

Das Training der Prominenten brachte mich in über dreißig Länder. Bei vielen Filmprojekten lebte ich mit den Klienten zusammen am Drehort, um sie während der Dreharbeiten fit zu halten. Ich bin mit Musikern wie Kanye West, Alicia Keys oder John Mayer auf Welttournee gegangen und an so entlegenen Orten wie dem malaysischen Kuala Lumpur oder dem schwedischen Göteborg gelandet. Und überall musste ich auf die Ressourcen vor Ort zurückgreifen, um Fitness, Gesundheit und Aussehen meiner Klienten zu optimieren, was meine 5-Faktor-Methode ausbaufähiger und interessanter machte als die meisten anderen Diäten.

Dieser »Jäger-und-Sammler«-Aspekt meines Berufs war für mich angesichts meiner lange schon bestehenden Neugier auf internationale Kochkunst von besonderem Reiz. Überall, wo ich hinkam, machte ich mich erst einmal auf den Weg zum Markt, denn es war natürlich viel praktischer, am Zielort einzukaufen, als Koffer voller Lebensmittel mitzuführen. In welcher Stadt und in welchem Land wir auch waren: Meine oberste Priorität war immer das Aufspüren der gesündesten Aspekte der lokalen Küche. Dabei machte ich eine auf den ersten Blick erstaunlich scheinende Entdeckung: Je weiter ich mich von den Vereinigten Staaten entfernte, desto *leichter* wurde es, für das Essen meiner Klienten Produkte aufzutreiben, die sowohl nahrhaft waren als auch schlank machten. Es fiel mir auch schnell auf, dass die Menschen außerhalb der USA – eigentlich überall, wo ich hinkam – deutlich gesünder und schlanker zu sein schienen als die Amerikaner. Ich kam ins Grübeln.

Wenn ich zu Hause mit Freunden essen gehe, erwarten sie von mir – da ich als Experte gelte –, dass ich entscheide, wo wir etwas Gesundes und Geschmackvolles zu essen finden. Die Idee zur *5-Faktor-Welt-Diät* kam mir, als ich eines Abends wieder einmal den Ernährungsexperten spielen sollte. Der Abend begann wie so oft damit, dass ich der Runde einige meiner Lieblingsrestaurants in Los Angeles vorschlug. Zum Italiener? Nichts geht über eine gute *Zuppa di pesce*. Aber mit dem Sushi bei Katsuya macht man auch nichts falsch. Oder wie wär's mit Churrasco-Hühnchen in dem beliebten brasilianischen Lokal? Ach, Unsinn! Wir müssen *unbedingt* das neue Thai-Restaurant ausprobieren, von dem alle schwärmen – ich hab gehört, die Garnelensuppe mit Zitronengras und das Saté-Hühnchen sollen fantastisch sein.

Wie so oft waren meine Freunde und ich bald von den zahllosen Möglichkeiten überwältigt. Und dann dämmerte es mir: Ohne Ausnahme war jede der zur Wahl stehenden Kochkulturen fremden Ursprungs. Es wäre mir nie in den Sinn gekommen, meinen Freunden Cheeseburger und Pommes als Abendessen vorzuschlagen. Ebenso wenig kamen ein Chili-Hotdog mit Zwiebelringen oder ein Haufen Makkaroni mit Hühnchen infrage.

Gewiss, diese typisch amerikanische Nervennahrung schmeckt großartig. Wer kann denn zu einem guten Burger bei In-N-Out oder zu Hühnchen mit Waffeln bei Roscoe's Nein sagen? Dennoch konnte ich die Tatsache nicht ignorieren, dass die nahrhaftesten – und leckersten – Gerichte sämtlich aus dem Ausland kamen. Die Gerichte, die ich immer wieder meinen Klienten und Freunden ans Herz lege – und die ich selber am häufigsten esse –, kommen fast ausschließlich aus fremden Ländern, deren Einwohner weniger übergewichtig sind und länger und gesünder leben als wir US-Bürger. Derzeit gelten 74,1 Prozent der US-Bevölkerung, also *fast drei von vier Menschen* über 15, als übergewichtig.[1] Bei einer Bevölkerung von etwa 300 Millionen bedeutet dies, dass über *225 Millionen* US-Bürger allein schon aufgrund ihres Körpergewichts ein erhöhtes Risiko haben, an Diabetes, Herzkrankheit, hohem Cholesterinspiegel, Bluthochdruck, Schlaganfall oder Krebs zu erkranken.

Im Gegensatz dazu müssen sich die Menschen in den meisten anderen Ländern nicht so sehr um ihre Gesundheit und um ihre Figur sorgen. Die Esskultur dieser Länder begünstigt anscheinend ein gesünderes Körpergewicht – aber wie kommt das? Ich nahm mir vor, dieses Geheimnis zu ergründen. Je mehr Fragen ich stellte, desto mehr wurde mir klar. Einige Beispiele:

> // Warum haben die Japaner aus der Gegend von Okinawa eine der höchsten Lebenserwartungen der Welt (durchschnittlich 82 Jahre)? Eine Erklärung dafür könnte die Praxis des *Hara hachi bunme* sein, einer Methode zur Selbstkontrolle, die die Menschen davon abhält, zu viel zu essen.

> // Warum sind bei den Franzosen, die dafür berüchtigt sind, viel mit gesättigten Fetten zu kochen und obsessiv zu rauchen,

Herzkrankheiten für ein westliches Land vergleichsweise selten? Das liegt nicht nur an den viel konsumierten Phenolen (wie sie in den Schalen dunkler Trauben vorkommen).

// Wie – und was – essen die Menschen in China, wo fast 940 Millionen Menschen ihr Idealgewicht halten? Die dort übliche auf Gemüse basierende Ernährung könnte damit zusammenhängen.

// Warum gibt es in Singapur sogar noch weniger Übergewichtige?

// Warum gehören die Italiener – die Erfinder von Pizza und Pasta – zu den gesündesten Völkern der Welt?

// Was isst man in Südkorea täglich, das dafür sorgt, dass die Nahrung schneller durch das Verdauungssystem geschleust wird, sodass man schlanker bleibt?

Auf den folgenden Seiten werde ich diese und viele andere Fragen beantworten und so die Ernährungstricks der gesündesten Völker der Welt aufdecken.

Anstatt mich damit zu befassen, was die Amerikaner falsch machen – im ersten Kapitel werde ich dieses Problem allerdings kurz ansprechen –, möchte ich den Schwerpunkt darauf legen, was der Rest der Welt richtig macht. Wenn wir darauf schauen, was wir essen *dürfen* und was wir tun *sollten*, bringt uns das einer nachhaltigen Lösung näher, durch die wir nicht nur unseren Körper erneuern, sondern auch die Art, wie wir Ernährung verstehen.

Meine Erfahrungen als um die Welt reisender Ernährungsexperte und -coach haben mir die Augen geöffnet dafür, welche Auswirkungen all die unterschiedlichen Essgewohnheiten der Menschen auf ihre Gesundheit haben. Auf meinen Reisen habe ich mir viele Tricks und

Kniffe angeeignet, mit denen das Einkaufen und Zubereiten selbst bei den exotischsten Gerichten leichter wird und Spaß macht. Bald begann ich, internationale Ernährungstricks zu sammeln wie andere Leute Postkarten. Inzwischen kaufe ich immer, wenn ich irgendwo aufbreche, statt eines T-Shirts mit der Aufschrift »Mein Onkel war in Moskau und hat mir nur so ein blödes T-Shirt mitgebracht« etwas zu essen, das für den Ort, an dem ich war, typisch ist. Nach meiner letzten Reise nach Vancouver gab es als Mitbringsel geräucherten Silberlachs, und als ich neulich in Finnland war, habe ich ein ganzes Fach meines Koffers mit getrocknetem Rentierfleisch vollgestopft – kann man eine Kultur besser kennenlernen als durchs Essen?

Schließlich wurden meine Forschungen systematischer. Ich schrieb Bücher, diese wurden in andere Sprachen übersetzt, und ich reiste immer öfter wegen meiner Bücher um die Welt. Jetzt war ich allein unterwegs und hatte viel mehr Zeit herauszufinden, warum man überall, wo ich hinkam, gesünder lebte als in Amerika. Wir haben zwar mehr Fitnessstudios, mehr fettfreie Lebensmittel und Diätreklame, aber trotzdem leben wir ungesund. Wir leiden keinen Hunger. Im Gegenteil: Es gibt genug zu essen für alle, an jeder Straßenecke. Warum leben wir dann nicht länger? Warum sind wir so fett und nicht gesund? Kann es sein, dass wir nicht gesund sind, weil wir so fettleibig sind? Und wenn die Antwort auf diese Frage, wie ich überzeugt bin, ein lautes JA ist, was können wir dann tun, um die Situation zu verbessern? Welche Maßnahmen können wir ergreifen, um diesen gefährlichen Trend umzukehren?

Nachdem ich so lange die Essgewohnheiten anderer Völker erlebt und erforscht habe, begann ich aus den verschiedenen Esskulturen die jeweilige Quintessenz herauszudestillieren, um sie meinen Landsleuten nahezubringen. In diesem Buch will ich darlegen, wie einfach es ist, gesünder zu leben. Andere Völker machen es ständig, ohne überhaupt darüber nachzudenken.

Sie müssen sich nicht auf eine verrückte Extremdiät einlassen, wenn Sie langfristig Ihre Gesundheit verbessern wollen. Sie müssen nur ein paar vernünftige Entscheidungen im Hinblick auf Ihre Ernährungs-, Bewegungs- und Lebensweise treffen. Ein Beispiel: Warum frittieren wir eigentlich Fisch? Warum grillen wir ihn nicht? Man muss Fisch nicht in Teig tunken und frittieren, damit er köstlich schmeckt. Warum nicht *Ceviche* damit machen? Man braucht dazu nichts als eine Limette. Man braucht keinerlei Küchengeräte. Ja, noch nicht einmal einen Herd. Wie Sie in diesem Buch noch öfter sehen werden, ist die gesündeste Lösung oft auch die einfachste.

Meine ausschweifende Reisetätigkeit hat mich zusammen mit meiner Ausbildung eine Reihe von Besonderheiten in Ernährung und Lebensweise entdecken lassen, die in vielen fremden Kulturen seit Jahrhunderten üblich sind. In *Die 5-Faktor-Welt-Diät* habe ich diese Ernährungstechniken in eine bestimmte Ordnung gebracht, die ihre schlank machenden und gesundheitsfördernden Wirkungen kombiniert und verstärkt. Dabei habe ich viele der wirksamsten Bestandteile meiner *5-Faktor-Welt-Diät* berücksichtigt und Ihnen dabei mehr Spielraum für Kreativität gelassen als bei jeder anderen Diät.

Glauben Sie mir, Sie werden es nicht bereuen, mit der Welt-Diät zu beginnen – dem einzigen Diätprogramm, das die gesündesten Ess- und Lebensgewohnheiten der Welt kombiniert und diese zu einem leicht zu befolgenden, auf Forschungen gestützten Diätplan macht. Und das Schönste ist: Sie brauchen noch nicht einmal Ihren Pass, um diese außergewöhnliche Reise anzutreten.

SO ISST UND LEBT DIE WELT

1. KAPITEL

Die dicksten Menschen der Welt

Wieso sollten wir eigentlich unsere Essgewohnheiten auf den Kopf stellen? Ich sage es nicht gern, aber wir haben einfach keine Wahl mehr. In den vergangenen Jahrzehnten hat ein besorgniserregender Trend die Welt erfasst: Die Menschend werden dicker, und ihr Leben wird dadurch kürzer. Den jüngsten Zahlen zufolge gibt es auf der Welt 1,6 Milliarden Übergewichtige, und die Weltgesundheitsorganisation (WHO) prognostiziert einen Anstieg dieser Zahl um 40 Prozent im nächsten Jahrzehnt.[2]

Laut WHO sind die Staatsgemeinschaften mit dem höchsten Anteil an übergewichtigen Erwachsenen:[3]

1. Nauru (94,5 %)
2. Mikronesien (91,1 %)
3. Cookinseln (90,9 %)
4. Tonga (90,8 %)
5. Niue (81,7 %)
6. Samoa (80,4 %)
7. Palau (78,4 %)
8. Kuwait (74,2 %)
9. USA (74,1 %)

10. Kiribati (73,6 %)

11. Dominica (71,0 %)

12. Barbados (69,7 %)

13. Argentinien (69,4 %)

14. Ägypten (69,4 %)

15. Malta (68,7 %)

Der Prozentsatz hinter den Ländern gibt den Anteil der Erwachsenen an, dessen BMI (*Body-Mass-Index*) größer oder gleich 25 ist und damit als übergewichtig angesehen wird. Auch wenn die USA genau genommen nicht an erster Stelle stehen, gelten sie unter Experten als das besorgniserregendste Land auf der Liste, denn mit 225 Millionen Übergewichtigen leben in den USA die meisten dicken Menschen der Welt. (Zudem exportiert Amerika seine ungesunden Essgewohnheiten in alle Welt: der Hang zu Fast Food, der in Amerika seinen Anfang nahm, ist inzwischen ein weltweites Phänomen.)

Dem Nationalen Zentrum für Gesundheitsstatistik zufolge gelten fast zwei Drittel der Gesamtbevölkerung der USA als übergewichtig. Die Hälfte dieser Gruppe muss als fettleibig bezeichnet werden, was bedeutet, dass der BMI die 30 übersteigt.[4]

Allein in den Vereinigten Staaten betragen die Kosten der Fettleibigkeit 117 Milliarden Dollar im Jahr, bei steigender Tendenz.[5] Zwischen 1997 und 1999 verursachten dicke Kinder und Erwachsene Krankenhauskosten von über 127 Millionen Dollar. Nur 20 Jahre früher lag dieser Betrag noch bei 35 Millionen.[6] Davon abgesehen, verursacht unsere kollektive Fettsucht alle möglichen Gesundheitsprobleme. Übergewicht erhöht das Risiko für eine ganze Reihe von Erkrankungen, etwa Bluthochdruck, Herzkrankheit, Diabetes und verschiedene Sorten von Krebs, um nur einige zu nennen. Das Traurigste daran ist, dass die meisten gewichtsbedingten Krankheiten absolut vermeidbar wären.

Warum sind die Bewohner der Pazifikinseln so dick?

Der oben stehenden Liste ist zu entnehmen, dass die *sieben* dicksten Völker der Erde alle im Pazifischen Ozean liegen. In Nauru, Mikronesien, auf Tonga und den Cookinseln gelten über 90 Prozent der Erwachsenen als übergewichtig. Ihr Anteil an der Gesamtbevölkerung ist also fast doppelt so hoch wie in den entwickelten Ländern.

Die Frauen auf den Pazifikinseln haben der *International Obesity Taskforce* zufolge sogar noch gravierende Gewichtsprobleme. Diese Organisation hat festgestellt, dass 55 Prozent aller Tonganerinnen und 74 Prozent aller Samoanerinnen nicht nur übergewichtig, sondern fettleibig sind.[7]

Wie kommt es, dass diese winzigen Inselstaaten so viel auf die Waage bringen? Eine Erklärung lautet, dass in diesen Kulturen Beleibtheit als Zeichen von Wohlstand und Erfolg angesehen wird. Während in Amerika ein schlanker Körper Reichtum und Lebensart signalisiert, assoziiert man damit auf den Pazifikinseln Armut.

Das moderne Fast Food könnte eine weitere Erklärung für diese besorgniserregenden Statistiken bieten: Die rasante Verwestlichung der Ernährung hat dem Stoffwechsel der Inselbewohner übel mitgespielt. Ihre Körper sind einfach noch nicht darauf eingestellt, die fett- und zuckerreichen Nahrungsmittel der alten Industrienationen zu verwerten. Und wie überall auf der Welt wird die rasante »McDonaldisierung« der Ernährung, wie wir noch sehen werden, von heftigen Gesundheitsproblemen begleitet. Daher hat Nauru, das dickste Land auf der Liste, auch die größte Verbreitung von Diabetes unter Erwachsenen.

Das Beispiel Nauru zeigt im Übrigen besonders deutlich, welche Faktoren die Gewichtszunahme begünstigen. Auf dieser winzigen Insel gibt es kein Ackerland, sodass den 13 000 Einwohnern nur wenig Obst und Gemüse zur Verfügung steht. Gesunde Lebensmittel müssen von weit entfernt eingeflogen werden. Zudem ist die Arbeitslosenquote überdurchschnittlich hoch, seit die Hauptindustriebranche von Nauru – der Abbau und Export von Phosphaten – sich im Abschwung befindet.

Was wir essen, ist natürlich nicht die alleinige Ursache für unsere Schwimmringe. Das Problem liegt in unserer falschen Einstellung zum Essen überhaupt: wie wir es zubereiten, wann und wo wir es zu uns nehmen. In diesem Buch werden wir uns auf der ganzen Welt nach vernünftigen – und gut schmeckenden – Lösungen für alle Detailfragen des Essens umschauen, nach Lösungen, die uns schlanker machen und uns länger und besser leben lassen.

Aber bevor wir untersuchen, wie andere Kulturen leben und essen, müssen wir uns noch der »Heimatfront« zuwenden und die schlechten Gewohnheiten ansprechen, denen wir diesen Schlamassel zu verdanken haben. Denn unter allen Völkern der Erde haben wir Amerikaner die schlechtesten Ausreden dafür, so fett und ungesund zu sein! Man kann nicht oft genug betonen, dass Amerika das reichste Land der Welt ist. Nirgendwo sonst gibt es bessere Ärzte, modernere Medizintechnologie, ein besseres Lebensmittelangebot und mehr Fitnessstudios. Müssten wir nicht das gesündeste Volk der Welt sein?

Was wir falsch machen

Zunächst sollten wir die Probleme identifizieren, die die Lebensweise in den USA und in den anderen Industrieländern mit sich bringt – alltägliche Entscheidungen, die unsere Gesundheit beeinträchtigen und unser Leben verkürzen.

Kalorienüberschuss

Fakt ist: Die Amerikaner sind übergewichtig, weil sie mehr Kalorien aufnehmen, als sie verbrennen. In gewisser Weise ist es tatsächlich so einfach. Die WHO nennt dieses Problem »Überernährung«, und es ist auch in anderen Industrieländern bekannt. Aber Amerika stellt einen besonders schweren Fall dar: Das tägliche Nahrungsmittelangebot in Amerika sieht für jeden einzelnen Staatsbürger 3 800 Kalorien vor – was etwa der doppelten von der der US-Lebensmittelbehörde FDA (*Food and Drug Administration*) empfohlenen Tagesration entspricht.[8]

Einer Studie der *Centers for Disease Control and Prevention* zufolge ist unsere tägliche Kalorienaufnahme in den letzten 30 Jahren in die Höhe geschossen. Verglichen mit 1971 nahmen die Frauen im Jahr 2000 22 Prozent mehr Kalorien auf, und die Männer 7 Prozent. 1971 verzehrten Frauen im Schnitt 1.542 Kalorien am Tag, heute sind es 1.877. Männer aßen 1971 täglich 2.450 Kalorien, heute 2.618.[9] Alle diese Zahlen übersteigen bei Weitem die Empfehlungen der Regierung, die sich auf 1.600 Kalorien bei Frauen und 2.200 bei Männern belaufen.

Was auf lange Sicht noch schlimmer ist: Wir ernähren uns von kalorienreichen Lebensmitteln voller künstlicher Transfette und mit gefährlich geringem Gehalt an lebenswichtigen Nährstoffen. Der stark fruktosehaltige Maissirup, ein universell einsetzbares Süßmittel, das fast jedem Lebensmittelprodukt zugefügt wird, ist ein gutes Beispiel für die nährstoffarmen Zutaten von hoher Energiedichte, aus denen die amerikanische Ernährung zu großen Teilen besteht. Die Amerikaner trinken heutzutage auch mehr gezuckerte Getränke als je zuvor. Statt Milch oder Wasser schlucken die Amerikaner literweise übersüßte Limonaden.

So viel Zucker hinterlässt Spuren. Das US-Landwirtschaftsministerium empfiehlt Menschen, die eine Tagesaufnahme von 2000 Kalorien anstreben, eine Zuckerzugabe von nicht mehr als 40 Gramm, das sind etwa zehn Teelöffel. Die Amerikaner schießen weit über diese Zielvorgabe hinaus, und das ist kein Wunder, wenn man bedenkt, dass Zucker heutzutage fast überall enthalten ist: in Suppen, Getränken, Ketchup, Salatdressing, Mayonnaise ... und so weiter und so fort. Oft ist der einzige Wert, den diese Zuckerzugabe unseren Speisen beigibt, der Kaloriengehalt.

Überproportionale Portionen

Wir essen nicht nur zu viel Zucker; wir essen zu viel von *allem*. Mit der Portionsgröße wächst auch unsere Jeansgröße. Es sieht so aus, als ob sich die Mahlzeiten in Amerika jedes Jahr vergrößern. Litergroße Getränkebecher, aufgetürmte Fritten und riesenhafte Desserts, wohin man auch schaut ... Kein Wunder, dass so viele Amerikaner im Kampf gegen die Kilos unterliegen!

Eine neuere Studie der Rutgers University hat festgestellt, dass die Portionen, die die Amerikaner zum Frühstück, Mittag- und Abendessen verspeisen, sich in den letzten 20 Jahren um 20 bis 50 Prozent vergrößert haben.[10] Das bedeutet, dass die Amerikaner heute 20 bis 50 Prozent mehr Kalorien zu sich nehmen als vor gerade mal einer Generation. In den Restaurants hat sich die durchschnittliche Portion in den letzten zwei Jahrzehnten verdoppelt oder sogar verdreifacht.

Diese »Inflation« ist in allen Bereichen der Nahrungsmittelindustrie zu verzeichnen. Bei Burger King zum Beispiel wog 1954 ein Burger 110 Gramm. 2004 waren es 125 Gramm (und der Doppel-Whopper? *360 Gramm!*)[11] In anderen untersuchten Restaurants wogen in 60 Prozent der Fälle die Steaks mindestens 340 Gramm. Die *Supersize*-Portionen kosten den Restaurantbetreiber nicht viel, geben den Gästen jedoch den Eindruck, einen Gegenwert für ihr Geld zu bekommen – der Eindruck trügt, denn später zahlen sie an Gesundheitskosten drauf! Dank der extragroßen Portionen haben wir uns daran gewöhnt, dass auch zu Hause große Mengen von stark fetthaltigen Speisen auf den Tisch kommen – und auf den Tisch auch nicht immer ... aber dazu später mehr.

Sogar unsere Speiseteller sind in den letzten Jahrzehnten größer geworden![12] Offenbar lädt allein schon unser Geschirr dazu ein, ordentlich zuzulangen.

Was macht das schon, fragen Sie? Nun, 100 zusätzliche Kalorien am Tag können viereinhalb Kilo Gewichtszunahme pro Jahr bedeuten. Nach zehn Jahren muss der Körper dann 45 unnötige Kilo mit sich herumschleppen. Um eine schlankere Kultur zu werden, müssen wir die Portionen aufs richtige Maß bringen.

Süchtig nach Snacks

Auch mit den Zwischenmahlzeiten – eine weitere Kalorienfalle – machen wir Amerikaner alles falsch. Mit Snacks wird in den Vereinigten Staaten ein riesiges, jährlich wachsendes Geschäft gemacht. Die Ironie dabei ist, dass Zwischenmahlzeiten nicht dick machen – wenn man das Richtige isst und die richtige Zahl von Snacks pro Tag einhält (nach der 5-Faktoren-Formel sind es zwei). Das Problem liegt darin, dass die meisten Amerikaner weder das eine noch das andere tun. Unsere Welt-Diät reichert den Fünf-Mahlzeiten-Tag der 5-Faktor-Diät mit einigen der besten exotischen Produkte der Welt an.

Essen zwischen Tür und Angel

In den letzten Jahren haben wir Amerikaner die Fast-Food-Kultur auf eine ungesunde Spitze getrieben, indem wir unser berühmtes Multitasking auf die Mahlzeiten ausgedehnt haben. In Amerika isst man beim Fernsehen, auf dem Weg zur Arbeit, im Schulunterricht und sogar beim Shoppen.

Kein Italiener mit einem Funken Selbstachtung würde seinen geliebten Cappuccino jemals im Auto schlürfen! In vielen der Kulturen, die wir untersuchen werden, stellen Essen und Trinken besondere Tätigkeiten dar – sie sind nicht Mittel zum Zweck, sondern Selbstzweck. Einige der gesündesten Länder legen großen Wert auf den Genuss beim Essen. Im Mittelmeerraum nimmt man sich für die Mahlzeiten Zeit – manchmal mehrere Stunden, und oft sogar für das Mittagessen.

Fast-Food-Ketten sind sehr populär geworden, nicht nur hierzulande: Der eigenen Website zufolge betreibt McDonald's weltweit 31 000 Restaurants, und jedes Jahr werden neue eröffnet.[13] McDonald's ist inzwischen der größte private Eigner von Grund und Boden *auf der Welt*.

Auswärts zu essen ist billiger und bequemer als je zuvor ... aber heißt das, dass es gut ist? Wer sein Essen nicht selbst zubereitet, kann viel schlechter bestimmen, was hineinkommt. In einem selbst gekochten Gericht gibt es keine versteckten Zutaten – kann man das auch von der Tüte behaupten, die man aus dem Drive-through-Schalter gereicht bekommt? Ein durchschnittliches Restaurantgericht bringt 1000 bis 2000 Kalorien auf die Waage, das entspricht 50 bis 100 Prozent der Kalorien, die man am Tag zu sich nehmen sollte.

Der WHO-Bericht zur »Epidemie der Überernährung« besagt, dass es in den USA im Jahr 2002 170000 Schnellrestaurants und 3 Millionen Cola-Automaten gab.[14] Dieser Bericht zitiert auch eine Umfrage, der zufolge nur 38 Prozent aller hierzulande verspeisten Mahlzeiten zu Hause zubereitet wurden. Erhebungen des Landwirtschaftsministeriums zum Lebensmittelkonsum haben gezeigt, dass die Amerikaner fast 50 Prozent ihres jährlichen Lebensmittelbudgets für das Essen außer Haus ausgeben. Dieses Buch setzt, so wie meine anderen 5-Faktor-Bücher, genau hier an. Ich werde Ihnen zeigen, wie man innerhalb von Minuten schnelle, geschmackvolle und nahrhafte Mahlzeiten zubereiten kann. Wer lernt, sein Essen selbst zu kochen, hat (ganz abgesehen von der Wahl der richtigen Zutaten) schon den ersten Schritt in Richtung gesundheitliche Eigenverantwortung getan.

Viel zu viel Tierisches

Als ich in den Ländern recherchierte, die ich als Vorbilder für die Welt-Diät nehmen wollte, fiel mir noch etwas auf: Anders als die meisten anderen Völker essen wir Amerikaner zwei-, oft sogar dreimal am Tag und an sieben Tagen in der Woche exorbitante Mengen an stark fetthaltigem Fleisch. Rotes Fleisch und Milchprodukte sind nichts Schlechtes und in Maßen genossen sogar gesundheitsfördernd, aber man sollte nicht vergessen, dass zu viel des Guten gefährlich werden kann. Die Steaks und Hamburger, die wir so sehr lieben, enthalten deutlich mehr gesättigte Fette und Cholesterin als pflanzliche Nahrungsmittel. Zu viel Fleisch kann die Arterien verstopfen und das Risiko erhöhen, an Herzkrankheiten oder anderen chronischen Leiden zu erkranken.

Ich meine damit nicht, dass wir ganz auf Fleisch verzichten sollten – keineswegs! Aber wir sollten von anderen Ländern lernen und etwas weniger davon essen. Fleisch deckt nur 4 Prozent der gesamten Kalorienaufnahme in ärmeren Ländern, verglichen mit 13 Prozent in reichen Ländern. Und die Amerikaner essen mehr Fleisch als jedes andere Land der Welt. Im Jahr 2000 verzehrte der Durchschnitts-US-Bürger fast 90 Kilogramm Fleisch (rotes Fleisch, Geflügel und Fisch) und damit 25 Kilo mehr als noch ein halbes Jahrhundert zuvor.[15] Wir müssen uns dringend darum bemühen, den Fleischverzehr auf ein vernünftiges Maß zu bringen.

Bequemlichkeit

Natürlich liegt die grassierende amerikanische Fettsucht nicht nur an der Ernährung. Unser Leben hat ein schnelles Tempo und einen hohen Stresslevel. Wir essen nicht nur zwischen Tür und Angel, ohne darüber nachzudenken, was wir unserem Körper eigentlich zufügen, wir vernachlässigen auch andere für die Gesundheit wichtige Lebensaspekte, etwa Bewegung und Schlaf. Wussten Sie, dass Schlafmangel sich auf den Stoffwechsel auswirken kann? Die Spanier wissen das. Sie bestehen darauf, ein Mittagsschläfchen in ihrem Tagesablauf zu unterzubringen, und vielleicht bleiben sie ja deshalb relativ schlank. Und tägliche Bewegung – auch wenn sie nur darin besteht, acht Straßen weit bis zum Supermarkt zu gehen, wenn die Milch alle ist – ist unerlässlich, wenn man sein Gewicht halten will. Untersuchungen haben ergeben, dass man mindestens 10 000 Schritte täglich gehen muss, um fit und gesund zu bleiben, aber viele Amerikaner kommen nicht einmal auf 3000.[16]

Das muss sich ändern, denn so, wie es ist, bringt unsere superbequeme, bewegungsarme Kultur alle möglichen Gesundheitsprobleme mit sich. Verglichen mit Menschen in fast jedem anderen Land bewegen sich die Amerikaner sehr wenig. Dank des technologischen Fortschritts sind die körperlichen Anforderungen des Alltags im Schwinden begriffen. Ein hoher Prozentsatz von uns besitzt ein Auto, und das benutzen wir selbst für die kleinsten Besorgungen – wir fahren drei Straßen weit, um eine Tüte Milch zu kaufen, auch wenn es zu Fuß kaum länger dauern würde. Unsere Stadtzentren sind zum größten Teil für Autos gebaut und nicht für Fußgänger wie in vielen europäischen Städten. In den USA ist das Benzin billiger, und wir kennen die strengen Park- und Geschwindigkeitsbeschränkungen nicht, die den Autoverkehr aus vielen europäischen Innenstädten fernhalten. Infolgedessen benutzen wir viel seltener öffentliche Verkehrsmittel, und so ist es zu erklären, dass die Europäer im Jahr durchschnittlich 381 Kilometer zu Fuß und 187 per Fahrrad zurücklegen ... die Amerikaner aber nur etwa ein Drittel, nämlich 140 Kilometer zu Fuß und 39 auf dem Fahrrad.[17] Und Sie können mir glauben, dass diese Unterschiede sich mit der Zeit zusammenaddieren.

Unsere Arbeit erfordert auch nicht mehr den Krafteinsatz, der früher einmal nötig war, denn körperliche Arbeit wird in den meisten Industrieländern immer seltener. Die hoch entwickelte Kommunikationstechnologie ermöglicht es den meisten Berufstätigen, ihren gesamten Arbeitstag am Schreibtisch zu verbringen ... abgesehen von dem Weg zum Snack-Automaten. Man kann fast alles Wünschbare kaufen und sogar sämtliche Bankgeschäfte erledigen, ohne auch nur aufzustehen. Auch wenn es stimmt, dass diese modernen Einrichtungen unsere Arbeitszeit produktiver machen, haben sie doch offenbar eine kontraproduktive Wirkung auf unseren Körper.

Was wir ändern müssen

Nachdem ich Ihnen einen Überblick darüber gegeben habe, was genau wir falsch machen, fragen Sie sich sicherlich, was Sie tun können, um in Ihrem eigenen Leben Verbesserungen anzustoßen. Die Antwort darauf möchte ich Ihnen mit diesem Buch geben. In den folgenden Kapiteln werde ich auf alle diese Probleme zurückkommen, hauptsächlich indem ich die zunehmend ungesunden Lebensgewohnheiten der Amerikaner mit denen von Menschen auf der ganzen

Welt vergleiche – Menschen, die länger leben und nicht zufällig auch weniger wiegen als wir. Indem wir die Ess- und Lebensgewohnheiten anderer Länder studieren, können wir herausfinden, wie wir über Jahrzehnte hinweg gesund und schlank bleiben.

2. KAPITEL

Die gesündesten Menschen der Welt

Nachdem ich Sie über unser Fehlverhalten aufgeklärt habe, möchte ich Ihnen jetzt die Länder vorstellen, in denen die Menschen besser essen und nicht zufällig auch länger und gesünder leben. Es folgt die Rangliste der Völker mit der welthöchsten Lebenserwartung:[18]

1. Monaco (84,37 Jahre)

2. Macau (82,67 Jahre)

3. Japan (82,07 Jahre)

4. San Marino (81,89 Jahre)

5. Singapur (81,88 Jahre)

6. Hongkong (81,77 Jahre)

7. Gibraltar (80,9 Jahre)

8. Schweden (80,63 Jahre)

9. Schweiz (80,62 Jahre)

10. Australien (80,62 Jahre)

11. Frankreich (80,87 Jahre)

12. Guernsey (80,53 Jahre)

13. Island (80,43 Jahre)

14. Kanada (80,34 Jahre)

15. Kaimaninseln (80,2 Jahre)

16. Italien (79,94 Jahre)

17. Monaco (79,82 Jahre)

18. Liechtenstein (79,81 Jahre)

19. Spanien, Norwegen, Israel (Gleichstand: 79,78 Jahre)

Sie fragen sich womöglich, wo die USA auf dieser Liste zu finden sind? Die Antwort ist ziemlich traurig: Obwohl sie das reichste Land der Erde sind, stehen die Vereinigten Staaten mit einer durchschnittlichen Lebenserwartung von 78,06 Jahren auf Platz 45 der Liste – und dieser Listenplatz scheint sich von Jahr zu Jahr zu verschlechtern.

Im Einzelnen sieht das so aus: 2006 lag unsere durchschnittliche Lebenserwartung bei 78,1 Jahren oder 80,7 Jahren für Frauen und 75,4 Jahren für Männer, was im Großen und Ganzen nicht schlecht ist. Aber trotz einer besorgniserregend hohen Selbstmordrate werden Japanerinnen im Durchschnitt 86 und Japaner 79 Jahre alt – fünf Jahre älter als ein Durchschnittsamerikaner. In Andorra, jenem winzigen, zwischen Frankreich und Spanien gequetschten Bergstaat, leben die Menschen sogar noch länger, im Durchschnitt 83,5 Jahre!

Schon seltsam. Wenn man bedenkt, dass die USA über das meiste Geld und die fortschrittlichste Medizintechnologie der Welt verfügen, könnte man doch vermuten, dass die Amerikaner auch die langlebigsten Menschen seien – wo also liegt das Problem? Was wissen die Japaner und Andorraner, was wir nicht wissen?

Ich kann die Frage mit einem einzigen Wort beantworten: *Fett*. Ernährungsgewohnheiten, das wissen wir mittlerweile, haben unmittelbare – und tief greifende – gesundheitliche Auswirkungen, und die amerikanischen Essgewohnheiten sind nun einmal extrem ungesund. Unsere anschwellenden Taillen sind mehr als alles andere für unsere niedrige Lebenserwartung verantwortlich. Deshalb müssen wir, wenn unsere Gesundheit nachhaltig verbessert werden soll, unsere Lebensweise und besonders unsere Essgewohnheiten umkrempeln ... und um dieses ehrgeizige Vorhaben in die Tat umzusetzen, werden wir uns ein paar Tricks von den Ländern abgucken, die es richtig machen.

Combine and Conquer – die Strategie der Entdecker

Was ich mit *Combine and Conquer* bezeichne (etwa: »kombiniere und erobere«), ist ein Aspekt der gesunden Ernährungsweise, der oft übersehen wird. Vielfalt ist die Würze des Lebens und womöglich auch der Schlüssel zur Gesundheit. Die Welt-Diät verfolgt einen internationalen Ansatz, eben weil eine Diät, die viele gesunde Bräuche aus verschiedenen Kulturen kombiniert, einige Vorteile aufzuweisen hat. Ganz ehrlich – wer möchte sich denn für eine Art, gesund zu kochen, entscheiden, wenn es wissenschaftlich und statistisch erwiesen ist, dass die Vermischung verschiedener gesunder Kochkulturen für Gewichtsabnahme, Gesundheitsförderung und Krankheitsvorbeugung ideal ist? Mit meiner Diät müssen Sie sich nicht entscheiden.

Singapur – dank eines Durchschnittsalters von über 80 Jahren auf dem dritten Platz der Lebenserwartungs-Rangliste – ist ein perfektes Beispiel für die Kraft, die aus der Vermischung der richtigen Kochtraditionen entsteht. Die Küche dieses winzigen Stadtstaates ist eine wilde Mischung im besten Sinne und vereint die Einflüsse seiner ethnisch vielfältigen Nachbarn: der Malaien, Chinesen, Südinder und Indonesier. Sogar eine deutliche europäische Prägung haftet der Küche an, denn Singapur wurde im frühen 19. Jahrhundert von den Briten gegründet. Elemente aus all diesen Kochkulturen machen sich noch heute bemerkbar.

Einen weiteren Beleg für den Vorteil der Combine-and-Conquer-Strategie bildet die andorranische Küche. Die Andorraner haben, wie Sie sich erinnern werden, die höchste Lebenserwartung – der Durchschnittsandorraner lebt fast dreieinhalb Jahre länger als ein Amerikaner. Ein Grund für dieses eindrucksvolle Ergebnis könnte sein, dass die Andorraner keine eigene Kochkunst entwickelt haben, sondern viele unterschiedliche Gerichte essen, die die besten Elemente der beiden großen Kochkulturen jenseits der Grenzen ihres kleinen Landes vereinen, Elemente der katalanischen (spanischen) und französischen Küche.

Aber müssten dann nicht die Vereinigten Staaten das gesündeste Essen der Welt vorweisen können? Schließlich beherbergen nur wenige andere Länder so viele verschiedene Ethnien. Das stimmt zwar, aber leider haben die Amerikaner eine negative Form von Kulturvermischung betrieben, indem sie die ungesündesten Elemente der diversen Kochwelten übernommen und so zusammengemischt haben, dass die ursprünglichen Einflüsse nicht mehr wahrnehmbar sind.

Um mein Heimatland zum Vergleich heranzuziehen: Kanada, das den 14. Platz auf der Lebenserwartungs-Rangliste einnimmt, ist genau wie die USA ein Einwanderungsland, aber mit einem entscheidenden Unterschied: Amerika ist ein Schmelztiegel, Kanada ist eine Salatschüssel. In dieser Salatschüssel wird alles miteinander vermischt, aber jede Zutat, jeder Einfluss bleibt erkennbar. Man kann ein Stück herausfischen, und es hat seine Identität, seinen Geschmack und seine Farbe behalten. Kanada wurde gleichzeitig von Franzosen und Engländern besiedelt, und ethnische Einflüsse existieren dort seit Jahrhunderten in harmonischem Beieinander. Kulturen treffen aufeinander und tauschen sich aus, ohne je ihre Einzigartigkeit zu verlieren.

In den USA verschmilzt oft alles zu einer homogenen Einheit. Die Gastronomie in amerikanischen Einkaufszentren ist ein gutes Beispiel für dieses Phänomen, das mir immer wieder begegnet, seit ich hierhergezogen bin. Ich blieb einmal an einem Chinarestaurant stehen, vor dem Hähnchenfilet auf Zahnstochern zum Probieren gereicht wurde. Daneben war ein Cajun-Restaurant, vor dem Hähnchenfilet auf Zahnstochern zum Probieren gereicht wurde. Daneben ein japanisches Teriyaki-Restaurant, vor dem ebenfalls Hähnchenfilet auf Zahnstochern zum Probieren gereicht wurde. Ich probierte alle drei Hähnchenwürfel, und ich schwöre, dass ich den Unterschied zwischen Cajun-, China- und Teriyaki-Kostprobe nicht schmecken konnte – nicht einmal andeutungsweise. Alle drei waren durch und durch amerikanisiert und hatten ihre ursprüngliche Eigenart restlos verloren.

Wie gesagt, verfolgen wir mit der Welt-Diät einen ganz anderen Ansatz: Wir suchen weltweit nach den am besten schmeckenden *und* gesündesten Gerichten und Zubereitungsmethoden und sammeln sie alle – ohne das einzuebnen, was diese Gerichte einzigartig sein lässt. Wir nehmen uns das Beste, was die Welt zu bieten hat, und lassen den Rest einfach links liegen. Ich darf Sie nun mit den internationalen Kochkulturen bekannt machen, die wir im Laufe dieses Buches besuchen und erobern werden.

Wie die Rangliste entstand

Nachdem ich ein knappes Jahrzehnt lang mit prominenten Kunden um die Welt gereist bin und das beste Essen der Welt kennengelernt habe, kann ich ziemlich schnell sagen, ob ein Ort gesund ist oder eher nicht. Aber meine Diät-Weltrangliste ist keineswegs Geschmackssache. Neben meinen eigenen unterwegs gewonnenen Beobachtungen und Erfahrungen lieferten besonders zwei bereits erwähnte Statistiken die Grundlage für diese Länderliste: die jüngste Berechnung der Lebenserwartung im internationalen Vergleich aus dem *World Factbook* der CIA und die von der WHO veröffentlichten Schätzungen der beleibtesten Völker der Welt. Es überrascht kaum, dass die Schnittmenge zwischen diesen beiden Listen sehr gering ist, da die Angehörigen der langlebigsten Völker oft auch zu den dünnsten gehören (abgesehen von den Ländern, in denen Hunger herrscht).

Die Lebenserwartung wird natürlich aus vielen verschiedenen Statistiken errechnet. In einigen wenigen Fällen ist die Langlebigkeit der Bevölkerung auf ein staatliches Gesundheitssystem, erstklassige Schwangerschaftsvorsorge und Geburtshilfe, Abwesenheit von Krieg und eine niedrige Verbrechensrate zurückzuführen, so zum Beispiel in Island.

Auch die Ausrottung von Infektionskrankheiten in den Industrieländern verlängert das Leben ihres Durchschnittsbürgers um ein paar Jahre, und daher werden wir uns ausschließlich mit Ländern befassen, deren Lebensstandard dem amerikanischen nahekommt. In dem Land mit der geringsten Lebenserwartung – Swasiland, dessen Einwohner im Durchschnitt nur 39,4 Jahre alt werden – mangelt es an vielen der entscheidenden Vorteile, die uns Nordamerikanern selbstverständlich sind: Wie viele seiner Nachbarn im subsaharischen Afrika leidet Swasiland unter der Verbreitung von Aids, schlechter medizinischer Versorgung, Hungersnot, Trinkwassermangel und Unruhen.

Auch hier kann man darauf hinweisen, dass die USA keines dieser Probleme haben … Warum liegen die US-Bürger dann bei der Lebenserwartung und anderen wichtigen medizinischen Maßstäben so weit zurück?

Und auch hier ist die Antwort so komplex und vielschichtig, dass sie den Rest dieses Buches in Anspruch nehmen wird. Ein Grund ist, dass 47 Millionen Amerikaner (das entspricht ungefähr der Bevölkerung von Südafrika!) nicht krankenversichert sind (was sich im Jahr 2010 geändert hat) und daher kaum Vorsorge im Frühstadium von Krankheiten erhalten.[19] Diabetes, Herzkrankheit und viele andere Leiden, die im frühesten Stadium noch am ehesten zu kurieren sind, werden oft so lange vernachlässigt, bis es zu spät ist. Außerdem ist die Säuglingssterblichkeit in den USA überraschend hoch, schätzungsweise 6,8 Todesfälle auf 1000 Lebendgeburten.[20] Unter Minderheiten wie den hispanischen und afrikanischen Amerikanern ist diese Zahl sogar noch höher.

Ich habe bei der Auswahl der gesündesten Länder der Welt noch weitere Statistiken zurate gezogen: den Anteil der Übergewichtigen und Fettleibigen an der Gesamtbevölkerung, die tägliche Kalorienaufnahme des Durchschnittsbürgers und das Verhältnis von Fleisch zu Gemüse in der Ernährung. Wenn ich an die entsprechenden Daten kommen konnte, habe ich auch berücksichtigt, in welchem Maße und in welchem Rahmen Sport betrieben wird. Außerdem habe ich subjektive, weniger quantifizierbare Kriterien einfließen lassen, etwa die Verbreitung von bestimmten Zutaten oder Zubereitungsmethoden, die Einfluss auf den Gesundheitszustand einer Bevölkerung haben könnten.

Störfaktoren

Ich möchte hervorheben, dass es viele Faktoren gibt, die den Gesundheitszustand eines Volkes bestimmen. Um der Versuchung der übermäßigen Vereinfachung zu entgehen, habe ich absichtlich Daten einbezogen, die meine Interpretation der Statistiken verfeinern und die ich Störfaktoren nenne. Um sinnvolle Vergleiche ziehen zu können, habe ich mich auf Industrieländer beschränkt, deren Lebensstandard und Infrastruktur mit unseren in etwa vergleichbar ist. Ausgeschlossen habe ich jene Länder, die mit Problemen zu kämpfen haben, die in unserem Alltag glücklicherweise nicht vorkommen, und damit das von Hunger und Seuchen geplagte Afrika (wo Übergewicht selten ist, aber die Lebenserwartung dennoch gering). In die engere Wahl kamen Staaten, die den USA in puncto technologische Entwicklung, Gesundheitssystem und Lebensmittelversorgung ähneln.

Auch die Gene spielen eine schwer zu quantifizierende Rolle bei der Einschätzung des Gesundheitszustands einer größeren Menschengruppe. Manche ethnischen Gruppen sind anfälliger für bestimmte Krankheiten als andere. Hispanische Frauen neigen beispielsweise zu Frühgeburten, Afroamerikaner sind anfälliger für Diabetes Typ II, und Menschen, die aus dem Mittelmeerraum stammen, erkranken häufiger an der Blutkrankheit Thalassämie. Wieder andere Gruppen haben ein erhöhtes Risiko bei bestimmten Arten von Krebs. Alle diese Faktoren habe ich bei meiner Liste berücksichtigt.

Verhaltensbedingte Faktoren

Selbstverständlich kann man den Gesundheitszustand eines Volkes nicht allein am Essverhalten festmachen. Man muss auch berücksichtigen, wie gelebt – und sich bewegt – wird. Davon ausgehend habe ich die körperliche Tätigkeit und ihre gesundheitlichen Auswirkungen bei Menschen auf der ganzen Welt untersucht. Ich habe den Stellenwert dieses wichtigen Faktors von verschiedenen Fragen des Alltagslebens abhängig gemacht, um herauszufinden, warum manche Bevölkerungsgruppen gesünder sind als andere. Welche Berufe sind verbreitet? Verrichten die Menschen körperliche Arbeit oder verbringen sie ihre Arbeitszeit vor dem Rechner? Wie weitverbreitet ist Elektronik, besonders Fernseher und andere Arten der passiven Unterhaltung? Wie viel geht der Durchschnittsbürger täglich zu Fuß? Wie kommen die meisten Menschen zur Arbeit – zu Fuß, per Rad, Bus, Bahn oder Auto –, und beeinflusst die Art des Verkehrsmittels ihre Gesundheit? Diese und viele andere Fragen werde ich immer wieder stellen, während wir auf der Suche nach Gesundheit von Land zu Land reisen.

Auch wenn mein Hauptaugenmerk auf der Ernährung liegt, habe ich immer nach nützlichen Tipps zu alltäglichen Tätigkeiten gesucht, die eine Wirkung auf die Gesundheit haben könnten. Ich werde im vierten Teil des Buches ein Trainingsprogramm vorstellen, dessen Ansatz allerdings wesentlich allgemeiner ist als in meinen bisherigen Büchern.

Wenn Sie für Ihr Training im Fitnessstudio einen detaillierten Trainingsplan brauchen, sollten Sie in meine vorherigen Bücher schauen: *Schlank und fit mit Faktor 5* und *Die 5-Faktor-Diät*. Darin beschreibe ich die Methode, mit der ich einige der größten Weltstars in Bestform halte. Die *Welt-Diät* hat einen etwas anderen Ansatz: die Integration von mehr körperlicher Tätigkeit in den Alltag. Anstatt zu einer bestimmten Zeit an einem bestimmten Ort zu trainieren, sollen Sie Trainingselemente in ihren gewohnten Tagesablauf integrieren.

Das Endergebnis

Nachdem ich den Planeten durchkämmt hatte, um die denkbar gesündesten Ernährungs- und Lebensweisen zu finden, blieben schließlich ein paar europäische und asiatische Länder in meinem Blickfeld. Die Kochkunst vieler dieser Länder mag Ihnen bereits vertraut sein, und das ist gut so: Vielleicht sind Ihnen die wichtigsten gesundheitsfördernden Zutaten und Garmethoden gar nicht unbekannt. Aber Vorsicht! Denken Sie an mein Erlebnis im Einkaufszentrum: Oft »verwestlichen« wir eine Küche, die uns in ihrer ursprünglichen Form guttun würde, und machen sie dadurch ungesünder. Stattdessen werden wir uns, wie erwähnt, die gesündesten Elemente jeder einzelnen Küche aneignen und aus diesen eine hervorragend mundende, vielseitige und zukunftsfähige neue Koch- und Esskultur erschaffen.

Und nun kommen wir endlich zu meiner *5-Faktor-Welt-Diät*-Weltrangliste der gesündesten Esser auf diesem Planeten ...

Die Top Ten

1. Japan
2. Singapur
3. China
4. Schweden
5. Frankreich
6. Italien
7. Spanien
8. Südkorea
9. Griechenland
10. Israel

Schauen wir uns einmal an, wie diese Völker es schaffen … und wie wir aus ihren Erfolgen lernen können. Auf den folgenden Seiten untersuche ich jedes einzelne Land, stelle jeweils einen typischen Tagesspeiseplan vor und erläutere jede Kochkultur anhand von fünf einfachen Kriterien:

1. Was wird gegessen?

Zunächst gebe ich einen Überblick über die landestypische Ernährungsweise: Welche Arten von Nahrungsmitteln werden aus welchen Gründen gegessen? Außerdem berücksichtige ich Klima, Landwirtschaft und weitere für die Ernährungsweise wichtige Faktoren.

2. Was ist darin enthalten?

In diesem Abschnitt befasse ich mich mit den Zutaten, die die jeweilige Nationalküche einzigartig und für uns interessant machen. Dazu gehören auch die Lieblingsgetränke. Manche dieser Zutaten werden Sie bereits kennen; manche klingen, als kämen sie vom Mars. Wenn Sie dieses Buch zu Ende gelesen haben, werden sich all diese Produkte hoffentlich in Ihrem Einkaufswagen wiederfinden!

3. Wie wird es zubereitet?

Dieser Abschnitt gewährt Einblick in die gebräuchlichsten Zubereitungsmethoden des jeweiligen Landes. Warum wird in Frankreich geschmort und in China gewokt? Warum wird in koreanischen Küchen praktisch nicht gebacken? Außerdem werfe ich einen Blick auf das am meisten benutzte Küchenfett – nimmt man Butter, Olivenöl, Rapsöl oder, wie in den USA, Maisöl?

4. Wie wird es gegessen?

Ich werde auch den jeweils landestypischen kulturellen und zeremoniellen Rahmen der Esskultur erläutern. Schließlich ist es für die Gesundheit nicht nur wichtig, was wir essen, sondern auch wie wir es zu uns nehmen. Dieses Thema ist ein weites Feld, das sich von Speiseritualen bis hin zu philosophischen Ansichten über das Essen erstreckt.

Es werden auch unsere weitverbreiteten Irrtümer bezüglich bestimmter »ausländischer« Gerichte und Essgewohnheiten erwähnt, denn wenn amerikanische Köche sich fremde Kochkünste aneignen, geht oft eine Menge im Übertragungsprozess verloren. Beginnt in China wirklich jede Mahlzeit mit fettigen Frühlingsrollen? Mästen sich die Italiener wirklich mit Bergen von Nudeln in sämigen Sahnesaucen? Wir werden sehen, wie sich das, was wir für die Leibspeisen fremder Kulturen *halten*, von dem unterscheidet, was dort tatsächlich gegessen wird.

5. Wie wird es verwertet?

Wie verbrennen die Menschen in anderen Ländern ihre Kalorien? Sie werden staunen, wie einfach einige dieser Trainingstricks sind. Dieser Abschnitt befasst sich unter anderem mit traditionellen Formen des Gruppentrainings und liefert Übungsempfehlungen, die Sie gleich in die Tat umsetzen können.

DIE ZEHN BESTEN LÄNDER DER 5-FAKTOR-WELT-DIÄT

3. KAPITEL

Japan

Durchschnittliche Lebenserwartung

Gesamtbevölkerung: 82,07 Jahre

Männer: 78,73 Jahre

Frauen: 85,59 Jahre (Schätzung für 2008)

Prozentsatz der übergewichtigen Erwachsenen

Männer: 18,1

Frauen: 27,0

Prozentsatz der fettleibigen Erwachsenen

Männer: 1,5

Frauen: 1,8

Fleischverzehr pro Kopf: 43,9 kg (2002)

Prozentsatz der Nährstoffe im Speiseplan

Kohlenhydrate: 58

Eiweiß: 15

Fett: 27[21]

Schon seit vielen Jahren ist mir die japanische Küche – Gewinner der *5-Faktor-Welt-Diät*-Goldmedaille – unter allen internationalen Küchen die liebste. Ich arbeite aus diesem Grund am liebsten in Japan, denn dort bekomme ich immer ohne große Sucherei und ohne qualitative oder geschmackliche Kompromisse ein schnelles, einfaches Gericht für meine Kunden.

Jeder weltoffene Esser sollte eine Vorliebe für japanisches Essen hegen, denn diese Art zu kochen verlängert tatsächlich das Leben. Denken Sie nur an die eindrucksvolle Statistik. Die Japaner kommen mit ihrer Lebenserwartung auf Platz drei: Frauen werden den WHO-Zahlen zufolge durchschnittlich 85,6 Jahre, Männer 78,7 Jahre alt. Auch bei der *healthy life expectancy* (HLE) – der »Lebenserwartung bei guter Gesundheit«, die das Alter angibt, bis zu dem sich Menschen ohne Hilfe ernähren, ankleiden und insgesamt versorgen können – sind die Japaner mit 75 Jahren Weltspitze. (Die Amerikaner befinden sich dagegen mit einer durchschnittlichen Lebensspanne von 78,11 Jahren und einer HLE von 69,3 Jahren auf dem 50. beziehungsweise 29. Platz.) Von 126 Millionen Japanern ist mehr als jeder fünfte älter als 65, über sieben Millionen Japaner sind 80 Jahre alt oder noch älter.[22] Frauen werden in Japan nicht nur älter als irgendwo sonst, sie gehören auch zu den schlanksten Bevölkerungsgruppen überhaupt: Nur 1,8 Prozent der Japanerinnen werden als fettleibig eingestuft. Im Vergleich dazu sind es bei den US-Amerikanern schockierende 33 Prozent, wie die *International Association for the Study of Obesity* festgestellt hat.

Berücksichtigt man den in Japan astronomisch hohen Raucheranteil – es rauchen etwa 51 Prozent der japanischen Männer! – und die Selbstmordrate, die zu den höchsten der Welt zählt, dann werden die Zahlen sogar noch beeindruckender.[23] Die japanische Ernährung muss schon sehr gesund sein, wenn sie die Todesopfer von so viel Nikotin und Depressionen in der Statistik ausgleichen kann.

Was wird gegessen?

Die traditionelle japanische Ernährungsweise, die sich von fast allen anderen auf der Welt grundlegend unterscheidet, ist ein Hauptgrund für diese beneidenswerte Lebenserwartung. Die Bewohner der japanischen Insel

Okinawa – nirgendwo sonst leben mehr Hundertjährige – essen siebenmal am Tag Getreide, siebenmal Obst und Gemüse und zwei Portionen Sojaprodukte. Milchprodukte oder Fleisch werden in Okinawa fast nie verzehrt.[24]

Auch im restlichen Japan herrschen ähnlich gesunde Essgewohnheiten vor. Die japanische Ernährung baut auf Reis, Fisch und Gemüse – alles Nahrungsmittel, die viel Kohlenhydrate und Ballaststoffe und wenig Kalorien und Fett enthalten. Tatsächlich nehmen die Japaner im Durchschnitt fast 200 Kalorien weniger am Tag auf als die Amerikaner.[25] Und obwohl sie so viel weniger essen, ist ihre Ernährung viel ausgewogener als unsere, da sie sich aus Zutaten zusammensetzt, die praktisch alles enthalten, was der Körper an Nährstoffen braucht. Wie ist das möglich? Die japanischen Ernährungsrichtlinien empfehlen den Verzehr von durchschnittlich 30 verschiedenen Lebensmitteln – wie viele essen Sie?[26] Außerdem beziehen die Japaner ihr Eiweiß größtenteils aus Fisch mit einem hohen Gehalt an Omega-3-Fettsäuren und essen nur selten rotes Fleisch, das die Amerikaner ja bis zum Herzstillstand lieben. Und statt gezuckerter Getränke voller leerer Kalorien trinken die Japaner viel grünen Tee, der Antioxidantien enthält.

Viele Prinzipien der japanischen Tischkultur sind universell und sehr einleuchtend. Es wird darauf geachtet, dass man zu festen Zeiten zu Bett geht und aufsteht und auch jeden Tag zur gleichen Zeit isst – beide Gewohnheiten regulieren den Stoffwechsel und verhindern übermäßiges Essen. Und auch wenn das ganze Jahr über vielerlei Obst und Gemüse auf dem Speiseplan steht, isst man doch meist nur die Früchte der Saison. Außerdem werden Desserts seltener und in kleineren Mengen genossen als bei uns. Statt mit Keksen oder Eis beschließen die Japaner ihre Mahlzeiten im Allgemeinen mit frischem Obst.

Was steckt drin?

Kohl: Die Japaner stellen frisches Gemüse in den Mittelpunkt ihrer Gerichte, statt es wie bei uns als Beilage oder Garnitur eines großen

Stücks Fleisch zu verwenden. Zu fast jeder Mahlzeit essen die Japaner Weißkohl und andere Kreuzblütler wie Brokkoli, Blumenkohl, Pak Choi und Grünkohl.

Auch Gurken sind in Japan sehr beliebt – erinnern Sie sich an den Sunomono-Salat, der mich so sehr an den Uborka-Salata erinnerte, den meine Großeltern aus Ungarn eingeführt hatten? Außerdem mögen die Japaner Gemüsesorten, die wir kaum als solche erkennen und schon gar nicht regelmäßig essen würden: Bambussprossen, wie sie auch in China geschätzt werden, aber auch Kletten- und Lotuswurzel.

Sojabohnen und Sojaprodukte wie Tofu und Natto: Eiweißreich und voll mit Isoflavonen, die gegen alles Mögliche von Osteoporose bis Krebs gut sind – Soja ist ein wunderbares, vielseitiges Nahrungsmittel. Zusammen mit Fisch bildet es in Form von Tofu, Natto und Miso den Haupteiweißlieferanten auf dem japanischen Speiseplan. In Okinawa isst man durchschnittlich 100 Gramm Soja am Tag, in Amerika ist es so gut wie unbekannt. Soja gibt es in vielen verschiedenen Formen, so auch als Edamame, gekochte grüne Sojabohnen, die in japanischen Restaurants gerne zum Knabbern gereicht werden und sich hervorragend als Snack eignen. Edamame sind kalorienarm (eine Handvoll hat nur 40 Kalorien) und ballaststoffreich und dabei geschmackvoll und sättigend.

Soba (Buchweizennudeln): Traditionelle japanische Köche fertigen Nudeln aus nahrhaften, leicht verdaulichen komplexen Kohlenhydraten wie Buchweizen. Seinem Namen zum Trotz ist der Buchweizen nicht mit dem Weizen verwandt, was ihn zur sicheren Alternative für diejenigen macht, die glutenhaltiges Getreide (Weizen, Hafer, Roggen und Gerste) meiden müssen. Wie auch Quinoa ist Buchweizen genau genommen auch gar kein Getreide, sondern eine mit Rhabarber und Sauerampfer verwandte Saat.

Die gesundheitlichen Vorteile von Buchweizen sind wirklich sagenhaft: Er ist reich an Ballaststoffen, Magnesium und allen acht essenziellen Aminosäuren. Buchweizen enthält darüber hinaus ein Antioxidans namens Rutin, ein Flavonoid, das das Risiko eines erhöhten Cholesterinspiegels oder Bluthochdrucks senken kann. Außerdem enthält er D-chiro-Inositol, welches Kohlenhydrate in die Muskeln bringt, ohne den Insulinspiegel zu erhöhen.

Buchweizenmehl ist in verschiedenen Kulturen ein zentraler Bestandteil von traditionellen Gerichten. Französische Galettes, russische Blinis, ukrainische *Hrechanyky* werden aus Buchweizenteig gemacht; *Kascha* wiederum besteht aus gerösteter Buchweizengrütze und wird in Osteuropa oft zum Frühstück oder als Beilage gegessen. In Japan wird Buchweizenmehl hauptsächlich für Soba-Nudeln verwendet, die japanische Antwort auf Spaghetti. Soba-Nudeln findet man sowohl in heißen (Gemüsebrühe) als auch in kalten Gerichten (Salat). Diese köstlichen, nahrhaften Nudeln gewinnen auch in den USA an Popularität und sind landesweit in mittelgroßen Supermärkten erhältlich.

Shirataki-Nudeln: Shirataki-Nudeln sind eine weitere tolle Alternative zu den herkömmlichen stärkehaltigen Pastasorten. Sie werden aus verschiedenen, meist asiatischstämmigen Wurzelgemüsen gemacht, und manchmal wird Tofu dazugegeben, um sie geschmeidiger zu machen. Sie enthalten extrem wenig Kohlenhydrate – und sind extrem lecker! Die Japaner essen noch weitere köstliche Nudelsorten, etwa *Harusame*, *E-fu*, *Bi-fun* und Glasnudeln (aus Mungobohnenstärke). Wenn Sie eine dieser Nudelsorten auf einer Speisekarte entdecken, sollten Sie sie probieren.

An essenziellen Fettsäuren reiche Fischsorten wie Lachs, Thunfisch und Hering: Fisch, der Grundstein der japanischen Ernährungsweise, ist ein viel gesünderer Eiweißlieferant als das bei uns so beliebte rote Fleisch. Fisch enthält weniger Fett, und ölige Fischsorten wie Makrelen – für Japaner ein Leckerbissen – weisen einen hohen Gehalt an Omega-3-Fettsäuren auf, die für das Herz-Kreislauf-System wichtig sind. Fischöle können auch die Konzentrationsfähigkeit fördern und sogar bei Depressionen Linderung bringen. Fisch ist auch eine großartige Selen- und Jodquelle. Achten Sie darauf, Fisch mit geringerem Quecksilbergehalt zu kaufen, zum Beispiel Lachs, Hering oder Dorade.

Sushi und seine reislose Variante Sashimi sind wahrscheinlich die für Japan typischsten Gerichte, die es gibt. Was an Sushi so geliebt wird, ist seine Einfachheit und Ästhetik. Frei von schweren Saucen, Öl, Gewürzen und ohne jede Fettzugabe ist Sushi ein extrem kalorienarmes Gericht. Trotz seines milden Geschmacks wird es in so vielen Varianten – Nigiri, Temaki, Maki – angeboten, dass man es nie leid wird. Und es sättigt – kann man mehr von einem Gericht verlangen?

Seetang: Japan ist eine Insel, da ist es naheliegend, dass die Japaner sich auch von Meeresgewächsen ernähren. Seetang ist reich an Jod und anderen gesundheitsfördernden Mineralien und Spurenelementen. Außerdem ist er ein hervorragender Ballaststofflieferant. Das Beste aber ist, dass Seetang herrlich schmeckt und den verschiedensten Gerichten eine herzhafte Note verleiht. Sie können Salat damit bestreuen oder Suppen damit würzen. Unter den vielen verschiedenen Sorten von Seetang sind *Nori* und *Kombu* in Japan die beliebtesten:

Nori: Dieser geschmacklich milde Kaltwasserseetang wird meist zu dünnen Blättern verarbeitet, mit denen Sushi umwickelt wird. Die Japaner essen Nori auch einfach so als Snack. Man kann diesen vielseitigen Seetang auch toasten und zerkrümelt auf Suppe, Salat oder Gemüse streuen.

Kombu: Mit diesem großen Warmwasserkelp wird Miso-Suppe gewürzt. Manche japanischen Köche benutzen Kombu wie wir Lorbeer:

Sie kochen es mit dem Reis oder dem Eintopf und nehmen es vor dem Servieren wieder heraus. Mit Kombu kann man auch Fleisch, Fisch oder Gemüse marinieren.

Wakame ist ein Tang, der wie Spinat-Lasagne schmeckt und aussieht. Wakame ist dem Kombu sehr ähnlich und kann meist genauso eingesetzt werden, besonders in Suppen. Am besten macht sich Wakame im Salat, in Suppe oder Brühe. Man legt den getrockneten Wakame in Wasser, wo er auf das Zehnfache seiner Größe quillt. Nach dem Quellen schneidet man den mittleren Strunk heraus. Dann lässt man den Wakame zehn Minuten lang köcheln oder schneidet ihn klein und serviert ihn als Salat. Aufgrund seines Tanggehalts enthält Wakame viel Eiweiß, Kalzium, Jod, Magnesium, Eisen und Folsäure. Unter Japanerinnen, die viel Seetang essen, ist eine niedrigere Brustkrebshäufigkeit zu verzeichnen. Auch Lignane, die vor bestimmten Krebsarten schützen sollen, sind in hoher Konzentration in Wakame enthalten.

Hijiki ist ein braunes Meeresgemüse, das wild auf Japans Felsküsten wächst. Hijiki ist seit Jahrhunderten ein traditionelles japanisches Nahrungsmittel. Es ist für seinen hohen Gehalt an Ballaststoffen und essenziellen Mineralien bekannt (Kalzium: 1400 mg/100 g; Eisen: 55,0 mg/100 g; Magnesium: 620 mg/100 g). Dem Volksglauben zufolge erhält Hijiki Gesundheit und gutes Aussehen, und das dicke, schwarze, glänzende Haar der Japaner wird dem regelmäßigen Genuss kleiner Mengen von Hijiki zugeschrieben. Die Japaner kombinieren Hijiki meistens mit anderen Produkten, etwa Gemüse oder Fisch, oder geben ihn zu gedämpften, gekochten, in Soja- oder Fischsauce marinierten oder in Öl gebratenen Gerichten oder zu Suppen. Hijiki-Seetang kann auch unter den Sushi-Reis gemischt werden, wird aber nicht zum Einwickeln von Sushi benutzt.

Bevorzugtes Getränk: grüner Tee

Auch die Getränkewahl der Japaner ist ein Grund dafür, dass sie so viel weniger Zucker zu sich nehmen als wir: Anstatt eimergroße Becher mit zuckriger, kalorienschwerer Cola herunterzukippen, bevorzugen die Japaner genau wie die Chinesen grünen Tee, der gut fürs Herz und voller Antioxidantien ist. Grüner Tee hilft nachweislich gegen bestimmte Krebsarten, lindert Schmerzen und verbrennt sogar Kalorien. Ein weiteres populäres Getränk, das auch im Westen immer beliebter wird, ist Kombucha.

Pilze: Etwa die Hälfte der Länder auf unserer Ernährungs-Weltrangliste haben ein Lieblingsprodukt gemeinsam – Pilze. Die leckeren Schwammkörper bestehen zum größten Teil aus Wasser und enthalten daher nur wenig Kalorien. Außerdem liefern sie eine Vielzahl von Nährstoffen wie Pottasche und Selen, welche die Zellen vor freien Radikalen schützen können. Shiitake, die zu allen möglichen japanischen Gerichten gehören, werden zur Bekämpfung von Erkältungs- und Grippesymptomen eingesetzt.

Wie wird es zubereitet?

Kochen

Die Japaner kochen ihr Hauptnahrungsmittel, weißen Reis, aber auch Edamame (Sojabohnen), Spinat, Pilze und andere Gemüsesorten.

Grillen

Gegrillten Fisch gibt es in Japan zu vielen Mahlzeiten. Ein beliebter Brauch ist das Grillen von Fleisch und Gemüse auf dem *Hibachi*-Grill. *Yakitori* – gegrillte Hähnchenspieße – werden vielerorts auf der Straße verkauft.

Eine andere japanische Grillmethode wird *Robata* genannt und verrät eine Menge über die japanische Kochkunst im Allgemeinen. Hierbei werden sämtliche Zutaten vor den Augen des Gastes gegrillt und ohne jede Zugabe serviert. Keine Sauce, keine Kräuter oder starken Gewürze, kein Öl, nichts als pures, gesundes, perfekt gegrilltes Essen. Der Geschmack der Produkte – egal ob frisches Gemüse oder ein Fischfilet – ist völlig unverfälscht und echt. »Ich wusste ja gar nicht, wie Rotbarsch schmeckt!«, habe ich bei meiner ersten Einkehr in einem Tokioter Rabata-Restaurant gedacht.

Dämpfen

Die Japaner dämpfen Reis, Fisch, Muscheln und Tofu. Gedämpfte Teigballen mit salziger oder süßer Füllung sind ebenfalls sehr beliebt.

Roh servieren

Sushi und Sashimi sind die bekanntesten roh verzehrten Spezialitäten Japans, aber man isst dort auch viel Salat und Rohkost.

Frittieren

Tempura ist der einzige bedeutende Bestandteil der japanischen Küche, der in heißem Fett gegart wird. Es handelt sich dabei um Gemüse oder Meeresfrüchte, die in dünnen Teig getaucht und frittiert wird. Auch Tofu wird mitunter frittiert.

Bevorzugtes Speisefett: Sesam-, Soja-, oder Rapsöl

Auch wenn viele japanische Gerichte, etwa Sushi oder Sashimi, ohne jede Zugabe von Öl zubereitet werden, benutzt man zum Kochen Sesam-, Soja- oder Rapsöl.

Wie wird es gegessen?

Es sind nicht nur die landestypischen Zutaten und Garmethoden, die die Japaner alt werden und gesund bleiben lassen, es ist auch die

Art, wie sie essen. Im Laufe der Jahrhunderte haben sich eine Reihe von Ernährungsregeln – praktische wie philosophische – herausgebildet, mit denen die Japaner bis ins sehr hohe Alter rank und schlank bleiben wie kaum jemand sonst auf der Welt.

Wissen, wann es reicht

Eine Erklärung für Japans weit abgeschlagenen Listenplatz bei den Dicken der Welt ist *Hara hachi bunme*, eine Methode, bei der man nur so viel isst, bis man etwa 80-prozentig satt ist. Anstatt gleich mit einem Nachschlag oder dem Dessert weiterzumachen, pausieren die Japaner an der 80-Prozent-Schwelle 20 bis 30 Minuten. Höchstwahrscheinlich ist dem Körper nach dieser halbstündigen Pause der Hunger nach mehr Essen vergangen.

»Iss wie ein Kranich«, lautet ein bekanntes japanisches (und koreanisches) Sprichwort.[27] Mit seinem schmalen Schnabel kann der Kranich seine Nahrung nur aufpicken: größere Mengen an Nahrung herunterzuschlingen ist diesem Vogel schon anatomisch gar nicht möglich.

Praktizieren Sie beim nächsten Essen doch einfach mal *Hara hachi bunme* und essen Sie »wie ein Kranich«. Kauen Sie gründlich, wie es die Japaner tun, und hören Sie auf, bevor Sie pappsatt sind. Essen Sie langsam und bewusst. Wenn Sie sich satt zu fühlen beginnen, legen Sie die Gabel nieder und lassen Sie Ihren Körper das eben Gegessene verdauen.

Auf die Präsentation kommt es an

Mingei – die Einheit von Form und Funktion – ist ein Kernprinzip der japanischen Kultur, das sich auch auf das Verhältnis der Japaner zum Essen niederschlägt. Die Japaner betrachten das Essen nicht primär als Nahrungsaufnahme. Es ist ihnen auch ein sinnliches, befriedigendes Vergnügen – ein Aspekt des Essens, der in unserem hektischen Fast-Food-Leben zu oft verloren geht.

In Japan muss ein gutes Essen alle fünf Sinne ansprechen, auch die Augen. Denken Sie nur an die wunderbare Farbigkeit, die das Innere einer Sushi-Rolle versprüht: ein vollkommener Ausdruck des Schönheitsbewusstseins der japanischen Köche. In Nordamerika ist uns dieser Anspruch fast völlig verloren gegangen. Im Restaurantbereich eines amerikanischen Einkaufszentrums herrscht ein betäubender Wirrwarr von Bildern, Geräuschen und Gerüchen; das Dekor japanischer Restaurants ist dagegen auf ein Minimum reduziert, was die ganze Aufmerksamkeit auf das Essen lenkt. Jedes Gericht wird mit reinem Gaumen und klarem Geist entgegengenommen. Wenn man Pausen macht, um die Schönheit des Essens zu bewundern, lässt man sich auch für jeden Bissen Zeit. Und wie wir wissen, heißt langsamer essen im Allgemeinen auch weniger essen.

Die Idee des *Mingei* lässt sich noch durch das Prinzip des *Goshiki* erweitern, welches besagt, dass jede Mahlzeit mindestens fünf Farben aufweisen sollte: weiß (Reis, Tofu oder Fisch), gelb (Rührei oder Kürbis), rot oder orange (Möhren oder Süßkartoffeln), grün (allerlei Gemüse) und schwarz, dunkelviolett oder braun (Aubergine oder Seetang). Goshiki sorgt dafür, dass Mahlzeiten sowohl Gaumenschmaus als auch Augenweide sind – und nebenbei den Nährstoffbedarf fast komplett abdecken. Die Japaner versuchen auch, in jeder Mahlzeit verschiedene Garmethoden unterzubringen. Ein typisches Mittagessen – angerichtet in einer Lunchbox mit mehreren Fächern, dem *Bento* – besteht aus einem gekochten Ei, gebratenem Reis, gegrilltem Gemüse, gedämpftem Lachs und, zum Nachtisch, frischem Obst.

Mahlzeiten in mehrere Gänge aufteilen

Die Kalorienknappheit des japanischen Essens liegt zum einen daran, dass traditionellen Gerichten wie Sushi oder Tofu kaum Fett zugegeben ist, aber auch an den moderaten Portionen. Jeder Gang wird in hübschen kleinen Schälchen serviert oder auf einem Teller mit verschiedenen Vertiefungen, wie bei einem Bento. Da fällt das

Maßhalten nicht schwer, außerdem ist es den Japanern wichtig, jede Geschmacksrichtung für sich genießen zu können.

Diese althergebrachte japanische Sitte ist ein weiteres Beispiel für *Mingei*, die Vereinigung von Form und Funktion. Anstatt das ganze Gericht auf einen einzigen großen Teller zu häufen, gestehen die Japaner jedem einzelnen Bestandteil ein eigenes Tellerchen oder Schüsselchen zu. Wenn das Schüsselchen klein ist, kommt auch nur wenig Essen hinein. Untersuchungen haben gezeigt, dass größere Teller größere Portionen begünstigen und so die Kalorienaufnahme pro Mahlzeit steigern.

Die traditionelle Kleinteiligkeit der Gerichte begrenzt nicht nur die Portionsgröße und entspricht dem japanischen Streben nach Schönheit und Genuss beim Essen, sondern streckt auch die Dauer der Mahlzeiten. Da jeder kleinste Happen sein eigenes Geschirr oder seine eigene Mulde bekommt, sind die Japaner es gewöhnt, über eine längere Zeit hinweg sehr kleine Bissen zu essen – quasi langsam wie ein Kranich zu picken.

Fleisch als gelegentliche Beilage, nicht als Hauptspeise

Ähnlich wie im ländlichen China spielt Fleisch bei japanischen Mahlzeiten nicht die Hauptrolle. Diese Ehre wird Gemüse, Nudeln und Reis zugesprochen. Auch die freizügige Verwendung von Fisch, der die Herzgesundheit fördert, und von Sojaprodukten wie Tofu sorgt für den geringen Gehalt an gesättigten Fettsäuren in der traditionellen japanischen Kost.

Wie wird es verwertet?

In früheren Jahrhunderten führten die Japaner ein aktiveres Leben als heute. Da immer mehr Menschen Auto fahren und bewegungsarme Bürotätigkeiten ausüben, steigt auch das japanische Durchschnittsgewicht langsam an. Aber trotzdem haben die Japaner einen viel aktiveren Alltag als wir. Ihre täglichen Wege legen sie fast überall zu

Fuß zurück. Tokio ist für sein fortschrittliches U-Bahn-Netz weltberühmt, und die große Mehrheit seiner Bewohner geht von zu Hause bis zur nächstgelegenen Haltestelle. Vor Kurzem hat eine Studie festgestellt, dass Menschen, die »aktive Fortbewegungsmittel« benutzen (also bis zu einem Knotenpunkt des öffentlichen Nahverkehrs gehen müssen), im Jahr zwischen zwei und vier Kilo Fett zusätzlich verbrennen, während es in den USA, wo man alles mit dem Auto erledigt, nur ein Kilo ist.[28]

Die japanische Unternehmenskultur legt Wert auf Gesundheit und körperliche Fitness; beides steigert nachweislich die Produktivität am Arbeitsplatz. Früher war in vielen großen Unternehmen die Teilnahme an der kollektiven Morgengymnastik für Arbeiter und Angestellte Pflicht.

Speiseplan

Frühstück

Ein gesundes, typisch japanisches Frühstück umfasst etwa gedämpften Reis, Miso und entweder gegrillten Fisch, ein kleines Omelett oder einen Salat aus Seetang. Auch Miso-Suppe wird gerne zum Frühstück gegessen. Diese klare Brühe enthält neben Seetang meistens nährstoffreichen Tofu oder Soba-Nudeln und ist aufgrund des hohen Wassergehaltes kalorienarm. Ein weiteres beliebtes Frühstück in Japan ist *Chawanmushi*, was wörtlich »in einer Teetasse gedämpft« bedeutet. Diese mit Ei gedickte Suppe wird auch mittags oder abends gegessen.

Mittagessen

Das typische warme Mittagessen besteht aus einer Schale Reis oder Nudeln mit Fisch oder Fleisch, oder aus einem omelettartigen Gericht namens *Okonomiyaki*. Eine kalte Mahlzeit zum Mitnehmen im Bento könnte etwa aus Reisbällchen, einer Sushi-Rolle und eingelegtem Gemüse bestehen.

Abendessen

Das Abendessen stellt die Hauptmahlzeit des japanischen Tages dar und besteht meist aus denselben Zutaten wie Frühstück und Mittagessen. Es gibt vielleicht Robata – frisch gegrilltes Fleisch, Gemüse oder Fisch ohne die Zugabe von Öl oder Gewürzen. Eine weitere gesunde Variante besteht aus kalten Soba-Nudeln mit Sushi als Beilage. Zum Abschluss der Mahlzeit kann heißer grüner Tee serviert werden.

Und was machen wir daraus?

Restaurants, in denen es Sushi und Sashimi gibt, genießen wachsende Beliebtheit in den USA, sogar in Kleinstädten. Aber die Amerikaner geben dem Essen gern ihre eigene, nicht so gesunde Note, und so füllt man Sushi hier auch mit Frischkäse oder Mayonnaise – nicht eben typisch japanisch. Japanische Restaurants in Amerika servieren auch unverhältnismäßig viel Tempura (die schon erwähnten in dünnen Teig getauchten und frittierten Gemüsestücke oder Meeresfrüchte), die ungesündeste Seite der japanischen Speisekarte. Und die amerikanische Interpretation des Teriyaki-Hühnerfrikassees ist oft übersalzen.

Zur Nachahmung empfohlen

// Legen Sie großen Wert auf schön angerichtete Speisen, das steigert den Genuss (und begrenzt die Portionen).

// Unterteilen Sie Ihre Mahlzeiten in einzelne Gänge, um das Esserlebnis zu verlangsamen.

// Essen Sie möglichst viele verschiedene Nahrungsmittel am Tag – je frischer, desto besser.

// Essen Sie mehr Seetang, Fisch und Soja.

4. KAPITEL
Singapur

Durchschnittliche Lebenserwartung

Gesamtbevölkerung: 81,98 Jahre

Prozentsatz der übergewichtigen Erwachsenen

Männer: 22,0

Frauen: 23,8

Prozentsatz der fettleibigen Erwachsenen

Männer: 1,8

Frauen: 1,3

Fleischverzehr pro Kopf: 71,1 kg (2002)

Was Ernährung und Lebensweise angeht, habe ich Singapur bereits als Vorbild für Amerika empfohlen. Auf Platz vier der Weltrangliste der Lebenserwartung und mit Bürgern, die im Durchschnitt beneidenswerte 81,98 Jahre alt werden, macht sich Singapur auch im internationalen Vergleich der Übergewichtigen gut: Platz 162, mit nur etwa 22,9 Prozent Übergewichtigen. Auch wenn diese Zahlen zum Teil auf das hervorragende Gesundheitssystem, die gut ausgebauten öffentlichen Gehwege und verschiedene staatliche Sportförderungsprogramme zurückzuführen sind, spielt dabei die landestypische Ernährung doch eine große Rolle.

Was wird gegessen?

Was wird in Singapur nicht gegessen? Seit der britischen Kolonisierung im 19. Jahrhundert ist das winzige Singapur ein Handelshafen, und inzwischen findet man hier eine der vielfältigsten Kulturen – und Küchen – der Welt. In Singapur wird aus malaysischen, chinesischen, indischen, thailändischen und britischen Einflüssen das ultimative Fusion-Food zusammengekocht. Zweifellos ist Singapur aus kulinarischer Sicht der interessanteste Ort, an dem ich je gewesen bin.

Die Insel Singapur liegt südlich von China, zwischen Malaysia und Indonesien. In mittelbarer Nähe befinden sich die Philippinen, Kambodscha und Indien. Die Lage am Kreuzungspunkt so vieler ansonsten verschiedener Völker macht es zum Schmelztiegel von Kulturen und Kochtraditionen aus ganz Asien – und aus Großbritannien. In dem, was moderne Singapurer essen, erkennt man Spuren all jener Nationen, die in den letzten zwei Jahrhunderten der Insel ihren Stempel aufgedrückt haben. Zum Frühstück gibt es etwa chinesischen Reisschleim, zu Mittag ein traditionelles *Rojak*, und abends Thai-Curry. In diesem multikulturellen Land ist alles möglich.

Was steckt drin?

Reis: Wie auch in anderen asiatischen Ländern wird in Singapur fast alles mit Reis serviert. Dieser wichtigste Kohlenhydratlieferant kommt dreimal am Tag auf den Tisch. Er wird gekocht oder gebraten, manchmal auch in Kokosmilch oder mit Safran und Ghee (geklärter Butter) gegart. Die Singapurer essen auch verschiedene Nudelsorten, zum Beispiel Reis-Vermicelli oder gelbe Eiernudeln. Beliebt sind auch malaysische Reiskuchen.

Fisch: Wie die meisten der gesündesten Menschen der Welt essen auch die Singapurer allerlei frischen Fisch. Typisch für Singapur ist Fischkopf-Curry aus Rotbarsch, ein Rezept, das chinesische und indische Kochkunst vermischt. Beliebte Gerichte sind auch *Spicy Chili Crab* und *Black Pepper Crab*.

Tropenfrüchte: Da Singapur auf dem Äquator liegt, gibt es auf der Insel ein reiches Angebot an Tropenfrüchten, die gerne als Desserts verspeist werden. Die Durian, die hier »Königin der Früchte« genannt wird, ist wahrscheinlich die berühmteste einheimische Frucht, beliebt sind auch Rambutan und Mangostan.

Bevorzugtes Getränk: Kaffee oder Tee

Da das Essen auf der Insel unter dem Motto »anything goes« steht, ist es nicht verwunderlich, dass die Singapurer sowohl Kaffee (wie die Westler) als auch Tee (wie die asiatischen Nachbarn) mögen. Beides trinken sie oft mit gesüßter Kondensmilch – eine Sitte, die ich nicht empfehlen möchte, es sei denn, Sie halten sich auch sonst strikt an die Singapurer Kost.

Geflügel: In Singapur wird Hühnerfleisch auf indische Art im Tanduri-Ofen gebacken oder indonesisch in würziger Brühe gegart. Außerdem gibt es Ente in allerlei chinesischen Zubereitungsarten.

Gewürze: Nirgends zeigen sich die multikulturellen Einflüsse der Singapurer Küche so sehr wie in den verwendeten Gewürzen: starke Aromen sind ein Erkennungsmerkmal der Kochkunst Singapurs. Chilisorten sind der prominenteste Gewürzimport aus Malaysia; der indische Einfluss zeigt sich in der Verwendung von Tamarinde, Curry und Kurkuma.

Wie wird es zubereitet?

Sautieren

Wie die chinesischen Köche weiter nördlich wokken auch die Singapurer viele ihrer Hauptgerichte, besonders Fleisch und Gemüse. Und genau wie in China werden die Wokgerichte mit Reis oder Nudeln serviert.

Grillen

Schaschlik und andere gegrillte Fleischgerichte sind in Singapur weitverbreitet.

Bevorzugtes Speisefett: Raps- oder Sesamöl

Wie in anderen asiatischen Ländern wird in Singapur vorwiegend mit herzgesundem Canola- oder Sesamöl gekocht. Butter ist wie alle sonstigen Milchprodukte rar.

Wie wird es gegessen?

Straßenverkäufer – *Hawker* genannt – sind in Singapur die beliebteste Alternative zum häuslichen Kochen. In *Hawker centers* – der Singapurer Version des amerikanischen *Food court* beziehungsweise der deutschen Fressmeile – gibt es die leckersten Schnellgerichte der Insel. Malaysisches, südindisches, chinesisches oder indonesisches Essen wird feilgeboten, und das so preiswert, dass man hier alle Einkommensklassen antrifft.

Wie wird es verwertet?

Singapur ist eine dicht besiedelte, stark urbanisierte Inselstadt mit hervorragenden öffentlichen Verkehrsmitteln und einer für ein so junges Land erstaunlichen Infrastruktur. So gibt es überall herrliche Lauf-, Spazier- und Radwege, alles ist zu Fuß oder mit öffentlichen Verkehrsmitteln erreichbar. Man kann hier leicht aufs Auto verzichten.

Es gibt eine Fülle von Fitnessstudios, und staatliche Sportförderungsprogramme haben in der Bevölkerung das Bewusstsein dafür geweckt, wie wichtig tägliche Bewegung ist. 1993 führte der Premierminister höchstpersönlich ein nationales Fitnessprogramm namens *Great Singapore Workout* ein, eine Reihe von leichten Aerobic-Übungen zu einheimischer Musik.

Beliebt ist auch Yoga, ein weiteres Beispiel für die indischen Einflüsse auf das Singapurer Leben. Zwar werden beim Yoga nicht in nennenswertem Maße Kalorien verbrannt, aber er trainiert Gleichgewichtssinn und Beweglichkeit und lindert Stress.

Speiseplan

Frühstück

Congee, chinesischer Haferschleim, wird in Singapur häufig zum Frühstück gegessen, gerne auch Toast mit *Kaya*, einer süßen Kokos-Eier-Konfitüre. Auch das auf einem indischen Rezept basierende *Roti prata* ist beliebt.

Mittagessen

Eine chinesische Suppe aus sautierten Nudeln, Gemüse und Schweinefleisch ist ein mögliches Mittagessen. Zur Wahl stehen auch Curry-Nudeln mit Hühnerfleisch oder Reisnudeln auf indonesische Art mit Garnelen-Kokos-Curry.

Eines der häufigsten Alltagsgerichte in Singapur ist *Rojak*, ein traditionelles malaysisches oder indonesisches Gericht, das die Hawker von Singapur tausendfach variieren. Rojak – malaiisch für »wilde Mischung« – gibt es sowohl in süßer als auch in herzhafter Ausführung. Es besteht aus Obst oder Gemüse mit frittierten Tempeh-Schnitten und Teigfladen, darüber werden Erdnüsse gestreut und dazu gibt es eine Sauce aus fermentierter Garnelenpaste, Zucker, Tamarinde, Limettensaft und rotem Chilipulver. Kein anderes Gericht vereint besser die faszinierend vielfältigen kulinarischen Wurzeln Singapurs.

Abendessen

Das Abendessen in Singapur kann aus im Tanduri-Ofen gegrilltem Huhn mit Chapati, einem typisch indischen Fladenbrot, bestehen. Singapurer könnten auch indonesisches *Nasi padang* tafeln, gedämpften Reis mit vielerlei Gemüse und Protein. Häufig wird auch *Laksa* gegessen, eine scharfe Nudelsuppe aus Kokosmilch oder Fischbrühe, die mit ihrem chinesisch-malaysischen Hintergrund so typisch singapurisch ist wie Rojak. Als Nachtisch serviert man rote oder grüne Bohnensuppe, Mangopudding oder Wassermelonenbällchen – relativ kalorienarme Desserts.

Zur Nachahmung empfohlen

// Essen Sie multikulturell. Vermischen Sie die Geschmacks- und Himmelsrichtungen.

// Würzen Sie kräftig, um Ihr Essen interessant zu machen.

// Nutzen Sie den öffentlichen Nahverkehr in Ihrer Stadt ebenso wie die Fahrrad- und Spazierwege in Ihrer Nähe.

// Probieren Sie exotische Früchte aus.

5. KAPITEL

China

Durchschnittliche Lebenserwartung

Gesamtbevölkerung: 73,47 Jahre

Prozentsatz der übergewichtigen Erwachsenen

Männer: 24,7

Frauen: 33,1

Prozentsatz der fettleibigen Erwachsenen

Männer: 1,8

Frauen: 1,6

Fleischverzehr pro Kopf: 52,4 kg (2002)

Prozentsatz der Nährstoffe im Speiseplan

Kohlenhydrate: 60

Eiweiß: 12

Fett: 28

China ist als Nation ein Schwergewicht, seine Bürger sind es jedoch nicht. Auf der Dicksten-Rangliste der WHO ist China, dessen Bürger nur zu 28,9 Prozent übergewichtig sind, mit dem 148. Platz beeindruckend weit zurückgelegen. Die Lebenserwartung schwankt enorm zwischen den verschiedenen Regionen. Obwohl die durchschnittliche Lebenserwartung eines chinesischen Festlandbewohners nur 73 Jahre beträgt, leben die Menschen in zwei chinesischen Metropolen, Hongkong und Macau, so lang wie kaum jemand sonst auf der Erde. Die Einwohner von Macau führen mit unglaublichen 84,36 Jahren die Weltrangliste der durchschnittlichen Lebenserwartung an, in Hongkong wird man im Durchschnitt 81,86 Jahre alt.

Verpaffte Gesundheit

Die chinesische Ernährung gleicht andere schädliche Verhaltensweisen aus. In den Städten rauchen etwa 67 Prozent der Männer regelmäßig, und insgesamt gibt es in China mehr als 300 Millionen Raucherinnen und Raucher – mehr als die Vereinigten Staaten an Einwohnern haben. Die Chinesen rauchen mehr als jedes andere Volk der Welt, und das Rauchen verursacht vier der fünf häufigsten Todesursachen des Landes.[29]

Auch kulturell unterscheiden sich Hongkong und Macau sehr vom restlichen China – nicht ohne Grund. Macau stand über 400 Jahre unter portugiesischer Herrschaft, während Hongkong von 1842 bis 1997 zu Großbritannien gehörte. Taiwan hat mit einer durchschnittlichen Lebenserwartung von 78 Jahren ebenfalls von fremden Einflüssen profitiert. Im Laufe der Jahrhunderte war die kleine Insel, die durch eine Meerenge vom chinesischen Festland getrennt ist, erst spanische, dann holländische und zuletzt japanische Kolonie. Erst nach dem Zweiten Weltkrieg kam die Guomindang in Taiwan an die Macht.

Auch wenn in Macau, Hongkong und Taiwan die Kochkunst immer noch von ausländischen Besuchern geprägt ist, bekommt man hier überwiegend echt chinesisches Essen und damit eine der gesündesten Kochkulturen der Welt.

Was wird gegessen?

Das Stichwort »chinesisches Essen« beschwört wahrscheinlich Bilder von in süßsaurer Sauce glänzenden Schweinefiletstreifen im Chinarestaurant an der Ecke herauf oder von leckeren Frühlingsröllchen, die die Finger so fettig machen. Vergessen Sie für einen Moment diese vertrauten Spezialitäten, denn die traditionelle chinesische Küche hat fast nichts mit dem fettigen, glutamatverseuchten Essen zu tun, das hierzulande so beliebt ist.

Das Herz der traditionellen chinesischen Ernährungsweise lässt sich so beschreiben: Pflanzen, Pflanzen und noch mehr Pflanzen. Die Chinesen stellen ihre Gerichte aus Saisongemüse, Früchten, Vollkorngetreide und Bohnen zusammen. Diese nahrhaften Zutaten machen im Allgemeinen mindestens zwei Drittel einer Mahlzeit aus, und so kommt es, dass die Chinesen mehr als dreimal so viele Ballaststoffe essen wie wir.[30] Dies kann in seiner Bedeutung gar nicht hoch genug eingeschätzt werden. Ballaststoffe zählen zu den wichtigsten Bestandteilen gesunder Ernährung (siehe 13. Kapitel), und in Nordamerika isst man einfach nicht genug davon. Ballaststoffe können die Verdauung verlangsamen (was gut ist!), den Blutzuckerspiegel stabil halten, den Cholesterinspiegel senken und die Wahrscheinlichkeit verringern, an Diabetes oder bestimmten Krebsarten zu erkranken.

Ein weiterer großer Vorteil der weitgehend pflanzlichen Ernährung im ländlichen China ist der von Natur aus hohe Gehalt an krankheitsvorbeugenden Antioxidantien und pflanzlichen Wirkstoffen, den sogenannten Phytochemikalien. Herzkrankheiten sind daher in China selten. Während der durchschnittliche Chinese einen Cholesterinspiegel von 127 hat, liegt der des Durchschnittsamerikaners bei 215.[31]

Traditionelles chinesisches Essen ist zudem gut für die Figur. Obwohl die Menschen in China mehr Kalorien pro Kilo Körpergewicht als wir zu sich nehmen, ist Fettleibigkeit dort seltener. Wie schaffen die das? Eine Erklärung bietet der geringe Fettgehalt der traditionellen chinesischen Ernährung. *The China Study* zufolge beziehen chinesische Landbewohner 6 bis 24 Prozent ihrer Kalorien aus Fett.[32] Der Fettanteil der amerikanischen Ernährung beträgt dagegen 35 bis 40 Prozent.[33]

Die fast vollkommene Fleischlosigkeit der chinesischen Küche trägt zu dem geringen Fettanteil bei. Aus Gründen der Sparsamkeit geben chinesische Köche den Mahlzeiten nur kleinste Fleischstückchen bei. Fleisch ist da die Garnitur, die einer Vorspeise die Würze verleiht; es ist fast nie ein eigenständiger Gang wie in unseren chinesischen Restaurants. Tatsächlich stellt Fleisch nur ganze zwei Prozent der traditionellen chinesischen Ernährungsweise dar.

Bevorzugtes Getränk: Oolong-Tee

Tee, ein uraltes Getränk, wurde vor mehr als 5000 Jahren in China erfunden. Der Legende zufolge schlürfte Kaiser Shen Nung – »der göttliche Heiler« genannt – im Jahre 2737 v. Chr. kochendes Wasser, als der Wind ein paar Teeblätter in seinen Kessel wehte. Dieser Zufall sollte die chinesische Kultur verändern. Heute sind in China mehr als 6000 Teesorten erhältlich, und China ist immer noch der größte Teeproduzent der Welt. Die Chinesen trinken ihr Lieblingsgetränk, das 99 Prozent Wasser und naturgemäß null Kalorien enthält, zu den Mahlzeiten und während des ganzen Tages. Klebrige, kalorienreiche Limonaden sind in China noch relativ neu und auf dem Land gänzlich unbekannt.

Auch wenn die Chinesen alle möglichen Teesorten trinken, ist ihr wichtigster Durstlöscher doch der Oolong. Dieser »Champagner unter den Tees« ist im Allgemeinen dunkler als grüner Tee, aber heller als schwarzer. Oolong enthält reichlich Polyphenole und Catechine, Antioxidantien, die für ihre entzündungshemmende Wirkung bekannt sind. Der regelmäßige Genuss von Oolong-Tee kann den Cholesterinspiegel senken, den Blutzucker regulieren und möglicherweise sogar Krebs bekämpfen. Oolong-Tee wirkt auch nachweislich gegen Stress, fördert die Verdauung und trägt zur Reinigung des Körpers von Nikotin, Alkohol und anderen Giften bei. Und einer neueren Studie zufolge erhöht Oolong-Tee zwei Stunden lang den Stoffwechsel um zehn Prozent.

Tee ist immer noch eines der beliebtesten Getränke der Welt, nur Wasser ist noch beliebter. Etwa die Hälfte aller Amerikaner trinkt regelmäßig Tee, davon sind 85 Prozent (allzu oft gesüßter) Eistee. Zum größten Teil (etwa 83 Prozent) ist es schwarzer Tee.[34] Auch der enthält Polyphenole und hilft beim Abnehmen, aber er enthält mehr Koffein als grüner Tee oder Oolong.

Was steckt drin?

Chinesisches Blattgemüse: Die in China beheimateten grünblättrigen Gemüsesorten brechen alle Nährwert-Rekorde. Chinakohl (*Napa*) und *Pak Choi* (das Wort *Choi* bedeutet »Gemüse«) enthalten nicht nur viele Ballaststoffe, sondern auch Nährstoffe wie Betacarotin, Vitamin C und Eisen. Diese Gemüsesorten sind sehr schmackhaft, egal ob man Sie, wie in China üblich, dämpft oder im Wok sautiert. Eine gute Wahl sind auch chinesischer Brokkoli und Senf (als Blattgemüse) – die ihren westlichen Verwandten ähneln, aber nicht gleichen.

Weitere Gemüsesorten: Daikon-Rettich, ein vielseitiges Wurzelgemüse, findet in zahlreichen chinesischen Gerichten Verwendung. Bambussprossen, chinesische Pilze und Zuckererbsen landen ebenfalls häufig im Wok. Grundsätzlich sehen die Chinesen Gemüse als Hauptspeise, nicht nur als Beilage zum Fleisch.

Sojabohnen: Wie andere Asiaten essen auch die Chinesen Sojaprodukte in vielen verschiedenen Formen. Tofu und Sojasauce, zwei wichtige Zutaten in der chinesischen Küche, eignen sich hervorragend als pflanzliche Eiweißlieferanten.

Bevorzugtes Speisefett: Mais-, Soja-, Raps- oder Erdnussöl

Pflanzenöl (aus Mais, Sojabohnen oder Erdnüssen) bildet die Grundlage der chinesischen Küche. Traditionell gehen die Chinesen beim Kochen sehr sparsam mit Öl um, aber das hat sich neuerdings geändert. In den letzten 20 Jahren ist der Jahresverbrauch an Pflanzenöl pro Kopf in die Höhe geschossen, und folgerichtig legen die Menschen an Gewicht zu.

Geschälter Reis: Der wichtigste Kohlenhydratlieferant ist weißer Reis. Der lässt zwar auch den Blutzuckerspiegel emporschnellen, besonders im Vergleich mit den ungeschälten oder auch wilden Sorten, aber er ist immer noch gesünder als das Weißbrot, das in Amerika oft mehrmals am Tag gegessen wird.

Knoblauch und Ingwer: Diese krankheitsvorbeugenden Gewürze tauchen auf fast jeder chinesischen Tafel auf.

Wie wird es zubereitet?

Sautieren

Das Sautieren von Fleisch und Gemüse im Wok erhält wasserlösliche Vitamine wie A und C. Ein Wok darf in keiner chinesischen Küche fehlen. Man kann damit fast alles zubereiten – Reis, Gemüse, Fleisch, Fisch, Edamame, Tofu – und alles mit nur wenig Öl. Im Wok wird Gemüse nur kurz sautiert oder angebraten, ohne es weich zu garen. Gemüse, das noch leicht knackig ist, hat mehr Nährstoffe und schmeckt auch besser. Durch das Braten bei hoher Temperatur und ständigem Rühren werden die Produkte genauso lecker wie beim Frittieren, aber bei Weitem nicht so fettig.

Dämpfen

Nach dem Wokken ist das Dämpfen die zweitbeliebteste Garmethode. Dämpfen ist die sanfteste Art, Fleisch oder Gemüse zu garen, Nährstoffe und Geschmack bleiben dabei erhalten.

Rotkochen

Beim Rotkochen wird das Gargut nicht nur in Wasser (wie im Westen üblich), sondern in Wasser und Sojasauce gekocht oder geschmort. Die Chinesen bereiten mit dieser Methode, die den Gerichten Aroma und Farbe verleiht, unter anderem Schwein, Rind, Schinken, Huhn und Ente zu.

Würzen mit gesunden Saucen

Saucen spielen beim Kochen in China eine große, vielfältige Rolle. Sie werden beim Marinieren, Sautieren und als Dip benutzt. Die meisten chinesischen Saucen – Austern-, Hoisin- oder Schwarzbohnensauce – basieren auf Sojabohnen. Eine weitere wichtige Zutat ist Ingwer. Er schmeckt köstlich scharf und besänftigt den Magen.

// **Austernsauce:** Diese sämige, dunkle Sauce gibt vielen chinesischen Wokgerichten die Würze. Traditionell wird Austernsauce hergestellt, indem frische Austern gekocht und mit Sojasauce, Salz und Gewürzen abgeschmeckt werden. Die meisten Austernsaucen, die heutzutage in Amerika angeboten werden, haben rein gar nichts mit Austern zu tun. Stattdessen sind sie mit »Austernaroma«, viel Zucker, Maisstärke, Natriumglutamat und Zuckercouleur versetzt. Manche enthalten sogar Natriumbenzoat als Konservierungsstoff. Diese industriell gefertigten Saucen enthalten null Eiweiß und tonnenweise Natrium.

// **Hoisin-Sauce:** Das chinesische Äquivalent unserer Barbecuesauce wird aus gemahlenen, mit Knoblauch, Chilis, Salz und anderen Gewürzen vermischten Sojabohnen hergestellt.

// **Schwarzbohnensauce:** Aus gekochten schwarzen Bohnen – dem ältesten bekannten Sojaprodukt – hergestellte Saucen werden viel in der kantonesischen Küche verwendet. Oft wird ihr Geschmack noch mit Orangenschalen, Ingwer und Fünf-Gewürze-Pulver verstärkt.

Frittieren

Ich müsste lügen, um zu behaupten, dass die Chinesen nie und unter keinen Umständen frittieren. Sie tun es, aber nur gelegentlich – und keinesfalls so oft, wie es die amerikanische Interpretation der chinesischen Küche glauben macht.

Wie wird es gegessen?

Philosophie auf dem Teller

Ein altes kantonesisches Sprichwort besagt: »Essen ist so wichtig wie der Himmel.« In China gehen Essen und Philosophie oft Hand in

Hand, und die uralten philosophischen Traditionen durchziehen viele
Aspekte des Essens.

Und so versteht man in China die Idee von einer ausgewogenen
Ernährung auf einer ganz anderen Ebene. Nicht, dass es etwa um
die richtige Mischung von Eiweiß und Kohlenhydraten ginge. Eine
Grundidee der chinesischen Philosophie lautet, dass alle widerstrebenden Kräfte des Universums voneinander abhängen, was sich im
Begriffspaar *Yin/Yang* ausdrückt. Aus dieser Sicht resultieren die
meisten Probleme im Leben, sei es ein Ehekrach oder ein verheeren-
des Unwetter, aus einem Ungleichgewicht zwischen Yin und Yang.

Daher leuchtet es ein, dass für die Chinesen Nahrungsmittel nicht
nur ihren eigenen Geschmack haben, sie haben auch bestimmte ener-
getische Eigenschaften: In ihnen dominiert entweder das Yin (weib-
lich, passiv, kühl) oder das Yang (männlich, aktiv, heiß). Viele Gemüsesorten gelten beispielsweise als Yin-Nahrungsmittel, während die
meisten tierischen Produkte und Getreide Yang sind. Bei der Zubereitung von Speisen achten chinesische Köche bei den Zutaten auf ein
ausgeglichenes Verhältnis von Yin und Yang, aber auch auf ausgewogene Farben, Geschmacksrichtungen und Konsistenzen. Das Streben
nach Ausgewogenheit erstreckt sich auf alle Aspekte der Mahlzeit.
Ein Produkt des Meeres wird typischerweise mit einer Frucht des Landes gepaart, so wie Yin-Gemüse mit Yang-Getreide kombiniert wird.

Sogar in den Garmethoden spiegelt sich diese Philosophie. Das
Rührbraten im Wok gilt als Yang-Technik und wird daher oft auf Yin-
Gemüse angewandt. Ebenso kann man mit Knoblauch, Chilis und Ing-
wer – alles Yang-Zutaten – das Yin des Gemüses ausgleichen.

Die Vermischung verschiedener Produkte und Zubereitungsarten ist
ein wichtiges Prinzip der chinesischen Kochkunst. Es kommt nicht
so sehr auf die einzelnen Zutaten an als auf die Vereinigung aller
Elemente zu einer Mahlzeit.

Die fünf Elemente

Die Theorie der fünf Elemente ist eine Erweiterung des Yin-Yang-Prinzips und das perfekte chinesische Gegenstück zu meiner *5-Faktor-Welt-Diät*. Ein antiker Text über chinesische Medizin empfiehlt »fünf Körner als Nahrung, fünf Früchte, fünf Fleischsorten zum Wohle, fünf Pflanzen zum Sättigen.«

Die Fünf spielt auch bei der Fünf-Elemente-Lehre in der chinesischen Kochkunst eine Rolle – wieder ein Beispiel für die Verbindung zwischen der Ernährung und dem körperlichen und spirituellen Wohlbefinden. Nach chinesischer Lehre setzt sich die gesamte Materie des Universums aus fünf Elementen (auch fünf Kräfte oder Wandlungsphasen genannt) zusammen: Feuer, Erde, Metall, Wasser und Holz. Es werden auch fünf Geschmäcker genannt – bitter, süß, scharf, salzig und sauer – und fünf Organe – Herz, Milz, Lunge, Nieren und Gallenblase. Das Element Holz ist mit der Gallenblase und dem sauren Geschmack assoziiert; Erde mit der Milz und Süßem; Metall mit der Lunge und Scharfem; Wasser mit den Nieren und Salzigem; und Feuer mit dem Herzen und allem, was bitter schmeckt.

Um die fünf Elemente im Gleichgewicht zu halten, empfehlen die Chinesen, bei jeder Mahlzeit alle fünf Geschmacksrichtungen zu essen. Ein ausgewogenes Mahl enthält auch fünf Farben: rot, gelb, weiß, blau und grün.

Essstäbchen als Bremse

Die Chinesen haben die Essstäbchen erfunden und essen damit noch heute die meisten ihrer Mahlzeiten. Besonders bei Ungeübten sind Essstäbchen eine sehr gute Methode, um das Essen zu entschleunigen. Mit Essstäbchen kann man keine allzu großen Bissen zu sich nehmen, und daher wird das Essen in China auch in kleinen, mundgerechten Stücken serviert, die gerade eben zwischen die zwei dünnen Stäbchen passen.

Die Chinesen essen Suppe mit Löffeln und benutzen manchmal auch Gabeln, aber auf einem chinesischen Esstisch kann man eines lange suchen: Messer. Da Messer auch als Waffe eingesetzt werden können, besitzen sie das Potenzial, Frieden und Harmonie des Mahles zu stören, und sind daher von der Tafel verbannt.

Kein Dessert

Für Amerikaner gehören Glückskekse zwar zu einem typisch chinesischen Essen, tatsächlich aber tauchte dieses ursprünglich japanische Gebäck Anfang des 20. Jahrhunderts in Kalifornien auf. Bis 1993 wurden Glückskekse in China überhaupt nicht produziert! Der Hongkonger Unternehmer, der sie in den späten Achtzigern nach China zu importieren begann, bewarb sie als »echt amerikanische Glückskeks«.[35]

Dessert im Allgemeinen ist den meisten Chinesen fremd. Anstatt mit sahnig-buttrigem Gebäck beendet man in China das Essen oft mit einer Suppe, besonders gern mit süßer Azukibohnensuppe. Der traditionellen chinesischen Medizin zufolge schwächen übermäßig süße Speisen die Milz und beeinträchtigen die Verdauung. Obst als Nachtisch ist eine weniger häufige Wahl, da es oft schon im Hauptgang vorkommt. Manche Chinesen essen zum Abschluss einer Mahlzeit auch gerne Sonnenblumenkerne.

Kleine Mahlzeiten: Dim Sum

Zwischenmahlzeiten gehören seit Langem zur chinesischen Kultur. Die chinesische Teezeremonie – Dim Sum genannt, was so viel bedeutet wie »das Herz berühren« – war ursprünglich als Stärkung für Reisende auf der Seidenstraße gedacht, die sich den Appetit aufs Abendessen nicht verderben wollten.

Tee ist der wichtigste Bestandteil von Dim Sum, das aus einer Reihe von kleinen Gerichten besteht. Gedämpfte Klöße und Brötchen, gefüllte Teigtaschen (Jiaozi) und Reis-Cannelloni gehören zu den beliebtesten Dim-Sum-Gerichten. Alle diese Speisen wurden erfunden, um Reisende mit ausreichend Energie für ihren weiteren Weg durch Zentralasien zu versorgen. Seit ein paar Jahren bieten chinesische Lebensmittelmärkte auch mikrowellentaugliche Fertigversionen dieses traditionellen Nachmittagsimbisses an.

Wie wird es verwertet?

Jeden Morgen vor Sonnenaufgang versammeln sich Millionen Chinesen auf öffentlichen Plätzen und machen gemeinsam Gymnastik. Eine der beliebtesten morgendlichen Übungen ist Tai-Chi oder auch Schattenboxen.

Das Symbol für Tai-Chi zeigt Yin und Yang, und das Wort *Chi* bedeutet so viel wie »Energie«. Tai-Chi hat zum Ziel, Energieblockaden im Körper zu lösen. Wenn das Chi erst gelöst ist, kann es durch den Körper fließen und Energiekanäle öffnen, was die Verdauung verbessert, den Atemapparat stärkt und die Selbstheilungskräfte des Körpers aktiviert.

Tai-Chi besteht aus sanften, fließenden Bewegungssequenzen, die wie in Zeitlupe ausgeführt werden und Gleichgewichtssinn, Konzentration und Standfestigkeit schulen. Nach einem typischen Tai-Chi-Training ist man eher nicht durchgeschwitzt, aber dafür fühlt man sich ruhig und zentriert. So wie man in China nicht nur isst, um den Bauch zu füllen, trainiert man auch nicht nur, um seinen »Body« zu stählen. Tai-Chi wirkt zwar auch kräftigend, aber vor allem entspannend und konzentrationsfördernd. Ein weiterer Vorteil: Man kann Tai-Chi in jedem Alter erlernen. In China sind die meisten Tai-Chi-Übenden ältere Leute.

Eine weitere traditionelle chinesische Art von Gymnastik ist Qigong. (Die Silbe *Qi* entspricht dem *Chi* in Tai-Chi.) Beim Qigong wird im Körper aufgestaute Energie durch Bewegungs- und Atemtechniken gelöst.

Was die Chinesen sonst noch tun, um fit zu bleiben? Sie gehen überall zu Fuß hin. Bis vor Kurzem besaßen nur sehr wenige Chinesen ein Auto, und alltägliche Besorgungen erledigte man zu Fuß.

Und was machen wir daraus?

Die Grenze zwischen authentischer und verwestlichter chinesischer Küche ist in den letzten Jahren immer verschwommener geworden, da die chinesischen Stadtbewohner immer mehr unsere Essgewohnheiten übernehmen. Dennoch missverstehen die Amerikaner die chinesische Küche aufs Gründlichste.

2004 gab es mehr als 36 000 Chinarestaurants in den Vereinigten Staaten. Unter den Ethno-Küchen ist uns die chinesische inzwischen die liebste. Aber chinesisches Essen war in Amerika von Anfang an ein Mischmasch aus chinesischen und amerikanischen Geschmacksvorlieben. Als während des kalifornischen Goldrauschs die ersten Chinarestaurants aufmachten, mussten sie sowohl chinesischen als auch amerikanischen Arbeitern etwas bieten.

Eine Untersuchung des Washingtoner *Center for Science in the Public Interest* hat ergeben, dass man die traditionelle, herzgesunde chinesische Küche in nordamerikanischen Chinarestaurants so gut wie gar nicht antrifft. Chinesische Gerichte kommen bei uns im Teigmantel daher, ölig gebacken und zuckersüß. Eine große Portion *Lemon Chicken* enthält dank der fetttriefenden Panade und der salzigen Sauce satte 1400 Kalorien, 13 Gramm cholesterinschwangeres gesättigtes Fett und 1700 Milligramm Natrium. Der Brennwert entspricht dem von drei McChicken-Sandwiches mit einem Literbecher Classic-Coke. Mit einer Portion *Orange Crispy Beef* – bemehltes, in Öl gebratenes Fleisch – erhält man 1500 Kalorien, 11 Gramm gesättigtes Fett und 3100 Milligramm Natrium. Sogar die untersuchten Gemüsegerichte enthielten überraschend viel Fett und Salz. Eine Portion Wokgemüse brachte 900 Kalorien und 2200 Milligramm Natrium mit sich; bei Auberginen in Knoblauchsauce lagen 1000 Kalorien und 2000 Milligramm Natrium auf dem Teller.

Hier die Wahrheit über einige der »chinesischen« Lieblingsgerichte der Amerikaner:

// **Chow Mein** – knusprig gebratene Eiernudeln mit Gemüse und Fleisch – ist ein extrem beliebtes »chinesisches« Gericht in den USA. Es wurde tatsächlich hier erfunden, und zwar von chinesischen Einwanderern, die Mitte des 19. Jahrhunderts an der transkontinentalen Eisenbahn arbeiteten. In China gibt es auch eine Art Chow Mein, das aber viel weniger ölig ist als das in den Staaten. In China werden die Nudeln eben nur unter Rühren leicht angebraten, während man sie bei uns in Öl knusprig backt. Kein Wunder, dass eine Einzelportion Chow Mein mit Rindfleisch bei P. F. Chang's mit 770 Kalorien und 24 Gramm Fett daherkommt!

// **Chop Suey** ist noch so ein »chinesisches« Gericht, das in Amerika erfunden wurde. Angeblich haben es chinesische Köche in New York zu Ehren des chinesischen Gesandten anlässlich seines Amerika-Besuchs 1896 erfunden. Einer anderen Legende zufolge ist Chop Suey eine weitere Kreation aus dem kalifornischen Goldrausch um 1849. Chop Suey (wörtlich: »kleine Stückchen«) wird gewöhnlich aus Bambussprossen, Sellerie, Zwiebeln, Wasserkastanien, Bohnenkeimlingen und einer Fleischsorte zubereitet, auf Reis angerichtet und in einer salzigen, mit Maisstärke eingedickten Tunke serviert, der man nirgendwo in China begegnet. Zwar könnte Chop Suey eine verfälschte Version von *Tsap Seui* sein, ein Wokgericht aus Toisan, einer Provinzstadt südlich von Kanton, aus der im 19. Jahrhundert viele Menschen in die USA auswanderten, aber im ländlichen China findet man kaum ein Gericht, das so gesundheitsschädlich ist wie ein echt amerikanisches Chop Suey mit seinen bis zu 680 Kalorien und 50 Gramm Fett.

// *Crab Rangoon* und *Pot Stickers* (frittierte Teigtaschen mit unterschiedlichen Füllungen) sind kalifornische Erfindungen. Nicht ohne Grund nennt man diese »chinesischen« Gerichte »frittierte Ravioli«.

Speiseplan

Frühstück

In China gehört zu fast jeder Mahlzeit eine Suppe oder ein wässriger Reisschleim (auch Congee genannt). Zum Frühstück essen die Chinesen auch gerne Reste von anderen Mahlzeiten, etwa Reis mit eingelegtem Gemüse.

Mittagessen

Das chinesische Mittagessen ist meistens schlicht. Man isst eine Schale mit heißen Nudeln, Gemüse und ein paar Fleischstückchen in Brühe. Eine beliebte Mittagmahlzeit ist auch Dim Sum. Vielbeschäftigte Städter holen sich auch gerne ein Schnellgericht beim Straßenverkäufer.

Abendessen

Das Abendessen ist in China für gewöhnlich die ausgedehnteste Mahlzeit des Tages. Als Hauptspeise gibt es etwa Tofu mit Kohl; gebratenen Reis mit Zwiebeln, Knoblauch und Gemüse; Reis aus dem Wok mit Gemüse und Yuba (Sojamilchhaut); oder einen ganzen gedämpften Fisch, mit Knoblauch und Ingwer gewürzt und mit Reis serviert.

Zur Nachahmung empfohlen

// Benutzen Sie Essstäbchen, um das Essen zu entschleunigen.

// Essen Sie wie ein Philosoph: erst denken, dann essen.

// Nehmen Sie frisches, regionales Gemüse als Grundlage Ihres Speiseplans.

// Betrachten Sie Fleisch nicht als Hauptspeise, sondern als würzende Garnitur.

// Ersetzen Sie kalorienreiche Limonaden und Kaffeegetränke durch grünen Tee.

6. KAPITEL
Schweden

Durchschnittliche Lebenserwartung

Gesamtbevölkerung: 80,86 Jahre

Prozentsatz der übergewichtigen Erwachsenen

Männer: 44,9

Frauen: 54,5

Prozentsatz der fettleibigen Erwachsenen

Männer: 11,0

Frauen: 11,8

Fleischverzehr pro Kopf: 76,1 kg (2002)

Prozentsatz der Nährstoffe im Speiseplan

Kohlenhydrate: 51

Eiweiß: 14

Fett: 35

In Schweden gibt es nicht nur viele schöne, blonde Menschen, sie haben auch, dem *World Factbook* des CIA zufolge, die zehnthöchste Lebenserwartung der Welt. Auch wenn die robuste Gesundheit dieses skandinavischen Volkes teilweise dem Gesundheitssystem zuzuschreiben ist (fast 85 Prozent aller medizinischen Kosten werden durch die staatliche Krankenversicherung gedeckt), pflegen die Schweden doch eine beneidenswert gesunde Lebens- und Ernährungsweise.[36]

Was wird gegessen?

Die traditionelle schwedische Küche ist im Allgemeinen rustikal, herzhaft und bodenständig, nicht raffiniert, sondern eher sparsam. Dennoch hat sie immer schon alle möglichen fremden Einflüsse aufgesogen. Im 17. und 18. Jahrhundert war in Schweden die französische Kochkunst prägend, und heutzutage isst auch der Durchschnittsschwede nicht nur eingelegte Heringe, sondern auch Sushi, Döner und Falafel. Aufgrund des langen schwedischen Winters basiert der Speiseplan das ganze Jahr über auf Joghurt und anderen Milchprodukten, hinzu kommt dunkles, ballaststoffreiches Brot und Fisch, Fisch, Fisch …

Was steckt drin?

Kohl: Obwohl Frischgemüse im kalten Klima Schwedens nicht immer leicht zu bekommen ist, wird viel Wintergemüse wie zum Beispiel Kohl gegessen. Auch Gurken sind häufig auf schwedischen Tischen zu finden. Gemüsekonserven sind üblich, und zu den meisten Mahlzeiten werden Wurzelgemüse, besonders Kartoffeln, aufgetragen.

Milchprodukte: Schweden trinken sehr viel Milch – mehr schaffen nur die Finnen – und versorgen sich so reichlich mit Kalzium. Kalzium trägt dazu bei, dass der Körper sich vom Fettspeichern aufs Fettverbrennen umstellt, sodass man schlank bleibt. Kinder und Erwachsene trinken gewöhnlich ein Glas Milch zum Essen; Milch ist hier das Tafelgetränk für alle Generationen.

Vollkornbrot: In Schweden wir viel Brot gegessen, allerdings dunkles Roggen- und Vollkornbrot, welches viel gesünder ist als das Brot aus weißem Auszugsmehl, das die Amerikaner so mögen. Schwedisches Brot enthält oft noch zusätzliche Ballaststoffe in Form von Kleie oder Hafer.

Beerenobst: Obwohl frisches Obst in Schweden relativ rar ist, kommt man an Blaubeeren und Erdbeeren gar nicht vorbei. Sie werden als Marmelade oder frisch als Dessert geschätzt. Blaubeeren haben entzündungshemmende und antioxidative Eigenschaften und wirken so Krankheiten und dem Alterungsprozess entgegen.

Bevorzugtes Getränk: Kaffee

Niemand außer den Finnen übertrifft die Schweden im Kaffeekonsum. Sie trinken ihn zum Frühstück, nach dem Mittagessen und noch einmal am späten Nachmittag.

Fisch: Ein großer Teil Schwedens liegt am Wasser, da ist es nur natürlich, dass die Schweden viele herzgesunde Fischsorten mit hohem Ölgehalt wie Lachs oder Hering essen. Gebeizter Lachs, *Gravlax* genannt, wird zu jeder Tageszeit auf Knäckebrot gegessen. Räucheraal, Forelle, Weißfisch und Flusskrebse sind ebenfalls beliebt. Zu dem Besten, was ich in Schweden gegessen habe, gehört ein Mittagessen im Avalon-Hotel in Göteborg, wo mir der Kellner einen Teller mit fünf verschiedenen (und gleich leckeren) Heringsvarianten an ballaststoffreichem, kalorienarmem Kohl vorsetzte. Ich war beeindruckt und staunte nicht wenig über die Fähigkeit des Kochs, aus einem so einfachen Fisch so viel zu machen.

Kartoffeln: Da Kartoffeln auch im widrigsten Klima gedeihen und gut zu lagern sind, werden sie in Schweden viel gegessen. Mittags und abends gibt es als Beilage meistens Kartoffeln.

Wie wird es zubereitet?

Beizen und Räuchern

Fisch wird oft gepökelt, sodass er monatelang haltbar ist. Auch Räuchern konserviert den Geschmack des frisch gefangenen Fischs.

Beizen und Räuchern sind sehr gute Methoden, um gesunde Nahrungsmittel den Winter über verfügbar zu halten, wenn die Natur nicht viel Frisches bietet.

Sauer einmachen

In Schweden wird auch viel eingemacht, um Vorräte für den langen Winter anzulegen. Durch Fermentation eingemachte Speisen enthalten verdauungsfördernde probiotische Kulturen.

Kochen

Die Schweden kochen die meisten Gemüsesorten. Auch wenn Kochen nicht die schmackhafteste Zubereitungsart ist, werden die Produkte dabei wenigstens ohne die Zugabe von Fett gegart.

Bevorzugtes Speisefett: Margarine

Schweden ist das einzige Land auf der *5-Faktor-Welt-Diät*-Weltrangliste, in dem zum Kochen statt Öl häufig Margarine verwendet wird. Die Schweden konsumieren viel mehr Margarine als Butter – etwa doppelt so viel.

Wie wird es gegessen?

Lagom

Das schwedische Wort *Lagom* bedeutet »gerade genug« und beschreibt einen Grundsatz, den die Schweden oft aufs Essen anwenden. Sie essen, bis sie gerade genug haben, aber nicht satt sind.

Stullen lieber oben ohne

Zu einem echten skandinavischen Sandwich braucht man nur eine Scheibe Brot. Bei so einem Cabrio-Sandwich liegt der Schwerpunkt nicht auf dem Brot, sondern auf dem Belag aus Grünzeug und Fisch.

Vielfalt macht Spaß

So wie die Schweden Spezialitäten aus aller Welt schätzen, essen sie auch gerne mehrere Speisen während einer Mahlzeit. Eine schwedische Erfindung ist das *Smörgåsbord*, bei dem an Feiertagen aus einer großen Anzahl auf einem Buffet angerichteter heißer und kalter Speisen gewählt werden kann.

Wie wird es verwertet?

Die Schweden sind schlank, weil sie das ganze Jahr über in Bewegung bleiben. Bei jeder Außentemperatur (und es wird oft sehr kalt) halten sie sich fit. Sie sind gerne in der freien Natur, selbst bei starkem Frost. Nordic Walking, in Finnland erfunden, ist auch in Schweden Mode geworden. Durch die Verwendung von Skistöcken beim Gehen wird die Rumpfmuskulatur gekräftigt. Jeder Schritt verbrennt 20 Prozent mehr Kalorien als Gehen ohne Stöcke. Fast die Hälfte aller Erwachsenen sind Mitglied in einem Sportverein oder Fitnessklub. Und nicht zuletzt bringt der hohe Benzinpreis die Schweden dazu, mit dem Rad oder zu Fuß zur Arbeit zu kommen.

Speiseplan

Frühstück

Der Tag beginnt in Schweden oft mit Haferbrei, fermentierter Milch oder Joghurt oder mit eingelegtem Fisch. An Festtagen gibt es auch Preiselbeerpfannkuchen.

Mittagessen

Mittags wird oft eine warme Mahlzeit gegessen: gekochte Frühkartoffeln oder Kartoffelpuffer, eingelegter Hering und Erbsensuppe. Man isst auch Kohlrouladen oder eine Suppe aus Wurzelgemüse, besonders im Winter.

Abendessen

Abends essen die Schweden gerne Köttbullar, deftige Fleischbällchen, gehaltvolle Kartoffel-Schweinefleisch-Klößchen oder, wenn die Jahreszeit etwas Leichteres gebietet, ein Flusskrebs-Gericht.

Zwischendurch

Zwischen den Mahlzeiten gibt's gerne mal ein belegtes Brot oder etwas Obst.

Zur Nachahmung empfohlen

// Gehen Sie raus und bewegen Sie sich, egal wie kalt es ist. Machen Sie Fitness zum festen Bestandteil Ihres Alltags.

// Genießen Sie die Natur Ihrer Heimat, auch wenn das Klima bei Ihnen kälter ist.

// Halbieren Sie den Brotanteil von Stullen. Einfach die obere Scheibe weglassen.

// Essen Sie, bis sie genug haben, nicht bis Sie voll sind.

// Die Milch macht's! Wählen Sie fettreduzierte oder fettfreie Produkte. Für Menschen mit Laktoseintoleranz gibt es auch laktosefreie Produkte.

7. KAPITEL

Frankreich

Durchschnittliche Lebenserwartung

Gesamtbevölkerung: 80,98 Jahre

Prozentsatz der übergewichtigen Erwachsenen

Männer: 34,7

Frauen: 45,6

Prozentsatz der fettleibigen Erwachsenen

Männer: 6,6

Frauen: 7,8

Fleischverzehr pro Kopf: 101,1 kg (2002)

Prozentsatz der Nährstoffe im Speiseplan

Kohlenhydrate: 47

Eiweiß: 14

Fett: 39

Buttrige Croissants, Entenleberpastete, weicher Käse, Sahnejoghurt, Patisserie und Konfiserie, Wein zu jedem Essen – wie schaffen es die Franzosen, all diese verbotenen Freuden zu genießen und dabei so schlank zu bleiben?

Erstaunlicherweise hat Frankreich trotz des astronomisch hohen Fettgehalts seiner Küche einen viel niedrigeren Anteil an Fettleibigen in der Bevölkerung als die USA: 9,5 Prozent verglichen mit 33 Prozent. Auch ihre Lebenserwartung ist beeindruckend: 77,7 Jahre für Männer und 84,2 Jahre für Frauen. Auch wenn diese beneidenswerten Zahlen auf gewisse äußere Faktoren zurückzuführen sind – das Gesundheitssystem wird in vielen Vergleichsstudien zu den weltbesten gerechnet –, ist das Geheimnis des Schlankbleibens und Altwerdens doch bei den Französinnen und Franzosen selbst zu suchen.

Was wird gegessen?

Die Franzosen sind stolz auf ihr *joie de vivre* – auf ihre Fähigkeit, die schönen Dinge des Lebens zu genießen, besonders aber das Essen. Die französische Kochkunst kennt keine verbotenen Früchte, egal wie viel Fett sie enthalten. Die Franzosen essen einfach alles, was sie mögen – in Maßen. Die Qualität der Quantität vorzuziehen gehört zu den Prinzipien der kulinarischen Philosophie Frankreichs. Lieber sättigt man sich an gehaltvollen Speisen in kleinen Mengen, als sich mit leeren Kalorien vollzustopfen. Selbst wenn die Zutaten sehr fett sind, machen es die durchweg kleinen Portionen wett. Fettfreie oder fettreduzierte »Diät«-Produkte sind ein Affront gegen alles, was den Franzosen in Sachen Essen lieb und teuer ist.

Letzten Endes darf man in Frankreich alles essen – solange man es genießt. Solange man aus jeder Mahlzeit ein Ereignis macht, das aus dem schnöden Alltag herausragt. Snacks gibt es in Frankreich kaum, man möchte sich wohl den Appetit auf das richtige Essen nicht verderben. Ganz ähnlich verhält es sich mit dem Weingenuss. Zwar wird fast jeden Abend Rotwein getrunken (der nachweislich vor Herz-Kreislauf-Erkrankungen schützt), aber nur zum Essen und selten mehr, als gut ist.

Was steckt drin?

Eier: Am heimischen Herd machen sich die Franzosen abends schon mal Omeletts, und hart gekochte Eier mit Mayonnaise gibt es mittags als Beilage. Eier werden auch zu Hollandaise und anderen Saucen verarbeitet.

Lauch: Der mit Zwiebeln und Knoblauch (ebenfalls wichtige Zutaten der französischen *Cuisine*) verwandte Porree oder Lauch wird für *Vichyssoise* und andere Gerichte verwendet. Die Franzosen schätzen den Lauch nicht nur wegen seines Geschmacks, sondern auch aufgrund seiner harntreibenden Wirkung. Auch Schalotten kommen häufig in der französischen Küche vor.

Weitere Gemüsesorten: Ein typischer Hauptgang besteht in Frankreich aus einem Fleischgericht mit zwei Gemüsebeilagen. Zucchini, Auberginen, Erbsen, Spargel, grüne Bohnen, Karotten, Kartoffeln und allerlei Pilze gehören zu der breiten Palette, aus der ein französischer Koch wählen kann. Da in Frankreich meistens auf dem Markt eingekauft wird, ist das Angebot stark saisonabhängig. Salat spielt in Frankreich eine große Rolle. Er wird im Allgemeinen nach dem Essen serviert, oft enthält er Endivien oder Fenchel.

Bevorzugtes Getränk: Wasser

Die Franzosen sind als Rotweintrinker berühmt, aber es gibt noch ein traditionelles Getränk, das sie gesund und fit bleiben lässt: Wasser. Es ist in Frankreich üblich, zu den Mahlzeiten Wasser zu servieren, und wer beim Essen trinkt, wird schneller satt.

Joghurt: Die Franzosen lieben Milchprodukte (Butter eingeschlossen) und essen gerne Naturjoghurt anstelle eines Desserts. Joghurt enthält aktive probiotische Kulturen – die »guten« Bakterien, die unser Immunsystem braucht. Genau wie Milch enthält auch Joghurt viel Kalzium, Vitamin B_{12} und B_2, Kalium und Magnesium. Zwar haben sich fettreduzierte Milchprodukte in den letzten Jahren auch in französischen Kühlschränken breitgemacht, aber die meisten Franzosen ziehen die gute alte Vollmilch vor. Der Trick ist hier wie bei der ganzen französischen Ernährungsweise die Begrenzung der Portionen. Die Franzosen sorgen sich um die Menge, nicht um den Fettgehalt.

Muscheln: Die Franzosen schätzen Fische und Meeresfrüchte jeder Art, seien es Calamari, Forellen oder Ölsardinen. Aber in keinem Gericht zeigt sich so sehr die französische Vorliebe für Frische und Einfachheit wie in *Moules marinières*, einem einfachen Muschelrezept mit Knoblauch, Zwiebeln, Petersilie und Weißwein.

Kräuter und Gewürze: Die gebräuchlichsten Kräuter der französischen Küche sind Rosmarin, Estragon, Majoran, Salbei und Thymian. Die »greatest hits« der französischen Gewürze finden sich in der Gewürzmischung »Kräuter der Provence« vereint: Rosmarin, Majoran, Basilikum, Lorbeer, Thymian, Lavendel und andere. Man findet diese Mischung in den meisten Lebensmittelmärkten. *Fleur de Sel* ist ein berühmtes Meersalz, das in ganz Frankreich verwendet wird.

Fleisch und Geflügel: Ein großes Fleischgericht steht meistens im Mittelpunkt der wichtigsten Mahlzeit des Tages: *Foie gras*, Huhn, Rind, Lamm – auf den Tisch kommt alles Mögliche. Aber obwohl es sich teilweise um ziemlich fettes Fleisch handelt, macht es doch nur einen kleinen Teil der Mahlzeit aus und kommt immer in Begleitung mehrerer Beilagen daher.

Bevorzugtes Speisefett: Butter

Die Franzosen scheuen sich nicht, statt mit Öl mit fettester, arterienverstopfender Butter zu kochen. Diese Furchtlosigkeit rührt aus der französischen Diätverachtung: Man darf alles essen, nur eben in Maßen. Zwar wird täglich mit Butter gekocht, aber niemand futtert noch vor dem ersten Gang fingerdick gebutterte Brotscheiben.

Wie wird es zubereitet?

Die Franzosen sind sehr stolz auf ihre Kochkunst und dulden keine Kompromisse. Neben den im Folgenden beschriebenen Kochtechniken wird in französischen Küchen viel überbacken, gegrillt und von fortgeschrittenen Köchen auch flambiert.

Backen

Viele Fleischgerichte werden in Frankreich in der trockenen Ofenhitze gegart. Das Fleisch wird zunächst unbedeckt bei großer Hitze angeröstet, zum Garen wird dann die Temperatur gesenkt.

Schmoren

Die Franzosen garen viele Gerichte in Flüssigkeiten, die mit Wein, Fleischfond oder Fruchtsaft aromatisiert werden. So wird der Geschmack ohne unnötige Fettzugabe verfeinert und intensiviert.

Braten

Die Franzosen braten zwar in Fett, aber nicht in Fett schwimmend, wie beim Frittieren. Stattdessen braten sie in der Pfanne und benutzen dabei Öl mit wenig gesättigten Fettsäuren, zum Beispiel Olivenöl. Da sie nie mit Schmalz oder anderen Fetten mit hohem Anteil an gesättigten Fettsäuren braten, kann man schon fast von Sautieren sprechen.

Wie wird es gegessen?

Die richtige Einstellung

Wie können die Franzosen nur so reichhaltige Speisen schlemmen und dabei trotzdem schlank bleiben? Das liegt an der Einstellung, die die Franzosen dem Essen gegenüber haben, sagt jedenfalls Mireille Guiliano, die Autorin von *French Women Don't Get Fat: The Secret of Eating for Pleasure*. Die Franzosen essen, um zu genießen, und immer in Maßen.

Die Franzosen glauben, dass Genussverzicht zu Unausgeglichenheit und letztlich zu einer ungesunden Fixierung aufs Essen führt. Statt am einen Tag zu hungern und am nächsten dann über die Stränge zu schlagen, genießen sie an 365 Tagen im Jahr eine große Vielfalt an Speisen in kleinen Portionen. Außerdem verachten sie »unechte« Diätprodukte und essen lieber Fettiges in kleinen Mengen als massenweise fettarme Nahrungsmittel (die ja auch Kalorien haben).

Mahlzeiten mit Struktur

Um das Essen länger genießen zu können, wird es in Frankreich in viele Gänge unterteilt. Das Abendessen besteht oft aus vier Gängen und dauert zwei bis drei Stunden. Französische Familien versammeln sich heute immer noch so regelmäßig zum gemeinsamen Essen wie vor 50 Jahren. Ein typisches Abendessen beginnt mit einer Vorspeise (etwa mit *Crudités*, rohem Gemüse), gefolgt von einem Hauptgang, einem Salat, Käse und einem kleinen Dessert. Großer Wert wird auf einen schön gedeckten Tisch gelegt, mit Tischdecke, Servietten und echtem Porzellan.

Genauso wichtig wie den streng ritualisierten Ablauf des Essens nimmt man die festen Essenszeiten. Man achtet darauf, immer zur gleichen Zeit zu essen, und nimmt sich nichts vor, was dem Essgenuss im Wege stehen könnte.

Langsam essen

Trotz der Invasion der Fast-Food-Ketten in den letzten Jahrzehnten halten die Franzosen immer noch daran fest, dass man sein Essen am Tisch sitzend und möglichst ungestört genießen sollte. Der enorme Fettgehalt vieler französischer Speisen wird also durch langsames, bewusstes Essen, bei dem weniger Kalorien aufgenommen werden, wieder wettgemacht. Für mich zeigen sich besonders im Esstempo die besten Seiten der französischen Küche. Nie werde ich ein Frühstück vergessen, das ich an einem Sommermorgen im südfranzösischen Juan-les-Pins zu mir nahm. Es bestand aus Café au lait, geröstetem Baguette, Brie und etwas Marmelade, und dafür brauchte ich fast zweieinhalb Stunden! Anstatt alles herunterzuschlingen, erging ich mich darin, Leute zu beobachten, zu lesen und mich zu sonnen. Es war eine der genussvollsten Mahlzeiten meines Lebens.

Schlemmen, aber mit Maß

Qualität, nicht Quantität, ist das Zauberwort. In amerikanischen Restaurants werden viel größere Portionen aufgetragen als in Frankreich, stellte eine Untersuchung fest, in der Restaurants in Paris und Philadelphia verglichen wurden. Und Buffets, besonders solche, die »All you can eat« versprechen, gibt es in Paris so gut wie gar nicht. Auch zu Hause essen die Franzosen ihre reichhaltigen Speisen in kleineren Portionen.

Wie wird es verwertet?

Wer ineffizient lebt – etwa indem er täglich auf dem Weg von der Arbeit noch einkauft, wie es in Frankreich viel getan wird –, lebt unter Umständen langfristig gesünder. Wer täglich zum Markt geht, bekommt immerhin regelmäßig etwas Bewegung. Diese Gewohnheit schützt auch davor, bei nächtlichen Fressattacken immer reichlich Dickmacher parat zu haben. Die Franzosen bestücken ihre Speisekammer nicht für mehrere Monate im Voraus, und weil sie so häufig einkaufen, essen sie auch mehr frisches Obst, Gemüse und andere schnell verderbliche Lebensmittel. Und ähnlich wie in anderen Ländern auf unserer Weltrangliste sind die Franzosen nicht so sehr von ihren Autos abhängig wie die Amerikaner. Sie legen viele ihrer täglichen Wege zu Fuß, mit dem Fahrrad oder mit öffentlichen Verkehrsmitteln zurück.

Speiseplan

Frühstück

Zum Frühstück gibt's ein Brioche oder ein Croissant mit Butter oder Marmelade und dazu einen Café au lait oder einen Kakao.

Mittagessen

Eine Studie, die die Essgewohnheiten von 50 Arbeitern in Paris und Boston untersuchte, hat festgestellt, dass die französischen Teilnehmer 60 Prozent ihrer täglichen Kalorienaufnahme vor 14 Uhr einnahmen.[37]

Am Wochenende und zu besonderen Anlässen gibt es in Frankreich ein umfangreiches, mehrgängiges Abendessen; an normalen Tagen ist das Mittagessen die Hauptmahlzeit. An einem geschäftigen Werktag ist man etwa zu Mittag einen *Salade Niçoise* mit Zwiebelsuppe, Ratatouille oder einem gerösteten Baguette mit Schinken, Käse und Tomate. Zu trinken gibt es mittags meistens nur Mineralwasser.

Abendessen

Unter der Woche gibt es abends nur etwas Leichtes, Bekömmliches. Nur zu besonderen Anlässen gibt es mehrere Gänge. Als Vorspeise gibt es etwa eine Schale Zwiebelsuppe, danach vielleicht *Coq au vin* mit grünen Bohnen und Frühkartoffeln. Nach dem Hauptgang wird gewöhnlich ein Salat aufgetragen. Zum Abschluss gibt es oft eine Käseplatte und/oder ein Dessert.

Zur Nachahmung empfohlen

// Überlegen Sie sich genau, was Sie wann essen wollen, und essen Sie immer möglichst zu den gleichen Tageszeiten.

// Qualität geht über Quantität. Machen Sie sich weniger Sorgen über die Bestandteile Ihrer Mahlzeiten als über die Menge, die Sie essen. »Alles in Maßen«, lautet das französische Erfolgsrezept.

// Machen Sie Ihre Besorgungen zu Fuß.

// Kaufen Sie Lebensmittel, wenn Sie welche brauchen. Achten Sie auf frische, saisonale Ware. Essen Sie das ganze Jahr über vielerlei Obst und Gemüse aus Ihrer Region.

// Genießen Sie den Augenblick. Genießen Sie das Aroma, den Geruch und den Anblick der Speisen genauso wie die Gesellschaft Ihrer Tischgenossen. Nehmen Sie sich Zeit!

8. KAPITEL

Italien

Durchschnittliche Lebenserwartung

Gesamtbevölkerung: 80,20 Jahre

Prozentsatz der übergewichtigen Erwachsenen

Männer: 38,3

Frauen: 52,7

Prozentsatz der fettleibigen Erwachsenen

Männer: 12,6

Frauen: 12,9

Fleischverzehr pro Kopf: 90,4 kg (2002)

Prozentsatz der Nährstoffe im Speiseplan

Kohlenhydrate: 51

Eiweiß: 13

Fett: 36

Ein Bericht der WHO aus dem Jahr 2007 besagt, dass die Männer in den norditalienischen Bergregionen sich über die höchste Lebenserwartung der Welt freuen können, da sie im Durchschnitt über 80 Jahre alt werden – gut fünf Jahre länger als ein durchschnittlicher amerikanischer Mann. Auch der Anteil der Fettleibigen ist relativ niedrig, nur 10,2 Prozent der Bevölkerung wurde 2006 als fettleibig eingestuft. (Allerdings betrug diese Zahl 1994 noch 7 Prozent.)[38]

Was wird gegessen?

Wie bleiben die Italiener so gut in Form, wo sie doch Massen von Nudeln und fetttriefenden Peperoni-Pizzas wegputzen? Die Antwort lautet: Das tun sie gar nicht. Zwar ist die italienische Küche in den USA wie in Deutschland eine der beliebtesten ausländischen Kochkulturen, aber was die meisten Amerikaner unter »typisch italienisch« verstehen, hat kaum etwas mit dem zu tun, was in Italien gegessen wird. Pizza, Ravioli, Lasagne, Spaghetti mit Fleischbällchen – viele der in Amerika beliebtesten »italienischen« Gerichte sind bis zur Unkenntlichkeit amerikanisiert.

Wie auch anderswo am Mittelmeer konsumiert man auch in Italien viel frisches Obst und Gemüse, Getreide, Bohnen, Nüsse und Saaten, mageres Fleisch (Fisch und Geflügel), wenig Milchprodukte und etwas Wein. Die Italiener schätzen frische, regionale Produkte und deutliche, unkomplizierte Aromen. Und genau wie die Bewohner der Nachbarländer beziehen die Italiener ihr Fett aus gesunden, ungesättigten Fettsäuren, wie sie in Olivenöl vorkommen, und nicht aus den in der italoamerikanischen Küche vorherrschenden gigantischen Fleisch- und Käseportionen.

Es stimmt: Die Italiener lieben ihre Pasta, aber sie essen sie fast nie als Hauptgericht. Pasta wird meist in sehr kleinen Portionen zwischen Salat und Fleischgang serviert. Außerdem haben die italienischen Pastasaucen wenig gemein mit den dicken Sahnesaucen und den Fleischbergen, die hierzulande auf die Pasta kommen. Stattdessen bilden in Italien Tomaten und Gemüse die Grundlage für die Saucen. Und während Pizza in den Vereinigten Staaten größtenteils aus einem dicken Teigboden und einer fetten Käseschicht besteht, hat sie in Süditalien, wo man sie am häufigsten isst, einen dünnen Boden aus Vollkornmehl, einen Belag aus Tomaten und Gemüse, der nur eben mit Käse besprenkelt ist.

Was steckt drin?

Tomaten: In Italien isst man mehr Tomaten als überall sonst auf der Welt, und zwar im Allgemeinen nicht als Fertigsauce. Italienische Tomatensaucen sind – wie die meisten Bestandteile der italienischen Küche – einfach und frisch und voll mit all den Nährstoffen, die die Tomate zu bieten hat.

Tomaten enthalten viel Vitamin A, C und K, außerdem gehören sie zu den wenigen Lebensmitteln, die Lycopin enthalten, ein hochwirksames Antioxidans, das nachweislich Zellen vor der Beschädigung durch Sauerstoff schützt und Herzkrankheiten vorbeugt. Lycopin hilft gegen fast alle Krebsarten, unter anderem gegen Darm-, Prostata-, Brust-, Gebärmutter-, Lungen-, und Pankreaskrebs. Gekocht enthalten Tomaten mehr Lycopin als roh, und kaltgepresstes Olivenöl, Knoblauch und Basilikum – neben Tomaten die drei wichtigsten Zutaten einer einfachen Marinara-Sauce – tragen zur Absorption von Lycopin bei.

Kennst du das Land ...?

Beim Stichwort »typisch italienisch« denke ich unwillkürlich daran zurück, wie ich einmal, als ich an der südöstlichen Küste Italiens zu tun hatte, in Brindisi zu Abend aß. Das ganze Essen bestand aus einem einzigen einfachen, leichten, ländlichen Gericht, *Zuppa di pesce*, einer Suppe aus Meeresfrüchten in schmackhafter Brühe, die über trockenes Brot gegossen war. Sie enthielt Muscheln, Austern, Wolfsbarsch, Tintenfisch, Garnelen und anderen frisch vor der Küste gefangenen Fisch. Ich kann gar nicht beschreiben, wie sehr ich diese Mahlzeit genossen habe. Als ich mich vom Tisch erhob, war ich an Leib und Seele gestärkt.

Pasta: Entgegen der landläufigen Meinung kann Pasta äußerst gesund sein, besonders wenn sie hausgemacht ist. Nudeln liefern Thiamin, Folsäure, Eisen, Riboflavin und Niacin. Man darf nur nicht zu viel davon essen und muss bei der Wahl der Sauce achtgeben. Die Italiener essen Pasta in kleinen Mengen als Beilage.

Oregano und Basilikum: Damit es auch ohne Fett schmeckt, und wegen einiger gesundheitsfördernder Eigenschaften, werten die Italiener ihre Speisen mit allerlei raffinierten Kräutern und Gewürzen auf, besonders mit Basilikum und Oregano. Diese beiden Kräuter stecken voller Antioxidantien. Außerdem enthält Oregano Thymol und Carvacrol, zwei antimikrobielle Wirkstoffe, die entzündungshemmend wirken. Basilikum, das Pesto seinen charakteristischen Geschmack verleiht, enthält Flavonoide, die Zellen und Chromosomen vor der Schädigung durch Strahlung und durch Sauerstoff schützt.

Balsamessig: Der beste Balsamessig der Welt kommt aus dem norditalienischen Modena, und er wird in ganz Italien dazu verwendet, Speisen etwas Süße ohne Extrakalorien zu geben. Balsamico tut darüber hinaus der Gesundheit gut. Er zügelt den Appetit, fördert die Bildung von stoffwechselbeschleunigenden Verdauungsenzymen und kann sogar die Knochen kräftigen.

Bevorzugtes Getränk: Espresso

Millionen Italiener machen sich morgens mit einem Espresso wach. Aufgrund seiner Zubereitungsmethode kann Espresso zwei- bis dreimal so viel Antioxidantien enthalten wie aufgegossener Kaffee. Und anders als ein Frappuccino von Starbucks, der sage und schreibe 800 Kalorien enthalten kann (so viel wie drei Hamburger bei McDonald's!), hat ein Espresso gar keine Kalorien.[39] Espresso ist ein vielseitiges Getränk, er lässt sich in einen Macchiato, einen Cappuccino oder eine Latte verwandeln, je nach Milchzugabe. Espresso selbst wird ohne Milch getrunken, die Latte ist ein Milchkaffee im wahrsten Sinne. Espresso enthält übrigens weniger als ein Drittel des Koffeins eines amerikanischen Kaffees, man kann also getrost mehrere Espressi am Tag trinken.

Zum Abendessen trinkt man in Italien auch gern ein Glas Wein aus der Gegend und dazu ein Glas Sprudelwasser.

Hülsenfrüchte: Bohnen und andere Hülsenfrüchte – besonders Cannellini (weiße Kidneybohnen), grüne Bohnen und Kichererbsen –

sind ein fester Bestandteil der traditionellen italienischen Küche. Sie werden für Suppen, Salate, Nudelgerichte und Risottos verwendet. Bohnen sind ein praktisch fettfreier Proteinlieferant und enthalten darüber hinaus noch lösliche Ballaststoffe, Eisen und B-Vitamine.

Artischocken: Die Artischocke ist ein extrem vielseitiges Gemüse. Man kann sie füllen, dämpfen oder zu einer köstlichen Sauce verarbeiten – nicht nur in zerlassene Butter tunken, wie in Amerika üblich. Artischocken enthalten viel Magnesium, Folsäure, Ballaststoffe und Vitamin C.

Zitronen: Zitronen werden in Süditalien, wo sie im Überfluss gedeihen, für viele Gerichte verwendet. Italienische Köche setzen sie auch in Salatdressings ein und bespritzen mit ihrem Saft Fleisch und Fisch. Zitronen enthalten viel Vitamin C, das für ein starkes Immunsystem wichtig ist.

Obst: Ein beliebtes Dessert ist *Fighi e Albicocche* (Feigen und Aprikosen). In Süditalien isst man zum Abschluss einer Mahlzeit gerne Zitroneneis, das berühmte von Paoo Conte besungene *Gelato al Limon*.

Bevorzugtes Speisefett: Olivenöl

Die Italiener verspeisen eine ganze Menge Olivenöl, das den Cholesterinspiegel senkt und vor Herzkrankheiten schützt. Aber auch wenn Olivenöl als ziemlich gesunde Quelle von ungesättigten Fettsäuren gelten kann, ist es doch sehr kalorienreich, und daher verwenden die Italiener es mit Bedacht. In italoamerikanischen Restaurants bringt der Kellner oft ein Schälchen mit Olivenöl, damit die Gäste ihr Brot hineintunken können. Dieser Brauch ist in Italien vergleichsweise ungebräuchlich.

Wie wird es zubereitet?

Grillen und Pochieren sind die geläufigsten Garmethoden in Italien. Wie die italienische Küche insgesamt sind auch diese beiden Koch-

techniken einfach und gesund. Sautieren, Backen und Dämpfen sind
ebenfalls verbreitet.

Wie wird es gegessen?

La dolce vita

Die Italiener genießen *la dolce vita* – wörtlich: »das süße Leben« –,
und genau das trägt zu ihrer Gesundheit und Langlebigkeit bei. Amerikaner mögen das italienische Essen üppig und schwer finden, aber
das ist ein Missverständnis. Tatsächlich haben die Italiener nur eine
große Mahlzeit in der Woche, meistens am Sonntagmittag. Aber auch
während der Woche nehmen sich die Italiener zum Essen Zeit, oft
werden vergleichsweise kleine Mahlzeiten in drei oder vier einzelnen
Gängen serviert. Vor und nach dem Essen geht man gerne spazieren,
genießt die Luft und dehnt das Essvergnügen so weit aus wie möglich. Warum sollte man das Ritual des Essens auch abkürzen? Ist es
doch eines der schönsten Dinge, die das Leben zu bieten hat.

Wussten Sie, dass diese gemächliche Herangehensweise womöglich
nicht nur die Lebenslust steigert, sondern auch der Figur zuträglich
ist? Eine japanische Studie, die vor Kurzem im *British Medical Journal* erschienen ist, stellt fest, dass schnelles Sattessen das Risiko,
übergewichtig zu werden, mehr als verdreifacht.[40]

Ausgedehnte Mahlzeiten sind nur ein Aspekt des für seine Stressfreiheit berühmten italienischen Lebens. Die Italiener haben eine
Wochenarbeitszeit von selten mehr als 40 Stunden und mehr Urlaub
als die meisten anderen Europäer.

Ein »freier Tag« in der Woche

Von Montag bis Samstag essen die Italiener im Allgemeinen viel Gesundes in bescheidenen Mengen. Der Sonntag ist ihr nationaler »freier Tag«, der eine Tag in der Woche, an dem sie sich in ausladenden,
üppigen Mahlzeiten ergehen. Es ist kein Zufall, dass das sonntägliche

Mittagessen auch die längste Mahlzeit der Woche ist und manchmal bis zu fünf Stunden dauert.

Während der restlichen Woche halten sich die Italiener an kleine Portionen, die, wie gesagt, gern in mehreren Gängen serviert werden. Außerdem gibt's zwischendurch einen kleinen Imbiss, das hält den Blutzuckerspiegel relativ stabil und vermeidet Heißhunger.

Die Italiener laben sich ausgiebig am Salat und halten sich bei der Pasta eher zurück. In Italien ist Pasta für gewöhnlich ein kleiner Zwischengang nach dem Salat und vor dem Hauptgericht. Meistens werden die Nudeln in einer leichten Tomatensauce oder mit etwas Olivenöl serviert. Salat isst man in Italien auch durchaus zweimal am Tag. Wenn man sich zu Beginn der Mahlzeit mit Grünzeug sättigt, muss man beim Nudelgang nicht so zuschlagen.

Kochen als Familientradition

Das Essen ist in Italien ein Treffpunkt der Generationen. Zu einem typischen Sonntagsessen versammeln sich Großeltern, Eltern und Kinder. Aber es wird nicht nur gemeinsam getafelt, auch an der Zubereitung der Speisen ist die ganze Familie beteiligt. Dass Kochkünste von einer Generation zur anderen weitergegeben werden, ist eine logische Konsequenz der italienischen Wertschätzung für das Essen und die Familie. Schon kleine Kinder lernen aus erster Hand kochen, indem sie sich mit ihren Eltern und Großeltern in der Küche aufhalten.

Wie wird es verwertet?

Vor und nach der Abendessenszeit sieht man die Italiener gemütlich durchs Städtchen spazieren, zwischendurch mit Nachbarn plaudern und Schaufenster begutachten. Großmütter flanieren mit ihren Enkeln, Männer mit ihren Frauen. Dieser *Passeggiata* genannte Brauch zeigt einmal mehr die italienische Art, das Leben zu genießen. Das entspannte abendliche Bummeln ist zuallererst ein soziales Ereignis,

Und was machen wir daraus?

Chicken Parmesan ist das perfekte Beispiel einer arterienverstopfenden »italienischen« Spezialität, die in Wirklichkeit eine US-spezifische Schöpfung ist. Dieses Gericht besteht aus panierten und in Fett gebackenen Hähnchenstücken, die in Marinara-Sauce ertränkt und mit Mozzarella überbacken werden. Es wurde angeblich in den Dreißigerjahren in New York oder New Jersey von neapolitanischen Einwanderern erfunden. Nur in Italien sucht man das Parmesan-Huhn vergeblich auf der Speisekarte. Mindestens zwei der Hauptelemente dieses Gerichts – die Kombination von Fleisch und Tomatensauce und die Unmengen von Mozzarella – kämen den meisten Italienern spanisch vor.

aber es ist auch eine wunderbare Verdauungshilfe und verschafft vor dem Schlafengehen noch ein wenig Bewegung.

Eine weitere Fett verbrennende Gewohnheit ist der Gang zum Markt. Anstatt zum Supermarkt zu fahren und den Wochenvorrat einzukaufen, gehen die Italiener lieber zum örtlichen Markt, kaufen die frischesten Waren und lassen das ihnen am appetitlichsten erscheinende Gemüse über den abendlichen Speiseplan entscheiden. Dabei spielt die Bequemlichkeit bei der Zubereitung keine Rolle. Italiener verachten im Allgemeinen tiefgefrorene oder fertig zubereitete Nahrung.

Nicht zuletzt sind die Italiener, wie viele andere Europäer, fußballverrückt. Im frühesten Alter sind italienische Kinder schon auf dem Bolzplatz, und sie spielen bis in die Jugendjahre Fußball. In vielen Fällen hält die Begeisterung bis ins Erwachsenenalter an.

Speiseplan

Frühstück

Das Frühstück ist in Italien meistens ziemlich schlicht, es besteht aus einem Espresso und Frühstücksflocken, einem kleinen Brötchen oder einem Schüsselchen Joghurt.

11-Uhr-Imbiss

Nun gibt es oft einen Cappuccino (Espresso mit aufgeschäumter Milch, nicht etwa Sahne oder halb Milch, halb Sahne), Joghurt oder Obst. Man beachte, dass die Italiener zwar vormittags einen kleinen Imbiss zu sich nehmen, aber niemals nach dem Abendessen. Sie finden, dass das Essen verdaut sein sollte, bevor man zu Bett geht.

Mittagessen

Das Mittagessen teilt sich meistens in zwei kleine Gänge, wie zum Beispiel einem kleinen Teller Nudeln, gefolgt von einem kleinen Stück Fisch oder Geflügel mit Gemüse.

Abendessen

Das Abendessen ist traditionell das umfangreichste Mahl des Tages und wird relativ früh serviert (zumindest nach europäischen Maßstäben), damit vor dem Zubettgehen noch Zeit für die Verdauung bleibt. Um das Essvergnügen zu verlängern, dehnen die Italiener das Essen über mehrere Gänge aus: ein kleiner Salat, Pasta mit Tomaten- oder Gemüsesauce, ein kleines Fisch- oder Fleischgericht und zum Nachtisch Obst.

Zur Nachahmung empfohlen

// Geben Sie sich zu Tagesbeginn einen Espresso-Schub.

// Nehmen Sie sich Zeit zum Essen: Genießen Sie das Ritual. Essen sollte eine Kunst sein und ein Vergnügen.

// Sättigen Sie sich mit gesundem Vollkorngetreide und frischem Gemüse aus der Region.

// Machen Sie vor und nach dem Essen einen Spaziergang.

// Freuen Sie sich auf Ihren »freien Tag« in der Woche. Nach sechs Tagen Disziplin beim Essen dürfen Sie am Sonntag schlemmen!

9. KAPITEL
Spanien

Durchschnittliche Lebenserwartung
Gesamtbevölkerung: 80,05 Jahre
Prozentsatz der übergewichtigen Erwachsenen
Männer: 47,8
Frauen: 55,8
Prozentsatz der fettleibigen Erwachsenen
Männer: 15,8
Frauen: 15,6
Fleischverzehr pro Kopf: 118,6 kg (2002)
Prozentsatz der Nährstoffe im Speiseplan
Kohlenhydrate: 47
Eiweiß: 14
Fett: 39

Spanien liegt auf einem Kreuzungspunkt vieler verschiedener Kulturen, es wurde im Laufe der Zeit von Griechen, Römern, Juden und Nordafrikanern besiedelt. Heutzutage zeugt die facettenreiche Küche Spaniens von seiner langen multikulturellen Vergangenheit: die Spanier verfolgen schon seit Jahrhunderten die Combine-and-Conquer-Strategie!

Trotz all der reichhaltigen Speisen (zum Beispiel Manchego-Käse und Serranoschinken) sind die Spanier mit einer Fettleibigenquote von knapp über 15 Prozent erstaunlich schlank. Außerdem zählen sie zu den langlebigsten Menschen der Welt.

Was wird gegessen?

Die Spanier sagen nicht Nein, wenn es um Wein oder fette Speisen geht, aber im Mittelpunkt ihrer Ernährung stehen gesunde, landestypische Grundnahrungsmittel: Zitrusfrüchte, Gemüse, Hülsenfrüchte, Knoblauch und Mandeln. Und, nicht zu vergessen, *das* spanische Produkt überhaupt: Olivenöl, die Basis der traditionell ballaststoffreichen und fettarmen Mittelmeerküche. Spanien stellt als weltgrößter Olivenölproduzent mehr als ein Drittel des weltweiten Angebots.

Spanische Gerichte sind meist sehr schlicht – als wären sie aus dem Stegreif gekocht, mit dem, was zufällig in der Gegend wächst. Die spanische Kochkunst ist das Ergebnis aus frischen, regionalen Zutaten und unkomplizierten Rezepten. Die Spanier profitieren darüber hinaus von einer relativ entspannten Lebensweise und einer beneidenswert gesunden Einstellung zum Essen. Wer zum ersten Mal in Spanien ist, wird bemerken, dass die Spanier stundenlang in Tapas-Bars verweilen oder den ganzen Sonntagnachmittag am Mittagstisch zubringen.

Was steckt drin?

Knoblauch: Diese kleine, intensiv riechende Knolle ist in der spanischen Küche allgegenwärtig – nur Olivenöl wird noch häufiger verwendet. Eine der beliebteste spanischen Saucen, Aïoli, ist eine Mixtur aus diesen beiden Zutaten: zerdrückter Knoblauch mit Olivenöl. Knoblauch taucht in allen möglichen spanischen Rezepten auf: Knoblauchsuppe, Knoblauchgarnelen, Knoblauchbrot, Knoblauchhuhn – eine nicht enden wollende Liste knofliger Köstlichkeiten. Mit Knoblauch macht man aber auch wirklich nichts falsch: Mit seinen antibakteriellen Eigenschaften wirkt er Infektionen entgegen und zerstört gefährliche Blutgerinnsel; er trägt zur Blutdrucksenkung bei und mindert das Herzinfarkt- und Schlaganfallrisiko.

Safran: Safran ist das teuerste Gewürz der Welt, aber er zeigt schon in geringster Dosis starke Wirkung. Die Spanier lieben den Safran, schließlich gibt er ihrem Nationalgericht, der *Paella*, die leuchtendgelbe Farbe. Safran wird in Form von Fäden verkauft und verleiht Speisen eine delikate Note. Außerdem träg er nachweislich zur Tumorbekämpfung bei und behebt durch Alkohol verursachte Gehirnschäden.

Bevorzugtes Getränk: Rotwein

Wie Franzosen und Italiener trinken auch die Spanier gerne ein Glas Rotwein zum Essen. In Spanien wird Wein hauptsächlich als Tafelgetränk konsumiert – Ausdruck der Freude, die die Spanier am Essen in geselliger Runde haben.

Mandeln: Mandeln wachsen vor allem in der südspanischen Provinz Andalusien und spielen bei vielen spanischen Gerichten eine Rolle. Viele typisch spanische Süßigkeiten – Makronen, Marzipan, Nougat – werden mit Mandeln gemacht. Im Allgemeinen kann ich Nüsse nicht als Eiweißlieferant empfehlen, da ihr Fettanteil relativ hoch ist: Er macht mehr als drei Viertel ihres Brennwerts aus. Allerdings haben Mandeln unter allen Nüssen den höchsten Eiweißgehalt, stecken voller Nährstoffe – unter anderem Mangan, Magnesium, Vitamin E und Folsäure – und senken nachweislich das Risiko, Herzkrankheiten zu bekommen. Aber man sollte immer daran denken, dass sie zu etwa 80 Prozent aus Fett bestehen.

Zitrusfrüchte: Herrliche Zitrusfrüchte – Orangen, Blutorangen und Clementinen – gedeihen in Südspanien. Die Spanier kochen regelmäßig mit Zitrusfrüchten; Hummer wird mit Orangen garniert, Clementinen kommen in den Salat. Zum Dessert gibt es in Rotwein getränkte

Blutorangen. In Spanien heimisch ist auch der Granatapfel, der wegen seiner antioxidativen Eigenschaften geschätzt wird.

Hülsenfrüchte: Eine breite Auswahl getrockneter Bohnen darf in keiner spanischen Speisekammer fehlen. Sie sind preiswert und stellen einen fettfreien, nährstoffreichen pflanzlichen Eiweißlieferanten dar. Es gibt Dutzende Arten von Bohnen, da kann gar keine Langeweile aufkommen.

Kichererbsen (in Spanien *Garbanzos* genannt) sind im gesamten Mittelmeerraum beliebt, vom Mittleren Osten bis nach Italien. Sie liefern wertvolle Ballaststoffe, die den Cholesterinspiegel senken helfen. Garbanzos können auch verhindern, dass der Blutzuckerspiegel nach dem Essen emporschnellt, was die Insulinausschüttung verhindert und den Stoffwechsel stabilisiert.

Dicke oder weiße Bohnen (asturische *Fabes*) kommen in Spanien ebenfalls häufig auf den Tisch, und in Restaurants wird das Menü oft mit sättigenden *Lentejas* eröffnet.

Bevorzugtes Speisefett: Olivenöl

Wie überall am Mittelmeer wird auch in Spanien alles mit Olivenöl zubereitet und gegessen. Die Spanier benutzen Olivenöl zum Kochen, Abschmecken und sogar zum Dippen. Platzen sie deshalb aus allen Nähten? Keineswegs.

Olivenöl, der wichtigste Fettlieferant der Mittelmeerküche, ist nämlich mit das Gesündeste, was man essen kann. Forschungen zufolge haben Menschen, die regelmäßig Olivenöl konsumieren, ein niedrigeres Risiko, an Herzkrankheit, Brustkrebs, Osteoporose oder Rheuma zu erkranken.

Der Grund dafür ist, dass Olivenöl – die Spanier nennen es »flüssiges Gold« – einen hohen Anteil an einfach ungesättigten Fettsäuren hat, die das »gute« HDL-Cholesterin mehren und das »schlechte«, arterienverstopfende LDL-Cholesterin vermindern. Außerdem enthält Olivenöl entzündungshemmende Antioxidantien, die die Arterien schützen, und dies ist ein Grund dafür, dass Herzkrankheiten in Spanien relativ selten sind. Weitere in Olivenöl enthaltene Wirkstoffe sind Polyphenole, Flavonoide und Vitamin E.

Fisch und Meeresfrüchte: Da die iberische Halbinsel von Wasser umgeben ist, ist es nur natürlich, dass Fisch und Meeresfrüchte eine so große Rolle spielen. Auf Spaniens weltberühmten Fischmärkten erhält man Fisch aller Arten. Forellen, Garnelen, Krebse, Tintenfische, Muscheln und Hummer werden oft in Zitronensaft und etwas Olivenöl gegart und dann mit einer schlichten Tomaten- oder Knoblauchsauce serviert.

Schinken: Iberische Wildschweine, die sich von Eicheln ernähren, liefern einen Schinken, der als der beste der Welt gilt: Der *Jamón ibérico* ist zwar selten ein Hauptgericht, gibt jedoch vielen Speisen Würze. *Chorizo*, gepökeltes Schweinefleisch, verleiht vielen Gerichten das gewisse Etwas. Beide machen sich zwar hervorragend in Suppen und Hauptspeisen, sollten aber sparsam verwendet werden, da sie vor gesättigten Fettsäuren strotzen.

Ceviche: kalt gekocht

Ceviche ist eines meiner liebsten lateinamerikanischen Gerichte, und man braucht noch nicht einmal einen Herd (außer bei Ceviche aus Krustentieren, die gekocht werden). Ceviche bezeichnet Fisch, der im Saft von Zitrusfrüchten – Zitronen oder Limetten, manchmal auch Orangen oder Grapefruits – mariniert wurde. Die Zitronensäure hat eine konservierende Wirkung auf den Fisch, der dadurch tatsächlich ohne Hitzeeinwirkung gegart wird. Das Rezept für Ceviche stammt ursprünglich aus Peru, ist heute jedoch in ganz Lateinamerika und Spanien bekannt. In Ecuador isst man Ceviche mit Tomatensauce, in Costa Rica mit gehackten Zwiebeln und Koriander, in Chile mit Knoblauch und roten Paprika und in Peru mit Mais. Was immer man daraus macht, Ceviche ist mit Sicherheit eines der gesündesten Gerichte der Welt.

Wie wird es zubereitet?

Eintopf

Jede Gegend Spaniens hat ihren eigenen Eintopf, und im Spanischen gibt es mindestens ein halbes Dutzend Wörter für herzhaft zusammengekochtes Gemüse und Fleisch, wie es für die spanische Küche typisch ist.

Sautieren

Eine verbreitete Kochtechnik ist auch das leichte Sautieren von Garnelen und anderen Meeresfrüchten in Olivenöl.

Backen

Fleisch wird in Spanien gerne im Ofen gebacken.

Wie wird es gegessen?

Einfach – und regional

Einfachheit ist das Grundprinzip der spanischen Küche. Spanien hat eine große ländliche Bevölkerung und starke bäuerliche Traditionen, und die Spanier essen immer noch am liebsten das, was in ihrer Region – oder ihrem Garten – angebaut wird. In den Küstengegenden wie etwa Galizien isst man viel Fisch. In den Bergregionen, etwa in Katalonien oder im Baskenland, kommen fast täglich Wildpilze aus den Pyrenäen auf den Tisch. Im sonnenverwöhnten Süden gehören Tomaten zu fast jeder Mahlzeit. Die kalt angerichtete Gemüsesuppe *Gazpacho* wurde in Andalusien erfunden, an Spaniens Südzipfel, der fast schon Afrika berührt.

Genuss geht vor

Ich weiß, dieser Ratschlag ist furchtbar banal, aber man kann es nicht genug betonen, besonders, wenn man Länder wie Spanien betrachtet mit ihrem kategorische Imperativ: »Lebe, um zu essen!«

Die Spanier sind sehr stolz auf ihre kulinarische Tradition, sie lieben es einfach zu essen. Dabei geht es nicht einfach nur um das, was auf dem Teller ist. Essen ist ein soziales Ereignis, ein Vorwand, um Stunden über Stunden mit Freunden und Familienangehörigen zu verbringen. Es ist kein Zufall, dass das spanische Nationalgericht,

Kleine Mahlzeiten: Tapas

Die spanische Vorliebe für gemächliches Knabbern manifestiert sich besonders deutlich in den *Tapas*, der Antwort Spaniens auf die griechischen *Meze*,
die italienischen *Antipasti* und das koreanische *Banchan*.

Das Wort *tapa* bedeutet »Deckel« und bezeichnet die Untertasse, die die
Kellner in den Tagen vor der Erfindung der Klimaanlage auf das Weinglas
zu legen pflegten, um die Fliegen fernzuhalten. Mit der Zeit begannen sie,
Mandeln, Anchovis oder Oliven hineinzulegen – was eben gerade zur Hand
war – und schon war der Tapas-Brauch geboren.

Auch heute noch sind Tapas Thekenfutter. Die Spanier genießen sie im Stehen an der Theke, während sie sich mit Freunden unterhalten. Sie bestellen
ein Gericht oder zehn, je nachdem, wie hungrig sie sind und wie viel Zeit sie
haben. Tapas essen ist eine soziale Institution, ein Vorwand für weitschweifi-
ge Plaudereien – das genaue Gegenteil eines *All-you-can-eat*-Buffets.

Zu den klassischen Tapas gehören *Tortilla española* (ein Omelett, das oft
Bratkartoffelreste verwertet); *Patatas bravas* (in Olivenöl gebratene Kartof-
felschnitze); gepökelter Schinken und Manchego-Käse; *Chorizo al vino* (in
Wein gekochte Wurst) und *Gambas al ajillo* (in Knoblauch und Olivenöl sau-
tierte Garnelen).

Auch wenn die Tapas in den letzten Jahren aufwendiger geworden sind, hat
sich am Grundprinzip nichts geändert: kleine Gerichte, die man im Kreise von
Freunden langsam verzehrt. Abgesehen davon gibt es keinerlei Regeln für die
Kombination der verschiedenen Tapas. Wie so oft in der spanischen Esskultur
kommt es auf individuellen Geschmack und Experimentierfreude an.

Paella, traditionell direkt aus der Pfanne gegessen wird. Die ganze Familie sitzt um ein einziges großes Gericht herum. Als ich in Barcelona zum
ersten Mal Paella aß, konnte ich kaum glauben, dass ein einziges Gericht mit so vielen unterschiedlichen Farben und Aromen auftrumpfen
kann. Danach war ich so satt, dass an ein Dessert nicht zu denken war.

Freie Improvisation

Alles geht – das ist die wichtigste Lehre, die man aus Tapas und
aus der spanischen Küche im Allgemeinen ziehen kann. Wenn eine

»unverzichtbare« Zutat fehlt, muss man doch nicht gleich das ganze Rezept hinschmeißen. Spielen Sie mit dem, was Sie in Kühlschrank und Speisekammer finden, Ihrer Fantasie sind keine Grenzen gesetzt, denn Tapas, Gazpacho, Paella, all diese wunderbaren spanischen Spezialitäten, sind eher Grundrezepte, die auf tausenderlei Art und Weise umgesetzt werden können.

Wie wird es verwertet?

Häufige Entspannungsphasen spielen eine große Rolle in der gesunden spanischen Lebensweise. An Werktagen legen sich die Spanier nach dem Mittagessen oft zu einer Siesta nieder, die eine Stunde oder sogar länger dauert. Die Geschäfte schließen, Betriebe hängen ein Schild ins Fenster und das ganze Land macht während der heißesten Nachmittagsstunden dicht. Aspirin um 14 Uhr an einem Dienstag? Viel Glück!

Aber wussten Sie, dass Nickerchen – oder wenigstens die acht Stunden Nachtschlaf – der Gesundheit sehr zuträglich sein können? Regelmäßige Nickerchen können den Blutdruck senken, Stress abbauen und die Produktivität bei der Arbeit erhöhen. Das richtige Maß an Schlaf ist entscheidend für einen geregelten Stoffwechsel, eine wichtige Voraussetzung fürs Schlankbleiben. Eine im *International Journal of Obesity* veröffentliche Studie sieht einen Zusammenhang zwischen verringertem Nachtschlaf und Fettleibigkeit bei Kindern.[41] Und heutzutage schlafen wir weniger denn je. Vor 80 Jahren dauerte der Nachtschlaf Erwachsener im Schnitt noch 8,77 Stunden. Heute sind es nur noch 6,85 Stunden.

Ich weiß, dass ein Mittagsschlaf für die meisten Berufstätigen nicht infrage kommt – natürlich nicht! Sogar in Spanien haben die Sachzwänge der Moderne die stolze Tradition der Siesta untergraben. Früher arbeiteten spanische Beamte von 9 bis 19 oder 20 Uhr, in diesen Arbeitszeiten war eine extrem lange Mittagspause eingerechnet. Heute hat sich der spanische Arbeitstag mit nur einer Stunde Mittagspause dem unseren angeglichen.

Ein noch wichtigerer Faktor für die Gesundheit der Spanier mag ihre Gewohnheit sein, überallhin zu Fuß zu gehen. Spanische Städte sind viel kleiner als unsere. Sie wurden lange vor der Erfindung der Stadtautobahn und des Minivans angelegt, und daher lassen sich alle Dinge des täglichen Bedarfs problemlos im eigenen Wohnviertel besorgen. Und so erledigen besonders die Bewohner kleinerer Städte alle ihre Besorgungen zu Fuß. Sie gehen zur Arbeit, zur Kirche, zum Arzt und zum Schneider. Wie die Franzosen gehen sie fast jeden Tag ins Lebensmittelgeschäft und kaufen meist nur für die nächste Mahlzeit ein.

Amerikaner, die gelegentlich die Autoschlüssel gegen bequeme Schuhe eintauschen, wiegen tendenziell weniger. Eine Studie der Rutgers University mit 200.000 Amerikanern hat festgestellt, dass Städter im Schnitt drei Kilo weniger wiegen als Vorstadtbewohner, hauptsächlich weil sie viele Wege zu Fuß zurücklegen.[42]

In Spanien gehört das Spazierengehen zur Kultur. Seit Langem schon gibt es das Ritual des *Paseo*, bei dem die ganze Familie am Sonntagabend flanieren geht. Kann man ein umfangreiches Sonntagsessen besser verdauen als bei einem entspannten Stadtbummel im Familien- und Freundeskreis?

Speiseplan

Frühstück

Das Frühstück ist in Spanien eine schlichte Angelegenheit, es besteht aus Brot – etwas Toast, einem süßen Brötchen oder *Torrijas* (armer Ritter) – mit Kaffee und frisch gepresstem Orangensaft.

Mittagessen

In Spanien wird üblicherweise zwischen 13:30 und 16 Uhr zu Mittag gegessen. Wie in Frankreich ist das Mittagessen meist die umfangreichste Mahlzeit des Tages. Es gibt etwa einen leichten Salat oder eine Suppe (vielleicht eine Gazpacho), Linsen mit Chorizo oder eine andere kleine Vorspeise; dann Fisch, Fleisch oder Geflügel als Hauptgang.

Abendessen

Das Abendessen beginnt meistens um 21 Uhr herum. Die letzte Mahlzeit des Tages ist eher leicht – Salat oder Tapas. Zu besonderen Anlässen setzt sich die ganze Familie zu einer Paella zusammen.

Zur Nachahmung empfohlen

// Halten Sie sich an die Produkte und Aromen Ihrer Region und nehmen Sie das, was in der Nähe angebaut wird, als Grundlage Ihrer Ernährung.

// Denken Sie daran: Manchmal ist das Einfachste auch das Leckerste.

// Lernen Sie, in der Küche und am Esstisch zu improvisieren. Kochen und Essen sind schöpferische Akte und keine Bestrafung.

// Schlemmen Sie – in Maßen.

// Entspannen Sie. Schlafen Sie ausreichend und nehmen Sie sich die Zeit, um Besorgungen zu Fuß zu erledigen.

10. KAPITEL
Südkorea

Durchschnittliche Lebenserwartung

Gesamtbevölkerung: 78,72 Jahre

Prozentsatz der übergewichtigen Erwachsenen

Männer: 43,8

Frauen: 40,2

Prozentsatz der fettleibigen Erwachsenen

Männer: 10,1

Frauen: 4,1

Fleischverzehr pro Kopf: 48,0 kg (2002)

Prozentsatz der Nährstoffe im Speiseplan

Kohlenhydrate: 64

Eiweiß: 13

Fett: 23

Auch wenn die kulinarischen Traditionen Südkoreas sich mit denen aus China und Japan überlappen, gibt es doch eine eigene Kochkunst, die der Gesundheit der Bevölkerung sehr zuträglich ist. Die stetig ansteigende Lebenserwartung der Koreaner beträgt derzeit 79,1 Jahre. (In diesem Kapitel meine ich immer Südkorea, auch wenn ich das »Süd-« weglasse.)

Was wird gegessen?

Koreanisches Essen hat eine deutliche Ähnlichkeit mit chinesischer und japanischer Küche. Wie in vielen asiatischen Ländern bilden stärkehaltige Beilagen wie Reis oder Nudeln die Grundlage fast aller Gerichte. Auch Sojaprodukte, besonders Tofu, sind weitverbreitet. Im Allgemeinen benutzen die Koreaner jedoch weniger Öl als die Chinesen und dafür stärkere Gewürze – besonders im Süden der Halbinsel. Und auch wenn die Koreaner viele Gerichte mit den Japanern teilen – besonders Fischgerichte wie Sashimi, sogar den Hibachi-Tischgrill –, ist das japanische Essen viel fader.

Wie auch im restlichen Asien werden in Korea kaum Milchprodukte verzehrt. Butter ist eine seltene Spezialität, die nur bei besonderen Anlässen für bestimmte Backwaren verwendet wird. Man würde Butter in Korea nie auf den Esstisch stellen. Auch Käse ist selten, er wird als teures Luxusgut importiert.

Was steckt drin?

Kimchi: Kimchi ist in Korea allgegenwärtig. Die Koreaner essen den eingelegten Kohl zu fast jeder Mahlzeit, und so erstaunt es nicht, dass es mehr als 200 Varianten gibt. Seit mehr als 1000 Jahren legt man in Korea Gemüse ein, um es für den langen Winter haltbar zu machen. Die traditionelle Herstellungsweise sieht vor, dass das Gemüse in Töpfe gelegt wird, die dann vergraben werden, um die Fermentation zu begünstigen.

Kimchi besteht meistens aus Kohl, aber auch grüne Zwiebeln, Rettich, gemahlene rote Chilis, Knoblauch und sogar Wassermelonenrinde lassen sich so konservieren. Kimchi ist eine wahre Nährstoffbombe, es stärkt das Immunsystem, bekämpft Krebs, senkt den Cholesterinspiegel und bremst sogar den Alterungsprozess.[43] Kimchi enthält Ballaststoffe und Laktobazillen, »gute« Bakterien, die die Verdauung beschleunigen und unter Umständen sogar Krebs bekämpfen können. Bei regelmäßigem Genuss erzeugen diese beiden Inhaltsstoffe ein Sättigungsgefühl, bevor die Mahlzeit überhaupt begonnen hat.

Kohl: Kohl ist ein guter Ballaststofflieferant und enthält zudem die Vitamine A, B, C und E. Er hat einen sehr niedrigen Zuckergehalt und sehr wenig Kalorien. Die Koreaner essen Kohl in allen möglichen Zubereitungsarten; Kimchi wird meistens aus dieser anspruchslosen und widerstandsfähigen Ackerfrucht gemacht.

Bevorzugtes Getränk: Tee

Die Koreaner sind große Teetrinker. Da der Ginseng in ihrem Land heimisch ist, trinken sie Ginsengtee in großen Mengen. Ein anderer traditioneller koreanischer Tee heißt »fünf Geschmacksrichtungen« – gemeint sind süß, sauer, bitter, salzig und scharf. *Saenggangcha,* heißer Ingwertee, wird oft in Cafés angeboten, und der von Natur aus koffeinfreie Gerstentee gilt als erkältungslindernd. In Korea gibt es, wie in vielen Teilen Asiens, fast für jede Gelegenheit einen besonderen Tee.

Rindfleisch: In ganz Korea grillt man gerne mittels eines Holzkohlen-Tischgrills, aber die Koreaner essen viel weniger Rindfleisch als wir. Der Durchschnittsamerikaner isst 30 Kilo Rindfleisch im Jahr, der Koreaner dagegen nur sieben.[44]

Knoblauch: In Korea wird weit mehr Knoblauch gegessen als in den Nachbarländern. In Japan werden Koreaner sogar abfällig »Knoblauchfresser« genannt. Knoblauch hat viele gesundheitsfördernde Eigenschaften: Er beugt Krebs vor, hilft bei Herzkrankheiten und verdünnt das Blut, was zur Senkung des Blutdrucks beiträgt. Frühlingszwiebeln und Pfefferschoten werden oft mit Knoblauch zu den für Korea so typischen scharfen Saucen verarbeitet.

Salatblätter: Die Koreaner servieren ihre Rindfleischgerichte nicht etwa in Fladenbrot, sondern in Salatblätter gewickelt. Koreanisches Sashimi (das aus größeren Stücken besteht als das japanische) wird auch in Salatblättern gereicht.

Ginseng: Die Ginsengwurzel wird in ganz Korea angebaut und gilt als Heilmittel. In Korea wird Ginseng als Tee getrunken, mit Honig gegessen oder anderen Gerichten zugegeben. Es gibt sogar Ginsengwein.

Pilze: In Korea werden Pilze gerne als *Banchan* (Vorspeise) gereicht oder über Wokgerichte wie *Bibimbap* gestreut. Pilze bestehen zu 80 bis 90 Prozent aus Wasser und sind daher äußerst kalorienarm. Sie liefern Kalium, das den Blutdruck senken und das Schlaganfallrisiko vermindern kann, und Selen, das die Zellen vor freien Radikalen schützt. Shiitakepilze werden sogar als Mittel gegen Erkältungs- und Grippesymptome eingesetzt.

Bevorzugtes Speisefett: Sesam- oder Rapsöl

Die Koreaner kochen mit sehr wenig Öl, sodass ihre Ernährung einen naturgemäß niedrigen Fettgehalt aufweist. Wenn sie Öl einsetzen, wählen sie wie die meisten asiatischen Köche Sesam- oder Rapsöl.

Wie wird es zubereitet?

Fritteusen sind in Korea praktisch unbekannt. Es wird sowieso sehr wenig gebacken, da der traditionelle koreanische Küchenherd mit Holz befeuert wird und keinen Ofen hat. Die meisten koreanischen Gerichte werden gekocht, blanchiert, geschmort, gedämpft, sautiert, gewokt oder gegrillt. Besonders Fleisch kommt in Korea häufig auf den Grill.

Wie wird es gegessen?

Ausgewogene Mahlzeiten

Das Prinzip der »fünf Geschmacksrichtungen« oder *Omijacha* (siehe Kasten »Die fünf Elemente«, Seite 70) ist eine Eigenheit, die die koreanische Küche mit der chinesischen und japanischen teilt. Das berühmteste Gericht des Landes, Bibimbap, spiegelt dieses uralte Prinzip, indem es alle fünf Sinne anspricht und Zutaten enthält, die mit allen fünf Elementen assoziiert werden: mit Holz, Feuer, Erde, Metall und Wasser. Bibimbap bedeutet »gerührter Reis« oder »gerührte Speise« und ist eine Mischung aus gebratenem Reis, Fleisch und gewürztem Gemüse, die oft mit einem Spiegelei und Chilipaste gekrönt wird. Bibimbap verkörpert auch das Wechselspiel von Yin und Yang, das Gleichgewicht aller widerstrebenden Kräfte im Universum. Dieser philosophische Ansatz zeigt sich in vielen Aspekten der koreanischen Küche.

Wie wird es verwertet?

Viele traditionelle Kampfkünste, darunter *Taekwondo* und *Hapkido*, haben ihren Ursprung in Korea, und viele Koreanerinnen und Koreaner trainieren diese anmutigen Kampftechniken. Koreaner verbrennen auch im Alltag Kalorien. Da viele Koreaner in der Stadt leben, können sie viele Wege zu Fuß zurücklegen.

Kleine Mahlzeiten: Banchan

Kommt man in ein koreanisches Restaurant, wird man am Tisch sogleich mit einem Teller Banchan begrüßt. Banchan besteht aus verschiedenen kleinen Gerichten und eröffnet in Korea die Mahlzeit – vergleichbar mit Tapas, Dim Sum oder Meze in anderen Ländern. Typische Banchan-Gerichte sind gewürfeltes Rindfleisch, Nudeln, Pfannkuchen und natürlich Kimchi. Restaurants der niedrigeren Preisklasse servieren schlichtere Speisen, etwa Bohnensprossen oder eingelegtes Wintergemüse.

Speiseplan

Frühstück

Das Frühstück unterscheidet sich in Korea kaum von den anderen Mahlzeiten; es ist nur kleiner. Zu einem typischen Frühstück gehören etwa Reis, Suppe und gewürztes Gemüse. Das westliche Frühstück ist in den letzten Jahren allerdings populärer geworden.

Mittagessen

Zu Mittag isst man in Korea etwa gekochte Nudeln, Anchovis und Zucchinischeiben in Brühe. Eine andere Möglichkeit sind herzhafte Pfannkuchen mit Frühlingszwiebeln, in eine Mixtur aus Sojasauce, Essig und Chilipulver getunkt.

Abendessen

In Korea ist das Abendessen die Hauptmahlzeit des Tages. Man isst dasselbe wie morgens und mittags, nur üppiger. Ein typisches Abendessen besteht aus einem Topf mit köchelnder Brühe, ähnlich einem Fondue. Mit Essstäbchen werden Fleisch- und Gemüsestücke in die Brühe getaucht und gegart.

Zur Nachahmung empfohlen

// Machen Sie das Beste aus Mutter Natur. Wenn Sie in einer kalten Klimazone leben, sollten Sie sich mit Wintergemüse anfreunden oder lernen, wie man Sommerfrüchte einlegt.

// Essen Sie Rindfleisch – nur nicht zu viel.

// Wenn Sie die Geschmacksrichtungen ausbalancieren, wird Ihr Essen nicht nur gesund, sondern auch interessant.

// Verwenden Sie Knoblauch. Mit Knoblauch schmeckt alles besser, und er ist gesund.

11. KAPITEL

Israel

Durchschnittliche Lebenserwartung

Gesamtbevölkerung: 80,73 Jahre

Prozentsatz der übergewichtigen Erwachsenen

Männer: 57,5

Frauen: 57,2

Prozentsatz der fettleibigen Erwachsenen

Männer: 24,3

Frauen: 16,2

Fleischverzehr pro Kopf: keine Angabe

Prozentsatz der Nährstoffe im Speiseplan

Kohlenhydrate: 52

Eiweiß: 15

Fett: 33

Israel liegt mitten im Nahen Osten, der Region, in der Europa, Afrika und Asien zusammenstoßen. Immer neue Eroberungen und die Herrschaft der unterschiedlichsten Imperien haben die Zivilisationen und Kulturen der Region geprägt, und diese Geschichte spiegelt sich auch in der Vielfalt der nahöstlichen Küche. Auch die Geografie des Nahen Ostens spielt für diese einzigartigen kulinarischen Traditionen eine wichtige Rolle.

Küsten, Gebirge und Wüsten sind auf engstem Raum versammelt, und das Land schafft mit seiner reichen Auswahl an frischem Obst, Gemüse und Getreide die Grundlage für eine extrem vielfältige Ernährung.

Ich nehme hier Israel unter die Lupe, weil seine Küche viele der multikulturellen Qualitäten der nahöstlichen Ernährungsweise besitzt und noch einige mehr. Israel ist mit einer beeindruckenden Durchschnittslebenserwartung von 80,73 Jahren auf Platz 13 der Lebenserwartungsrangliste im *World Factbook* der CIA.

Was wird gegessen?

Es überrascht nicht, dass Israels Küche so bemerkenswert vielfältig ist, haben sich doch in den letzten 60 Jahren Menschen aus allen Winkeln der Welt in dem winzigen Land angesiedelt. Israelisches Essen ist eine Kreuzung aus nahöstlichen Kochweisen, vermischt mit Einflüssen aus Europa, Russland, Nordafrika und sogar Zentralasien. Allerdings machen sich mittlerweile auch zunehmend amerikanische Importe wie Pizza und Burger bemerkbar.

Israelis essen eine breite Palette an kleinen Salaten und Dips aus Chilis, Kichererbsen und Knoblauch. Sie paaren Aufstriche wie *Hummus* oder *Baba Ghanoush* mit papierdünnem Pita-Fladenbrot, das im ganzen Nahen Osten gegessen wird. *Falafel*, frittierte Bällchen aus gemahlenen Kichererbsen, sind ebenfalls eine verbreitete Hauptspeise. Auch gegrilltes Fleisch und Linsensuppen spielen im Alltag eine große Rolle. Der israelische Speiseplan ist schier unendlich, er reicht von eingelegtem Gemüse irakischer Art bis zu ungarischem Gulasch.

Was steckt drin?

Zu den beliebtesten Zutaten der israelischen Küche zählen Tomaten, Paprika, Zwiebeln, Knoblauch, Zitronen, Olivenöl, Dill und Petersilie. Sie werden für alle möglichen Gerichte verwendet, auch zusammen mit:

Fleisch: Hühnerfleisch ist das Fleisch der Wahl in Israel wie auch im ganzen Nahen Osten. Ärmere Familien, die sich Fleisch nicht leisten können, verwenden traditionell auch die Knochen anderer Tiere, um Suppen und Eintöpfe zu würzen. Diese Praxis zaubert auf gesunde Weise Fleischgeschmack ohne viel Fett.

Aubergine: Diese an Ballast- und Nährstoffen reiche Frucht ist fleischig in Geschmack und Konsistenz und enthält viel Kalium, Mangan, Vitamin B_1 und Chlorogensäure (die gegen Krebs, Viren und Mikroben wirken soll). Häufiger Genuss von Auberginen kann auch den Cholesterinspiegel senken und das Herz-Kreislauf-System stärken. In Israel isst man Auberginen gegrillt, gekocht, frittiert, püriert (zu Baba Ghanoush) und eingelegt.

Kurkuma: Das leuchtend gelbe Gewürz, das auch in Currys zu finden ist, hat eine entzündungshemmende Wirkung, die bei leichten und schweren Erkrankungen hilft, zum Beispiel die Wundheilung unterstützt und das Herz-Kreislauf-System stärkt. Forscher untersuchen auch die Einsatzmöglichkeiten von Kurkuma in der Behandlung von Alzheimer, Krebs, Lebererkrankungen und Depressionen.[45] Als wäre das nicht genug, hilft Kurkuma auch nachweislich bei entzündlichen Darmerkrankungen wie Morbus Crohn und Colitis ulcerosa.

Minze: Das häufigste Kraut in der nahöstlichen Küche, die Minze, liefert reichlich Mangan und die Vitamine A und C. Außerdem beruhigt es den Magen und hilft bei Verdauungsbeschwerden. Die pflanzlichen Wirkstoffe der Minze helfen womöglich sogar gegen Krebs, Asthma und Allergien.

Kichererbsen, Linsen, dicke Bohnen: Im Nahen Osten werden fast täglich eiweißreiche Hülsenfrüchte gegessen. Als Lieferant von Folsäure, Mangan und Ballaststoffen regulieren Kichererbsen den Blutzucker und senken den Cholesterinspiegel. Auch weiße Bohnen (Fava-Bohnen), die ähnliche Nährwerte haben, sind weitverbreitet. Linsen sind eine weitere vielseitige Leibspeise.

Sesam: Sesamsamen bergen einen wahren Schatz an Nährstoffen – sie enthalten viel Mangan, Kupfer, Kalzium, Magnesium, Eisen, Phosphor, Vitamin B$_1$, Zink, Folsäure, Eiweiß und Linolsäure (eine ungesättigte Omega-6-Fettsäure) –, und die Israelis essen fast jeden Tag davon. Tahin, eine erdnussbutterartige Paste aus gemahlenen Sesamkörnern, ist eine Hauptzutat für Hummus, der sicherlich vielseitigsten Speise des Nahen Ostens. Sesam kann den Cholesterinspiegel senken und Bluthochdruck vorbeugen.

Rosinen, Aprikosen, Granatäpfel: Im Nahen Osten wird das Mahl oft mit diesen an Antioxidantien reichen Früchten in allen möglichen Zubereitungen beendet.

Pita: Kaum eine Mahlzeit kommt ohne Pita aus, eine Art Fladenbrot, aber blattdünn. Es hat nur einen Bruchteil des Brennwerts einer Scheibe Weißbrot und nur halb so viele Kalorien wie ein Bagel (bei doppeltem Ballaststoffgehalt).

Bevorzugtes Getränk: Kaffee mit Kardamom

Die Israelis trinken viel Kaffee, dem sie als i-Tüpfelchen etwas Kardamom zugeben. Kardamom ist ein mit dem Ingwer verwandtes Gewürz, das viel in der indischen Küche verwendet wird. In der ayurvedischen Medizin wird Kardamom verwendet, um die Verdauung anzuregen.

Bulgur: Bulgur ist eine Art Weizengrieß, der für den im Nahen Osten beliebten Tabouleh-Salat verwendet wird. Bulgur ist ein ballaststoffreiches Vollkornprodukt, das das Risiko, an bestimmten Krebsarten zu erkranken, mindern kann. Außerdem ist Bulgur fettarm und sehr sättigend.

Joghurt: Laktobazillen und andere in Joghurt enthaltene »gute« Bakterien sind extrem gut für das Verdauungssystem. Der hohe Kalziumgehalt von Joghurt sorgt für gesunde, starke Knochen. Im Nahen Osten wird Joghurt oft ungesüßt und pur gegessen.

Entwässerter Joghurt, auch griechischer Joghurt oder in Israel Labaneh genannt, wird aus der doppelten Menge Milch gemacht wie herkömmlicher Joghurt, enthält jedoch mehr Eiweiß und weniger Zucker und ist auch dicker (und leckerer).

Wie wird es zubereitet?

Mit Ausnahme von Falafel werden in Israel sehr wenige Speisen frittiert. Meistens wird gegrillt (beispielsweise Fleischspieße) oder gebacken. Fleischgerichte werden sehr schlicht zubereitet, oft mit einer Gewürzmischung gegrillt und ohne fettige Saucen angerichtet.

Bevorzugtes Speisefett: Pflanzenöl

An den Küsten des Nahen Ostens kocht man mit Olivenöl, während die wohlhabenden Bevölkerungsschichten Ghee, geklärte Butter, bevorzugen. In den letzten Jahren haben billige Pflanzenöle das Olivenöl als bevorzugtes Speisefett verdrängt – zum Nachteil der allgemeinen Gesundheit.

Wie wird es gegessen?

Man isst zu Hause

Verkaufsstände mit vegetarischem Falafel und Fleischspießen vom Grill gehören in Israel wie im ganzen Nahen Osten seit jeher zum Straßenalltag, bis ins 20. Jahrhundert gab es so gut wie keine richtigen Restaurants. Auch heute noch wird meistens zu Hause gegessen.

Man isst weltoffen

Wie bereits erwähnt, finden sich in Israel alle möglichen Nationalitäten und Kulturen an jeder Straßenecke und in jeder Küche. Egal in welches Viertel man kommt, überall trifft man auf Gerichte aus Europa, dem Balkan, Nordafrika und den arabischen Nachbarländern.

Die israelische Küche ist eine Mischung aus diesen und und noch zahlreichen anderen Einflüssen.

Wie wird es verwertet?

Da alle Israelis im Alter von 18 Jahren Wehrdienst leisten müssen, wird bereits in der Jugend die Basis für Fitness geschaffen. Bis ins mittlere Alter müssen alle dann noch für einen Monat im Jahr zum Reservedienst.

Speiseplan

Frühstück

Anders als im Westen, wo es zu verschiedenen Tageszeiten verschiedene Speisen gibt (Eier oder Müsli zum Frühstück, mittags Stulle, abends Steak), isst man in Israel rund um die Uhr das Gleiche in allerlei Variationen. Das Frühstück besteht meistens aus Resten vom Vortag, beispielsweise Vollkorn-Pita, das in Labaneh (dicker, entwässerter Joghurt), Olivenöl oder *Za'atar* (eine traditionelle nahöstliche Gewürzmischung) getunkt wird. Auch hart gekochte Eier, gesottene Fava-Bohnen, Oliven oder Falafel können auf den Frühstückstisch kommen. Mein israelisches Lieblingsfrühstück ist *Shakshuka*, ein Eintopf aus Rührei, Tomaten, Knoblauch, Zwiebeln und Gewürzen.

Mittagessen

In Israel ist das Mittagessen traditionell die Hauptmahlzeit des Tages. Ein typisches Mittagessen besteht aus Lammeintopf mit Zwiebeln, Tomatenmark und Auberginen oder aus Schisch-Kebab (Grillspießen). Kebab-Spieße werden hauptsächlich in Restaurants oder Straßenständen zubereitet und eher unterwegs als zu Hause gegessen. Zu Mittag isst man auch gerne eine Falafel-Tasche oder mit Aubergine, hart gekochtem Ei und Tahin gefüllte Pita-Fladen.

Abendessen

Früher nahm man im Nahen Osten abends nur einen leichten Imbiss zu sich, aber mit zunehmendem Wohlstand (und voranschreitender Verwestlichung) haben sich mehr und mehr Menschen unsere drei Mahlzeiten zu eigen gemacht. Zum Abendessen gibt es etwa gefüllte Aubergine und Salat mit Huhn, dazu Reis, Bulgur oder Pita. In Israel wird oft eine Suppe serviert, gefolgt von einem gegrillten Fleischgericht.

Zur Nachahmung empfohlen

// Suchen Sie sich für jede Mahlzeit das Beste aus, was die Welt zu bieten hat. Der Vielfalt ihrer Küche verdanken die Israelis ihre Gesundheit.

// Machen Sie Ihre Sandwiches mit dünnerem Brot, zum Beispiel Pita. Es schmeckt nach Brot, ist genauso praktisch und hat weniger Kalorien.

// Dippen Sie sich dünn! Wenn Sie lernen, wie man pflanzliche Dips selber macht, können Sie sich auch im hektischsten Alltag mit wichtigen Nährstoffen versorgen.

// Essen Sie häufiger zu Hause. Nur hier können Sie Inhalt und Umfang Ihrer Mahlzeiten wirklich selbst bestimmen.

12. KAPITEL

Griechenland

Durchschnittliche Lebenserwartung

Gesamtbevölkerung: 79,66 Jahre

Prozentsatz der übergewichtigen Erwachsenen

Männer: 61,3

Frauen: 75,7

Prozentsatz der fettleibigen Erwachsenen

Männer: 24,5

Frauen: 27,7

Fleischverzehr pro Kopf: 78,7 kg (2002)

Prozentsatz der Nährstoffe im Speiseplan

Kohlenhydrate: 53

Eiweiß: 13

Fett: 34

Griechenland und die weltberühmte Mittelmeerküche durften in meinen Top Ten nicht fehlen – auch wenn die Griechen nicht mehr so schlank sind wie früher. Mit Platz 26 auf der Rangliste der Lebenserwartung sind sie auch nicht mehr so gesund, wie sie einmal waren, und daher werden wir uns die traditionelle griechische Ernährungsweise vornehmen, nicht ihre heutige Fast-Food-Deformation.

In ihrer reinsten Form verkörpert die griechische Ernährungsweise das, was als Mittelmeerküche berühmt geworden ist und mit einer niedrigeren Krebsrate in Zusammenhang gebracht wird. Eine Studie der Universität von Kreta fand heraus, dass schwangere Frauen, die sich mediterran ernährten, Kinder bekamen, die weniger Allergien und Asthma hatten. Langfristig kann die mediterrane Ernährung das Diabetesrisiko, den Blutdruck und den Anteil an »schlechtem« Cholesterin im Blut senken.

Bevorzugtes Getränk: Kaffee

Wie in vielen europäischen Ländern ist auch in Griechenland Kaffee das Lieblingsgetränk. Die Griechen mögen ihren Kaffee am liebsten auf zwei verschiedene Arten: als Eiskaffee aus Instantpulver oder ungefiltert mit Milchschaum. Beim traditionellen griechischen Kaffee, der sehr stark ist, setzt sich der Kaffeesatz auf dem Boden ab, wie bei der Zubereitung, die wir türkischen Kaffee nennen. Beide Arten werden oft gesüßt serviert.

Was wird gegessen?

Die traditionelle griechische Ernährung fußt auf Olivenöl, frischem Gemüse aus der Region, Vollkorngetreide, Hülsenfrüchten, Fisch mit einem hohen Gehalt an Omega-3-Fettsäuren und nur gelegentlichen, sparsamen Fleischzugaben. Unter Menschen, die so essen, ist die Häufigkeit von Herzkrankheiten bemerkenswert gering und sogar die Fettleibigkeit geringer. Auch wenn die Griechen von heute diesem Ideal immer weniger folgen und Auszugsmehl, fetter Käse und Fast Food auf dem Vormarsch sind, lohnt es sich doch, die Grundprinzipien der ursprünglichen Mittelmeerküche näher zu betrachten.

Was steckt drin?

Neben den im Einzelnen aufgeführten Lebensmitteln essen die Griechen gerne Tomaten, Auberginen, Zwiebeln, grüne Bohnen und grüne Paprika. Diese und andere Gemüsesorten machen einen Großteil jeder Mahlzeit aus. Auch Nüsse und Saaten sind wichtige Bestandteile der traditionellen griechischen Ernährungsweise.

Frischer Fisch: Griechenland ist eine von zahlreichen Inseln umgebene Halbinsel, da ist es einleuchtend, dass seine Einwohner täglich herzgesunden Fisch essen. Fast jede Sorte Fisch – Heilbutt, Schwertfisch, Thunfisch, Sardinen, Weißfisch, Garnelen – hat ihren Platz in der griechischen Küche. Ölhaltige Fische wie Sardinen liefern reichlich Eiweiß und Omega-3-Fettsäuren.

Bevorzugtes Speisefett: Olivenöl

Obwohl die Griechen im Schnitt bis zu 40 Prozent ihrer täglichen Kalorienaufnahme aus Fett bestreiten, ist ihre Ernährung eine der gesündesten der Welt, denn sie beziehen dieses Fett hauptsächlich aus Olivenöl, einer einfach ungesättigten Fettsäure, die das »schlechte« LDL-Cholesterin vermindert, aber nicht das »gute« HDL-Cholesterin. Olivenöl ist kalorienreich, bleibt aber länger im Magen als Kohlenhydrate oder Eiweiß und stimuliert die Ausschüttung von Hormonen, die den Appetit zügeln und ein Völlegefühl hervorrufen. Eine Studie hat ergeben, dass ein mediterraner Speiseplan mit Olivenöl langfristig zu einer effektiveren Gewichtsreduzierung führte als eine fettarme Diät.[46] Nach 18 Monaten hatten nur 20 Prozent der Frauen ihre fettarme Diät durchgehalten. Dagegen meinten die Frauen, die mediterran aßen, dass sie nicht das Gefühl hätten, auf Diät zu sein.

Blattgemüse: Die traditionelle griechische Küche ist reich an dunkelgrünem Blattgemüse. Blattgemüse enthalten Lutein und andere Vitamine und Mineralien, die für ein gesundes Herz-Kreislauf-System wichtig sind. Die Griechen essen heutzutage regelmäßig Salat.

Kalamata-Oliven: Die in Griechenland heimischen Kalamata-Oliven bestehen zwar hauptsächlich aus Fett, liefern aber auch reichlich

Vitamin E. In Maßen genossen, machen sie sich gut in Salaten, aber auch in anderen Gerichten.

Hülsenfrüchte: Wie die anderen Mittelmeer-Anrainer essen auch die Griechen allerlei Hülsenfrüchte, darunter Kichererbsen und weiße Bohnen.

Vollkorngetreide: Die Griechen essen Backwaren mit Gerste und anderem Vollkorngetreide. Das griechische Brot hat in der Regel einen viel höheren Nährwert als das industriell hergestellte Weißbrot, das die amerikanische Ernährung dominiert.

Wie wird es zubereitet?

In Griechenland ist die häufigste Art, Speisen zuzubereiten, das Grillen von frischem Fleisch oder Fisch.

Kleine Mahlzeiten: Meze

Meze ist eine alte griechische Tradition, bei der viele kleine Gerichte aufgetragen werden, von denen man sich den ganzen Abend lang bedienen kann. Typische griechische Mezes sind etwa gefüllte Weinblätter, Tsatsiki (Joghurt mit Gurken), pürierte Fava-Bohnen und gegrilltes Fleisch.

Wie wird es gegessen?

Die Griechen essen mit der ganzen Familie, die sich um den Tisch versammelt und gemeinsam große Schüsseln leert. Das häusliche Essen spielt bei dieser Tradition eine tragende Rolle. Heutzutage allerdings isst mindestens einer von zehn griechischen Teenagern an mindestens fünf Tagen in der Woche ungesundes Fast Food.[47]

Wie wird es verwertet?

Mit den olympischen Spielen haben die alten Griechen quasi den Sport erfunden, aber die Griechen von heute werden immer bewegungsfauler. Das könnte ein Grund dafür sein, dass 68,5 Prozent von ihnen übergewichtig sind! Früher besorgte ein typischer griechischer Dorfbewohner noch sämtliche Erledigungen zu Fuß, ging einkaufen, ins Büro, zum Arzt und so weiter. Heute fahren mehr und mehr Griechen überall mit dem Auto hin.

Speiseplan

Frühstück

Ein typisches griechisches Frühstück besteht aus Gebäck und einer Tasse starkem griechischen Kaffee. Heutzutage gehen immer mehr griechische Kinder ohne Frühstück aus dem Haus – eine Angewohnheit, die zu dem wachsenden Anteil Fettleibiger an der Gesamtbevölkerung beiträgt.

Mittagessen

Mittags gibt es einen griechischen Salat mit Tomaten, Gurken, Fetakäse und Oliven. Gyros – mit Schweine-, Lamm- oder Hühnerfleisch, Joghurtsauce, Tomaten und Zwiebeln gefülltes Pita-Brot – wird auf der Straße verkauft und oft zu Mittag gegessen. Man kann Gyros auch leicht zu Hause machen, aus Hähnchenbrust ohne Haut oder einem anderen gesunden Eiweißlieferanten.

Abendessen

Zum Abendessen gibt es einen weiteren frischen Salat, etwas Fisch aus der Gegend und verschiedene Beilagen, vielleicht Tsatsiki und Gemüse, etwa grüne Bohnen und Tomaten.

Zur Nachahmung empfohlen

// Nehmen Sie Hülsenfrüchte, Vollkorngetreide und Blattgemüse als Grundlage Ihrer Ernährung.

// Dicker griechischer Joghurt (natürlich fettarm) macht satt, liefert extrem viel Kalzium und ist sehr lecker.

// Keine Angst vor Fett – es muss nur die richtige Sorte sein, etwa Olivenöl.

// Kaufen Sie kleine Fische (zum Beispiel Hering oder Sardinen), denn sie enthalten weniger Quecksilber als große. Die Griechen wissen, wie wichtig vor Ort gefangener Fisch für die Ernährung ist, da er Eiweiß und gesundes Fett liefert.

WIE SIE DIE *5-FAKTOR-WELT-DIÄT* IN DIE TAT UMSETZEN

13. KAPITEL
Wie die *5-Faktor-Welt-Diät* funktioniert

Nachdem wir nun alles Wissenswerte über unsere Top-Ten-Länder sozusagen verdaut haben, kann der Spaß beginnen: Wir setzen das Gelernte in die Praxis um. In den folgenden Kapiteln fügen wir die in aller Welt gesammelten Tricks und Kniffe zu einem umfassenden Plan zusammen, der Sie völlig neu über Ihre Ernährungs- und Lebensweise nachdenken lässt und Ihren Alltag interessant und exotisch macht. Die internationalen Rezepte habe ich leicht modifiziert, um ihren Nährwert zu optimieren, Sie dürfen daher nicht überrascht sein, wenn Sie in einem israelischen Rezept Quinoa statt Couscous finden, oder Vollkornreis im Sushi. Erwarten Sie bitte keine exakten Repliken lieb gewonnener ethnischer Gerichte; denken Sie daran, dass ich sie allein aus Gründen der Gesundheitsvorsorge – und der Bequemlichkeit – geändert habe. Aber bevor ich ins Detail gehe, was genau man essen soll und was man bei Einkauf und Zubereitung beachten muss, geht es noch einmal um die Leitlinien meiner *5-Faktor-Welt-Diät*.

Die fünf Faktoren

Auch wenn ich in der Einführung bereits die Grundlagen der 5-Faktor-Diät skizziert habe, ist es doch lohnend, sie hier noch einmal durchzugehen. Bei der 5-Faktor-Diät isst man fünfmal am Tag. Es ist wissenschaftlich erwiesen, dass dies der optimale Rhythmus ist, um einen gesunden und stabilen Insulinspiegel zu erreichen. Die Gerichte der 5-Faktor-Diät sind außerdem sehr einfach zuzubereiten, da jedes Rezept höchstens fünf Hauptzutaten aufweist.

Wenn Sie sich sechs Tage in der Woche an diesen Speiseplan halten, können Sie sich den siebten »freinehmen« und alles essen, was Sie wollen, wann Sie wollen (selbstverständlich in vernünftigen Grenzen). Sie müssen die *5-Faktor-Welt-Diät* natürlich nicht sklavisch einhalten, aber Sie sollten immer daran denken, dass es häufige, kleine Mahlzeiten sind, die den Einwohnern der gesündesten Länder der Erde so guttun. Auf der ganzen Welt leben Menschen nach den fünf Faktoren, ohne es zu wissen!

Für die Zusammenstellung der fünf Mahlzeiten gelten (wie sollte es anders sein!) fünf einfache Kriterien.

Kriterium Nr. 1: Eiweiß

Jede Mahlzeit sollte einen fettarmen, hochwertigen Eiweißlieferanten enthalten, zum Beispiel Hähnchenbrust, Fisch, Krustentiere, Eiweiß oder Joghurt. Eiweiß ist aus mehreren Gründen ein wichtiger Bestandteil gesunder Ernährung. Erstens kann unser Körper Eiweiß anders als Kohlenhydrate und Fett nicht speichern, und daher müssen wir ihm jeden Tag in regelmäßigen Abständen Eiweiß zuführen. Zweitens: verglichen mit Kohlenhydraten und Fett, die leicht in Körperfett umgewandelt werden können, ist das bei Eiweiß eher unwahrscheinlich. Drittens erhält man sich durch regelmäßige Eiweißzufuhr mageres Muskelgewebe, das Fett verbrennen kann. Viertens regt Eiweiß den Stoffwechsel an. Fünftens und letztens ruft Eiweiß ein Sättigungsgefühl hervor und beseitigt den bodenlosen Heißhunger, den andere Nahrungsmittel auslösen. Das sind Gründe genug, um mit jeder Mahlzeit Eiweiß aufzunehmen.

Aber Vorsicht: Manche Eiweißlieferanten sind gesünder als andere. Eine große Handvoll Nüsse oder ein Brocken Käse machen zwar satt, aber damit fügen Sie Ihrer Ernährungsbilanz massenhaft Kalorien und Fett zu. Beispiele für gesunde Eiweißlieferanten aus den Top-Ten-Ländern sind etwa Lachs-Teriyaki aus Japan, Tofu aus China, Kichererbsen aus Israel, gegrillte Hühnerbrust aus Frankreich, Joghurt aus Griechenland oder Ceviche aus Spanien.

Kriterium Nr. 2: Kohlenhydrate

Es ist keineswegs schädlich, viele Kohlenhydrate zu essen, aber die Amerikaner bevorzugen leider weniger gesunde Kohlenhydrate, die entweder direkt in Energie umgesetzt oder in Fett verwandelt und gespeichert werden. Die *5-Faktor-Welt-Diät* setzt auf Vollkornprodukte und Gemüse, deren Kohlenhydrate nur langsam Energie freisetzen und länger verdaut werden müssen. Kohlenhydrate sind für eine gesunde Ernährung absolut unerlässlich, aber es gibt eben solche und solche.

Der Hauptunterschied zwischen gesunden und weniger gesunden Kohlenhydratlieferanten sind die Ballaststoffe, die darüber bestimmen, wie schnell der Körper Nahrung aufnimmt und verwertet. Machen Sie auf Ihrem Teller Platz für ballaststoffreiche Speisen, die schneller und dauerhafter sättigen. Diese Art von Kohlenhydraten hält Blutzuckerspiegel, Energielevel und Appetit im Rahmen. Die meisten von mir empfohlenen Kohlenhydratlieferanten gehören dieser Kategorie an.

Weniger gesunde Kohlenhydrate wie Zucker und Weißbrot werden im Körper schnell aufgebrochen und lösen einen raschen Blutzuckeranstieg aus, was wiederum die Insulinausschüttung anregt und die Anlage von Fettspeichern begünstigt. Wer weniger gesunde Kohlenhydrate isst, erfährt kurz darauf womöglich auch einen steilen Blutzuckersturz, was die Stimmung schwanken lässt und den Hunger erneut weckt.

Vollkornbrot, wie es in Schweden und Deutschland gegessen wird, ist eine gesunde Alternative zum Weißbrot, zu den Bagels und Pfannenpizzen, die wir Amerikaner futtern. Hülsenfrüchte wie die in Spanien und Frankreich so beliebten Linsen oder die in Italien und Israel bevorzugten Kichererbsen liefern ebenfalls gesunde Kohlenhydrate. Und, nicht zu vergessen, auch Obst und Gemüse bestehen aus Kohlenhydraten.

Kriterium Nr. 3: Ballaststoffe

Jede Mahlzeit sollte 5 bis 10 Gramm Ballaststoffe enthalten, und diese Vorgabe erfüllen Sie bereits, wenn Sie Kriterium Nr. 2 befolgen und ballaststoffreiche Kohlenhydratlieferanten wählen. Ballaststoffe sind Kohlenhydrate, die der Körper weder speichert noch in Energie umsetzt. In tierischen Nahrungsmitteln wie Fleisch oder Milchprodukten sind sie nicht enthalten, ein weiterer Grund, warum die fleischbasierte Ernährung der Amerikaner Gesundheitsprobleme verursacht. Ballaststoffe sind zudem sehr wichtig für eine gesunde Verdauung. Erstens tragen sie zur Stabilisierung des Blutzuckerspiegels bei. Zweitens verlangsamen sie die Verdauung, sodass man sich länger satt fühlt. Und was genauso wichtig ist: Sie senken nachweislich das Risiko von Herzkrankheiten, Diabetes und bestimmten Krebsarten.

Viele verschiedene Lebensmittel liefern Ballaststoffe. Unlösliche Ballaststoffe, die den größten Teil der Darmbewegungen verursachen, sind in Getreide (Vollkornbrot, Hafer, Bulgur, Weizenkeime), Gemüse (Weißkohl, Pak Choi, Brokkoli), Obst und Hülsenfrüchten enthalten. Lösliche Ballaststoffe, die Wasser in die Eingeweide bringen, finden sich in Hafer, Gerste, Bohnen, Linsen, Erbsen, Nüssen, Saaten, Äpfeln und anderem Obst und Gemüse. Die *5-Faktor-Welt-Diät* setzt bei den Ballaststofflieferanten auf Hülsenfrüchte, Vollkornbrot, Vollkornnudeln (möglichst al dente gekocht, denn knackige Pasta muss etwas länger verdaut werden und macht daher länger satt) und Vollkorn-Frühstücksflocken oder Müsli. Wenn Sie Ihre Eiweißzufuhr lieber mit mehr Ballaststoffen (und viel weniger Fett) möchten, können Sie bei Eintopf- und Suppenrezepten einfach zwei Drittel der Fleischeinlage durch Hülsenfrüchte (Kichererbsen, Linsen, weiße Bohnen) ersetzen.

Kriterium Nr. 4: gesundes Fett

Wenn Sie Fett verwenden, sollte es gesundes Fett sein, wie etwa Olivenöl, Fischöl oder Rapsöl. Fett ist ein unverzichtbarer Bestandteil unserer Ernährung, aber man sollte nicht vergessen, dass es eine doppelt so hohe Kaloriendichte hat wie Kohlenhydrate oder Eiweiß, und es sparsam verwenden. Zu viel Fett steigert das Risiko, bestimmte Krebsarten, Nierenversagen, einen Schlaganfall oder Herzkrankheiten zu erleiden. Besonders gesättigte Fette erhöhen das »schlechte« LDL-Cholesterin. Ungesättigte Fette können dagegen die Cholesterinwerte sogar verbessern.

Es gibt zwei Arten von ungesättigten Fetten, einfach und mehrfach ungesättigte. Einfach ungesättigte Fette sind in bestimmten Pflanzenölen (Rapsöl, Olivenöl), Avocados, Mandeln, Cashewnüssen und Sesamsamen enthalten. Mehrfach ungesättigte Fette kommen in anderen Pflanzenölen (Maisöl, Sonnenblumenöl) und Walnüssen vor sowie in Nahrungsmitteln, die Omega-3-Fettsäuren enthalten (Albacore-Thunfisch, Sardinen, Lachs, Leinsamen). Omega-3-Fettsäuren sind das gesündeste Fett, das man essen kann. Ein Grund mehr, genügend Fisch zu essen. In Maßen genossen, wirken Speisen mit ungesättigten Fetten sättigend und schonen das Herz.

In vielen der Top-Ten-Länder hat man gar nichts gegen »schlechte« Fette – wie die in Käse oder Fleisch enthaltenen – einzuwenden, aber man isst sie in kleineren Mengen als in Amerika. Und mit Ausnahme von Schweden findet sich auf der Liste kein Land, in dem Margarine, industrielle Backwaren, Fertiggerichte, Pommes frites und andere Fast-Food-Spezialitäten geschätzt werden, die allesamt Transfette enthalten. Transfette sollten Sie unter allen Umständen vermeiden.

Kriterium Nr. 5: Getränke

Das letzte Element eines gesunden 5-Faktoren-Essens ist ein kalorienarmes, zuckerfreies Getränk. Unterschätzen Sie es nicht. Es wird allgemein empfohlen, mindestens sechs 0,3-Liter-Gläser (oder neun 0,2-Liter-Gläser) Flüssigkeit am Tag zu trinken – so halten Sie den Körper hydriert, können Giftstoffe ausschwemmen und fühlen sich satt. Lassen Sie die Finger von Getränken mit hohem Kaloriengehalt. Sparen Sie sich die Kalorien lieber fürs Essen.

Empfohlene Getränke

In meinen Top-Ten-Ländern gibt es eine breite Auswahl an Getränken, die Kriterium Nr. 5 erfüllen. In Frankreich ist es Mineralwasser. In ganz Asien ist es grüner Tee, ein kalorienfreies Getränk mit moderatem Koffeingehalt und unschätzbaren antioxidativen Eigenschaften. Chinesischer Oolong treibt den Stoffwechsel an und ist eine gute Stärkung im Büroalltag. In vielen meiner Lieblingsländer, darunter Schweden, Italien, Israel und Frankreich, wird regelmäßig Kaffee getrunken, aber ich muss betonen, dass der Kaffee dort kaum etwas mit den Zuckerbomben mit Kaffeearoma zu tun hat, die im letzten Jahrzehnt in den USA so populär geworden sind.

Tee: Probieren Sie alle möglichen Teesorten, schwarzen, grünen, Oolong, Ginseng oder afrikanischen Rooibos. Trinken Sie ihn dampfend heiß oder als Eistee – wie Sie es mögen! Kombucha, ein fermentierter Tee, wird in den Vereinigten Staaten immer beliebter. Probieren Sie ihn aus! Sie finden ihn im Reformhaus oder Bioladen.

Wasser: Egal ob mit oder ohne Kohlensäure, aus dem Wasserhahn oder den Alpen – trinken Sie es so, wie Sie es mögen. Sie können Ihr Wasser auch mit einem Spritzer Zitrone, Limette oder Orange oder einer Gurkenscheibe aufpeppen.

Ihr freier Tag

Ihr allwöchentlicher freier Tag ist genauso wichtig wie alle anderen Richtlinien der *5-Faktor-Welt-Diät*. Die Italiener machen es so – warum nicht auch Sie? Wenn Sie an einem Tag in der Woche alles essen, was Sie wollen (in Maßen, versteht sich), vermeiden Sie das Gefühl des Verzichts, das schon so manche Diät hat scheitern lassen. Meine Theorie ist, dass es langfristig gesünder ist, einmal in der Woche ungesund zu essen, als die ganze Woche über nur halbwegs ungesund. Und es könnte durchaus sein, dass Sie, wenn Sie erst einmal die *5-Faktor-Welt-Diät* im Blut haben, ihre gute alte Leib-, Seelen- und Nervennahrung voller Zucker und Transfette gar nicht mehr so nötig haben.

Wein ist ein gutes Beispiel für etwas, mit dem man sich an freien Tagen verwöhnen darf. Ich kann tägliches Weintrinken nicht empfehlen, aber ein Glas in der Woche kann nicht schaden. Mäßiger Weingenuss ist keine Ursache für Fettleibigkeit, und manche Untersuchungen legen nahe, dass besonders Rotwein gut fürs Herz sein kann. Wie dem auch sei, es ist noch niemand an zu wenig Wein gestorben! Wein enthält keinerlei essenzielle Nährstoffe oder Mineralien, dafür aber Kalorien, die nicht sättigen. Alkohol hat nämlich eine doppelt so hohe Kaloriendichte wie Kohlenhydrate und Eiweiß. Daher empfehle ich Wein nur als besonderen Genuss, nicht als Alltagsgetränk.

Kaffee: Kaffee lässt sich grenzenlos variieren. Man kann ihn heiß oder kalt trinken, gefiltert, gepresst oder in der Espressomaschine zubereitet. Gerade Espresso gibt es in vielen Formen: Macchiato, Cappuccino, Latte, es kommt nur auf die Menge der zugegebenen fettarmen Milch an. Mit Kardamom wird Kaffee zur israelischen Spezialität.

Andere Getränke: Kalorienreduzierte Limonade oder Cola sowie vitaminisiertes Wasser sind zur Abwechslung erlaubt.

Wenn Sie erst einmal die Grundarchitektur Ihrer neuen Ernährungsweise beherrschen, sind Sie bereits auf einem guten Weg. Jetzt wird es spannend: Wir füllen Ihren Einkaufskorb mit einer kulinarischen Weltreise!

14. KAPITEL

Was Sie für die *5-Faktor-Welt-Diät* brauchen

Für die *5-Faktor-Welt-Diät* werden Sie Ecken Ihres Supermarktes kennenlernen, von denen Sie bisher vielleicht noch gar nichts geahnt haben. In diesem Kapitel gehen wir einmal mit dem Einkaufszettel durch die Regale, um die beliebtesten Zutaten aus den Top-Ten-Ländern zu finden. Meine Anregungen sind als erster Anstoß gemeint. Es ist ganz praktisch, diese oder ähnliche Zutaten zu Hause vorrätig zu haben, um schnell und einfach etwas kochen zu können.

Ich stelle Ihnen die Lebensmittel Abteilung für Abteilung vor, angefangen mit Basics wie Speiseöl, das man immer zur Hand haben sollte, bis hin zu speziellen Gewürzen aus bestimmten Regionen. Notieren Sie sich einfach vor Ihrem nächsten Einkauf ein paar Dinge aus der Liste, die Sie besonders ansprechen. Sie müssen nicht alles auf einmal in den Einkaufswagen packen, besorgen Sie sich einfach bei jedem Einkauf ein oder zwei neue Lebensmittel aus jeder Kategorie, bis Sie herausgefunden haben, was Sie mögen.

Fleisch und Fisch

In dieser Abteilung können Sie sich mit gutem tierischen Eiweiß versorgen – nur mit rotem Fleisch sollten Sie es nicht übertreiben.

Wie in China üblich, sollten Sie rotes Fleisch nur als Beilage, ja nur als Garnitur verwenden, nicht als Hauptsache (außer natürlich an

Clever einkaufen

Sie haben bestimmt schon oft den Rat gehört, dass man sich im Supermarkt möglichst an die äußeren Regale halten sollte. Dort gibt es die guten Sachen: frisches Gemüse, Milchprodukte und Fleisch, wie man sie auch auf Märkten in Europa und Asien findet. Die Regale mit den nährstoffärmeren und fettreicheren Artikeln stehen eher in der Mitte von Supermärkten. Allerdings sind tiefgefrorenes Gemüse und Bohnen in Dosen nicht nur genauso nährstoffreich wie frisch gekaufte, sie ermöglichen es Ihnen auch, sich an jedem beliebigen Abend etwas Gesundes zu kochen, ohne noch frische Zutaten einkaufen zu müssen. Ein Vorrat an Konserven und Tiefgekühltem kann auch preislich günstiger sein. Oft müssen Sie für diese Vorteile nicht einmal geschmackliche Kompromisse eingehen. Einige der besten italienischen Tomatensaucen werden aus Dosentomaten gemacht!

Ihrem freien Tag und bei besonderen Anlässen, zu denen Sie essen dürfen, was Sie wollen). Greifen Sie lieber zu magereren, gesünderen Fleischsorten, wie sie in den Top-Ten-Ländern gegessen werden.

Fisch: Kann es Zufall sein, dass die gesündesten Länder der Welt jene sind, in denen praktisch täglich Fisch gegessen wird? Fisch ist ein wunderbares Grundnahrungsmittel, solange man Arten wählt, die wenig Quecksilber enthalten. Thunfisch, Makrele und Schwertfisch mögen zwar lecker sein, aber sie sind unter Umständen stärker mit Quecksilber kontaminiert als andere Fischarten, man sollte sie daher nicht öfter als zweimal in der Woche essen. Viele andere Fischarten kann man bedenkenlos öfter genießen, darunter Petersfisch, Forelle, Anchovis, Kabeljau, Flunder, Hering und Rochen. Auch Lachs ist immer eine gute Wahl. An Schalentieren können Sie so viel essen, wie Sie mögen: Hummer, Krebse, Muscheln und Garnelen weisen auch nur geringe Quecksilberwerte auf. Die folgenden Meeresfrüchte spielen auf den Speiseplänen der Top-Ten-Länder eine große Rolle und enthalten alle nur wenig Quecksilber:

// Lachs (Japan)

// Hering (Schweden)

// Schalentiere (Spanien)

// Muscheln (Frankreich)

// Dorade (Griechenland)

Diese und andere Fischsorten sind so vielseitig wie lecker. Köche auf der ganzen Welt wissen: man muss Fisch nur richtig würzen!

Geflügel: Hühnerfleisch, wie es die Franzosen und Italiener regelmäßig essen, ist viel magerer und gesünder als Rindfleisch – man muss es nur ohne die Haut essen. Huhn liefert reichlich Zink, Eisen, Kalium und B-Vitamine. Das weiße Fleisch hat nur halb so viel Fett wie das dunkle und enthält daher viel weniger Kalorien und mehr Eiweiß pro Portion.

Tofu: Tun Sie es den Asiaten nach und nehmen Sie fettarmen Tofu in Ihren Speiseplan auf. Geben Sie ihn zu Wokgerichten und ersetzen Sie das rote Fleisch in Pastagerichten durch Tofu. Möglicherweise wird dieses unglaublich vielseitige Nahrungsmittel noch zu Ihrer Leibspeise. Aber Vorsicht beim Einkauf: Obwohl Tofu ein vegetarischer Eiweißlieferant ist, hat ein Großteil des im Handel angebotenen Tofus genauso viel oder noch mehr Fett wie viele tierische Produkte. Beim Tofukauf müssen Sie daher das Etikett lesen und eine Sorte wählen, die weniger als 30 Prozent ihres Brennwerts aus Fett bezieht. Tofu gibt es auch in unterschiedlicher Konsistenz, von butterweich bis extra-bissfest. Sie müssen wahrscheinlich ein bisschen herumprobieren, bis Sie Ihre Lieblingssorte gefunden haben. Wenn Sie Tofu eher als Fleischersatz verwenden möchten, sollten Sie ihn lieber zu fest als zu weich wählen – nehmen Sie einen Tofu, der sich wie Käse anfühlt, nicht wie Wackelpudding. In den meisten Rezepten macht sich fester Tofu besser.

Obst und Gemüse

Mein Einkauf beginnt immer hier – in der für unsere Zwecke nützlichsten Abteilung des Lebensmittelgeschäfts. Obst und Gemüse sollten die Basis Ihrer Ernährung bilden. Erweitern Sie Ihr gewohntes Repertoire und kaufen Sie Produkte, die Sie womöglich noch nie probiert haben. Hier sind meine Vorschläge, von banal bis exotisch:

Gemüse

Blattgemüse: Immer auf der richtigen Seite sind Sie mit Blattgemüse, jener supergesunden Gemüseart, die sowohl Pak Choi als auch Weißkohl einschließt – zwei der beliebtesten Gemüsesorten in China. Auch die Griechen essen viel Blattgemüse, darunter auch Grünkohl, der unheimlich viel Folsäure, Vitamin C, Kalium, Magnesium und allerlei pflanzliche Wirkstoffe wie Lutein und Betacarotin enthält.

Seetang: Klingt vielleicht komisch, aber die Japaner essen täglich Seetang; kein anderes Gemüse ist von Natur aus so salzig. Probieren Sie mal einen Salat aus frischem Seetang im Japanrestaurant, und wenn er Ihnen zusagt, finden Sie ihn in getrockneter Form im Supermarktregal mit internationalen Spezialitäten. In meinen Rezepten verwende ich meistens die Sorten Nori und Wakame. Seetang ersetzt auch hervorragend Brot als »Transportvehikel«. Anstatt Wraps oder Sandwiches mit dicken Weißbrotscheiben zu machen, wickeln Sie den Inhalt doch einfach in dünne Seetangblätter, die praktisch nur aus Ballaststoffen bestehen. Im Rezepte-Teil finden Sie mehrere köstliche Rezepte, die die Vielseitigkeit von Seetang demonstrieren.

Lauch: Die Franzosen wissen, dass Lauch genauso vielseitig sein kann wie Zwiebeln und dass er unglaublich gesund ist. Andere in Frankreich gebräuchliche Gemüsesorten sind Aubergine und Zucchini.

Tomaten: Tomaten sind dem amerikanischen Gaumen vertraut, essen wir sie doch allzu oft als Pasta- oder Pizzasauce. Italiener, Israelis, Griechen, Schweden und Franzosen genießen sie frisch und voller Lycopin in allen möglichen Gerichten, manchmal sogar mehrmals am Tag.

Pilze: In Japan, China, Korea, Frankreich und Spanien – das macht die Hälfte der Top Ten – stehen Pilze mehrmals wöchentlich auf dem Speiseplan. Pilze machen mit extrem wenig Kalorien satt. Außerdem gibt es sie in zahlreichen Arten, das Kochen mit Pilzen wird also nie langweilig.

Obst

Frisches Obst sollte man immer im Haus haben – es ist ideal als Dessert oder Snack. Anstatt Fruchtsaft zu trinken, sollten Sie lieber die Früchte im Ganzen essen, am besten solche mit essbaren Schalen oder Kernen, denn die liefern Ballaststoffe. Auch Zitrusfrüchte sind eine gute Wahl. In Italien, Singapur und Spanien ist es Brauch, zum Nachtisch Obst zu essen, die Schweden wiederum beschließen Ihr Mahl gerne mit einer Schüssel Beeren. Nur Mut, probieren Sie auch Früchte, die Sie noch nie gegessen haben. Mangostane, Rambutan, Feigen, Aprikosen und Granatäpfel werden im schlanken Teil der Welt gerne zum Dessert serviert.

Milchprodukte

Milchprodukte sind während des letzten Jahrzehnts in Verruf geraten, aber auf diese Propaganda sollten Sie nichts geben. Voller Eiweiß, Kalzium und Vitamin D gehören Milchprodukte mit Sicherheit zu den besten Nahrungsmitteln für den Menschen. Und auch wenn in der Hälfte meiner Top-Ten-Länder fast keine Milchprodukte konsumiert werden, wird in anderen doch täglich Joghurt gegessen. In Frankreich, Schweden, Griechenland und Israel ist Joghurt aus der Ernährung gar nicht wegzudenken. Probieren Sie fettarmen Naturjoghurt mit Obst – ein Snack, der satt macht. Vermeiden Sie Joghurt mit hohem Fettanteil und Zuckerzusatz. Greifen Sie möglichst zu Labaneh, einem griechischen Joghurt, oder zu der isländischen Variante namens *Skyr*. Diese Sorten enthalten mehr Eiweiß und praktisch keine Laktose.

Speiseöl

Olivenöl: Im ganzen Mittelmeerraum kocht man vorzugsweise mit »flüssigem Gold« – dem herzgesunden Olivenöl. Olivenöl liefert reichlich ungesättigte Fette und eignet sich hervorragend zum Kochen. Es sollte immer in der Küche vorrätig sein. Allerdings kann einen die Auswahl an Olivenöl schwindelig machen. »Vergine«, »extra vergine«, »nativ« und so weiter. Wie soll man sich zwischen so vielen so ähnlich wirkenden Sorten entscheiden? Ich würde vorschlagen, dass Sie zum Kochen »Vergine«-Olivenöl nehmen und das etwas teurere »extra vergine« oder »nativ extra« für Salate verwenden, in denen die subtilen Aromen des Öls zur Geltung kommen können. Beide Sorten werden aus der ersten Pressung der Oliven gewonnen und sind von sehr hoher Qualität. Minderwertigere Öle, die nicht als Vergine verkauft werden, nennen sich etwa »reines« oder »raffiniertes« Olivenöl. Nur wo »vergine«, »extra vergine« oder »nativ extra« draufsteht, ist auch wirklich gutes Olivenöl drin.

Rapsöl: Das in ganz Asien gebräuchliche Rapsöl ist ein weiteres Speisefett mit geringem Anteil an gesättigten Fetten. Mit seinen Omega-3-Fettsäuren kann Rapsöl sehr gesund für das Herz sein. Es lässt sich gut für Wokgerichte oder andere Alltagsspeisen einsetzen.

Erdnuss- und Sesamöl: Für viele asiatische Rezepte brauchen Sie Erdnuss- und Sesamöl, um dem Gericht den authentischen Geschmack zu verleihen. Wenn Sie diese beiden Öle vorrätig haben, können Sie Ihrem Gemüse den gewissen Kick geben.

Vollkornprodukte

Eines werden wir den Franzosen nicht nachtun, nämlich ihre Vorliebe für weißes Baguette, das auch nicht mehr Nährwert hat als unser labbriger Toast. Aber es gibt auf der Welt genügend Vollkorn-brotsorten und andere Getreideprodukte, die Sie in Ihren Speiseplan aufnehmen sollten.

Fladenbrot: Mit Brot sollten Sie es grundsätzlich nicht übertreiben, aber Pita oder ähnliche Fladenbrote, wie sie rund ums Mittelmeer ge-gessen werden, müssen Sie mal probieren. Kaufen Sie möglichst eine Vollkornsorte. Chapati-Brot, eines der vielen indischen Lebensmittel, die ein fester Bestandteil des Singapurer Alltags geworden sind, kön-nen Sie leicht selber backen, wenn Sie Zeit und Lust haben. Rezepte dafür finden Sie online. Man braucht dazu nur Vollkornmehl, Wasser, Salz und ein beliebiges Speiseöl.

Vollkornbrot: Pumpernickel und Roggenbrot, wie die Schweden sie lieben, enthalten viel mehr Ballaststoffe und halten länger vor als das Weißbrot aus Auszugsmehl, das wir (und die Franzosen) haupt-sächlich essen. Die Schwere dieses dunklen Brotes erzeugt auch ein Sättigungsgefühl, das bei leichterem Brot nicht auftritt.

Reis: Das Grundnahrungsmittel Nummer eins der asiatischen Er-nährung kann (besonders ungeschält oder mit Nährstoffen angerei-chert) ein nahrhafter Kohlenhydratlieferant sein. Da weißer, geschäl-ter Reis für mehr als zwei Drittel der Weltbevölkerung die primäre Energiequelle darstellt, sollte man die kleinen weißen Körnchen nicht verteufeln. Ich empfehle dennoch braunen Reis, weil er mehr Ballast- und Nährstoffe enthält. Auch der aus Bhutan im Himalaja stammende rote Reis ist eine gute Wahl. Ich mag auch gerne Wild-reis – aber wussten Sie, dass er nicht einmal zur Reisfamilie gehört? Wildreis ist ein Gemüse, und zwar ein unglaublich köstliches. Auch schwarzer Reis ist sehr beliebt.

Nudeln: Auf der ganzen Welt beliebt sind Nudeln, da wird doch wohl etwas Gesünderes als Spaghetti dabei sein. Nudeln aus Voll-kornreis oder -weizen, Udon-Nudeln, Shirataki (Nudeln aus Seetang),

Glasnudeln (aus Mungobohnen) und besonders Soba-Nudeln (aus Buchweizen) – sie alle spielen eine wichtige Rolle in der japanischen Küche und sind es allemal wert, probiert zu werden. Sie sind von hoher Nährwertdichte und sehr gehaltvoll. Shirataki sind dünne, durchscheinende, gallertartige Nudeln aus der Konjakwurzel. Shirataki bedeutet »weißer Wasserfall«, womit diese Nudeln ziemlich gut beschrieben wären. Sie bestehen größtenteils aus Wasser und Glukomannanen, wasserlöslichen Ballaststoffen, und enthalten sehr wenig Kohlenhydrate, kein Fett und viel Ballaststoffe.

Bulgur: Bulgur ist eine Art Weizenschrot und wird in Griechenland und im Nahen Osten gegessen. Er ist eine wunderbare Alternative zu ballaststoffärmeren Getreideprodukten. Wenn Sie im Reisregal keinen Bulgur finden, sollten Sie es im Bioladen versuchen.

Hülsenfrüchte: Fast jedes meiner Top-Ten-Länder hat sie auf dem Speiseplan – Hülsenfrüchte sind für eine gesunde Ernährung äußerst wichtig. Bohnen sind nicht nur ballaststoffreich und fettarm, sondern auch einfach zuzubereiten, einfach zu lagern und kostengünstig. Als Eiweißlieferant sind sie außerordentlich vielseitig. Sie machen satt, enthalten gerade genug gesundes Fett und schmecken köstlich. Ersetzen Sie doch einfach das in Chili- oder Suppenrezepten angegebene Fleisch, oder auch nur zwei Drittel davon, durch Bohnen, dadurch gewinnen Sie Nährstoffe und sparen Fett. Hier einige beliebte Hülsenfrüchte aus der ganzen Welt:

// Kichererbsen (Spanien, Italien, Israel, Griechenland)

// Cannellini-Bohnen (Italien)

// Linsen (Frankreich, Israel, Spanien)

// Dicke Bohnen (Spanien, Griechenland)

// Weiße Bohnen (Griechenland, Israel)

// Sojabohnen (Japan)

// Schwarze Bohnen (China)

Die meisten dieser Hülsenfrüchte erhalten Sie entweder getrocknet oder in Dosen. Wenn Sie genug Zeit haben, um die Bohnen einweichen zu lassen und sie dann zu kochen, sollten Sie unbedingt getrocknete Bohnen kaufen. Aber wenn Ihnen die Zeit dazu fehlt, keine Sorge. Hülsenfrüchte in Dosen sind unschlagbar, wenn man unter Zeitdruck kocht, und diese kleine Bequemlichkeit kostet noch nicht einmal Nährwert. Frische Hülsenfrüchte sind geschmacklich natürlich etwas Herrliches, aber aus der Dose oder aus dem Tiefkühlfach schmecken sie auch lecker und sparen bei der Zubereitung von Mahlzeiten wertvolle Zeit.

Saucen, Kräuter und Gewürze

Mit der richtigen Gewürzmischung verleihen Sie Ihren Speisen Geschmack ohne zusätzliche Kalorien.

Saucen

Sojasauce: In China, Korea, Japan und Singapur weiß man die Vielseitigkeit von Sojasauce zu schätzen – daher wird sie fast jeder Speise zugefügt. Sojasauce enthält so gut wie keine Kalorien und gibt Suppen, Wokgerichten, Tofu und Fleisch die richtige Würze. Natriumreduzierte Sojasauce müsste überall zu finden sein, abgesehen von ganz kleinen Läden.

Andere chinesische Saucen: Hoisin-Sauce und Austernsauce sind nur zwei von vielen chinesischen Saucen, mit denen man Gerichte aufpeppen kann. Schwarzbohnensauce, die auch auf Sojabohnen basiert, macht sich gut in Wokgerichten. Saucen wie diese finden Sie in Asialäden oder größeren Supermärkten. Wählen Sie Produkte, die nicht voller Zucker und künstlicher Zusatzstoffe stecken.

Balsamessig: Balsamico gehört zu meinen absoluten Lieblingszutaten – unverzichtbar für viele Salatdressings, aber auch hervorragend zum Schmoren geeignet. Man kann ihn sogar zum Obstsalat geben. Balsamessig hat einen unglaublich leckeren Geschmack, der Gerichte ohne zusätzliche Kalorien verfeinert.

Frische Tomatensauce: Die Italiener wissen, dass sich Tomatensauce nicht nur für Pasta eignet. Auch aus Kürbis und anderem Gemüse macht sie eine nahrhafte Beilage.

Gewürze

Ihr Gewürzregal sollten Sie ohne Hemmungen ausbauen! Durch Experimente mit exotischen Gewürzen werden selbst vertraute Gerichte wieder spannend – und noch gesünder. Wie auch andere Teile dieser Diät werden Ihnen einige der vorgestellten Gewürze bekannt vorkommen, vielleicht verwenden Sie sie ja schon jeden Tag; andere werden Ihnen vollkommen fremd sein. Viele von ihnen haben entzündungshemmende, antibakterielle oder antimikrobielle Eigenschaften. Jedes einzelne ist es wert, probiert zu werden. Es folgen ein paar Vorschläge, nur für den Fall, dass Sie nicht schon bestens ausgerüstet sind.

Kurkuma: Dieses wundertätige Gewürz wird überall in Singapur, Japan und Israel verwendet. Es hilft nachweislich gegen eine ganze Reihe von Krankheiten und gibt Speisen eine charakteristische Farbe.

Safran: Auch wenn es teuer ist, betrachten die Spanier dieses leuchtend gelbe Gewürz als gute Investition.

Minze: Im Nahen Osten wird Minze für alle möglichen Speisen verwendet, nehmen Sie sich daran ein Beispiel! Mit heißem Wasser übergossen ergibt Minze den köstlichsten Tee der Welt.

Kräuter der Provence: Wir verwenden für die *5-Faktor-Welt-Diät* alle möglichen Kräuter, aber diese französische Kräutermischung aus Rosmarin, Estragon, Majoran, Salbei und Thymian ist einfach unschlagbar.

Oregano und Basilikum: Diese beiden italienischen Kräuter können Krankheitserreger bekämpfen und haben unter Umständen eine heilsame Wirkung – außerdem schmecken sie lecker.

Chili: Köche in Singapur, Japan, China und Korea verwenden Chiliöl, -paste und -pulver bei allen möglichen Gerichten. Schärfe macht fast jedes Essen schmackhaft, ohne den Fettgehalt zu erhöhen.

Weitere Vorräte

Knoblauch: In vielen Ländern, darunter Italien, Spanien, Korea und Frankreich, können sich die Menschen ein Leben ohne Knoblauch gar nicht vorstellen. Der verräterische Geruch (und Geschmack) dieser kleinen Knollen wird Ihnen wohlbekannt sein, aber wussten Sie, dass Knoblauch den Blutdruck senken und das Herzinfarkt- und Schlaganfallrisiko herabsetzen kann? Sie können frischen Knoblauch oder gehackten aus der Dose verwenden. Ich benutze sogar manchmal Knoblauchpulver.

Kräuter Marke Eigenbau

Um immer frische Geschmacksverstärker zur Hand zu haben (und auch noch Geld zu sparen), sollen Sie sich ein Mini-Kräuterbeet anlegen. Einen Garten brauchen Sie dafür nicht, es reicht ein Fensterbrett, das regelmäßig Sonne abbekommt. Kräuter wie Minze, Salbei und Basilikum benötigen ein Minimum an Pflege, und Sie brauchen sich beim Einkaufen nicht um Kräuternachschub zu kümmern.

Brühe: Klare Suppen werden auf der ganzen Welt geschätzt, von Japan bis Frankreich. In China und Singapur wird die Mahlzeit oft mit einer leichten Suppe auf der Basis von Brühe eröffnet, die ohne viele Kalorien sättigt. Auch hier können Sie entscheiden, ob Sie selber Brühe machen wollen oder lieber Brühe aus Konserve oder Brühwürfel einsetzen möchten (möglichst natriumreduziert). In einer perfekten Welt würden wir alles selber machen, aber die meisten Menschen (darunter auch ich) haben einfach keine Zeit dazu. Die Hauptsache ist, dass Sie gesunde Lebensmittel in Ihren Speiseplan aufnehmen. Nur weil Sie keine Zeit haben, um Brühe zu kochen, müssen Sie nicht gleich zu Fertigfraß greifen.

Tee: Wie so viele Menschen auf der ganzen Welt bin ich leidenschaftlicher Teetrinker. Eine reiche Auswahl an Teesorten gehört in jeden Vorratsschrank. Je nachdem, wie viel Koffein Sie wünschen, können Sie schwarzen (höherer Koffeingehalt) oder grünen Tee (mittlerer Koffeingehalt), Oolong (etwas mehr Koffein als Grüntee) oder koffeinfreien Kräutertee kaufen. Es gibt keinen Grund, kalorienreiche, zuckrige Cola oder Limonade zu trinken, wenn Sie sich auch naturbelassenen, köstlichen Tee ohne jegliche Kalorien machen können.

Kaffee: Egal ob löslich oder gefiltert, Espressokanne oder -maschine, mit Kaffee können Sie jederzeit Ihre Energie ankurbeln und Ihren Appetit eine Weile lang zügeln.

Jetzt haben Sie einen Überblick über die Zutaten, nach denen Sie beim Einkaufen Ausschau halten sollten. Wenden wir uns nun der Frage zu, was Sie mit all den Leckereien anfangen können.

15. KAPITEL

Wie Sie die Rezepte der *5-Faktor-Welt-Diät* zubereiten

Es mag trivial klingen, muss aber deutlich gesagt werden: Die Art und Weise der Zubereitung ist oft genauso wichtig wie die Wahl der Zutaten. Packen Sie daher die Fritteuse erst einmal weg und lernen Sie andere, gesündere Garmethoden kennen – Kochtechniken, die Menschen auf der ganzen Welt seit Jahrhunderten dabei helfen, gesund zu bleiben. Ich habe diejenigen ausgewählt, die in meinen Top-Ten-Ländern gebräuchlich und nebenbei auch extrem gesund sind. Wenn Sie diese einfachen Kochtechniken noch nicht beherrschen, sollten Sie sie umgehend erlernen. Bei der Zubereitung des eigenen Essens aktiv zu werden – und so die Kontrolle über die Zutaten zu gewinnen – ist für die langfristige Gesundheit enorm wichtig.

Kochtechnik: Dämpfen

In China, Japan, Singapur und Italien wissen die Köche, dass Gedämpftes nicht nur gut schmeckt, sondern auch guttut. Beim Dämpfen hängt das Gargut in einem geschlossenen Topf über heißer Flüssigkeit. Dabei bleiben mehr Nährstoffe erhalten als bei fast jeder anderen Garmethode. Ich kann Ihnen nur empfehlen, sich mit dem Dämpfen anzufreunden. Sie werden's nicht bereuen!

Zubehör: Für unter 10 Euro können Sie sich in jedem Haushaltswarenladen einen Dämpfeinsatz erstehen. Solch ein Metallkorb ist nicht nur preiswert, er nimmt auch kaum Platz im Küchenschrank weg und eignet sich für fast alle Nahrungsmittel. Man gießt ein paar Fingerbreit Wasser in einen Topf, hängt oder stellt den Korb hinein, Gemüse rein, Deckel drauf, fertig. Nach wenigen Minuten haben Sie perfekt gegartes – und perfekt schmeckendes – Gemüse.

Vielleicht schaffen Sie sich auch einen elektrischen Reiskocher an, um Reis auf japanische Art zu dämpfen. Ein einfaches Modell bekommt man schon für 20 Euro. Ausgefeiltere Reiskocher können nicht nur Reis und Gemüse, sondern auch Fisch, Geflügel und andere Hauptspeisen zubereiten.

Kochtechnik: Braten im Wok

Beim Wokken wird das Gargut (meist klein geschnittenes Fleisch und Gemüse) bei großer Hitze in nur ganz wenig Fett, meist Oliven- oder Rapsöl, unter ständigem Rühren gebraten, oder besser gesagt: sautiert. Im Wok kann man besonders schnell leckere Gerichte zaubern.

Zubehör: Mit dem richtigen Wok geht es ganz einfach. Kaufen Sie sich so eine große Pfanne mit gerundetem Boden, wie sie asiatische Köche täglich benutzen, und schon können Sie blitzschnell und ohne viel Öl Wokgerichte braten. Die meisten Woks bestehen aus Walzstahl, bei dem die Hitze leicht regelbar ist. Es gibt viele gute Woks, aber ich rate Ihnen zu solchen mit Antihaftbeschichtung, die sind leichter zu spülen.

Wenn Sie sich momentan noch keinen Wok zulegen wollen, können Sie Ihr Essen auch in einer großen Pfanne mit wenig Öl braten. Auch so sparen Sie ohne Geschmackseinbuße Fett.

Kochtechnik: Backen

Das Geheimnis von perfektem Fleisch und Geflügel nach französischer Art ist das Ofenbacken. Ein guter Braten ist außen kross und innen zart. Auch allerlei Gemüse gelingt im Ofen schnell und lecker. Beim Backen wird das Gargut generell bei großer Hitze unbedeckt im Ofen gegart. Dies ist eine sehr gesunde Garmethode.

Besser als ihr Ruf: die Mikrowelle

Sie haben richtig gehört: Mikrowelle. Scheuen Sie sich nicht, moderne Küchenhilfen wie den Mikrowellenofen einzusetzen, in der man Speisen aller Art in Minutenschnelle dämpfen kann. Aber Mikrowellen eignen sich nicht nur für hektische Esser. Sie können auch gut für die Gesundheit sein. Da das Gargut in der Mikrowelle so schnell und ohne Wasserzugabe erhitzt wird, bleiben oft mehr Vitamine und Mineralien erhalten als bei anderen Garmethoden. Außerdem erweitert die Mikrowelle die Palette der gesunden Produkte im Supermarkt. So gibt es etwa Vollkornreis, den man in der Mikrowelle in einer Minute servierfertig machen kann. Sie müssen daher nicht das Gefühl haben zu »schummeln«, wenn Sie Ihr Essen in der Mikrowelle zubereiten. Kümmern Sie sich lieber um das Wesentliche: was Ihr Essen enthält. Die Mikrowelle kann Ihnen auf dem Weg zu einer gesunden Ernährungsweise eine große Hilfe sein. Wenn Sie sie richtig einzusetzen wissen, gibt es für ungesundes Essen keine Ausrede mehr!

Zubehör: Ein Bräter ist etwas sehr Praktisches – nicht nur für die Weihnachtsgans! Ich rate zu einem antihaftbeschichteten Bräter von guter Qualität, möglichst mit einem Einsatz, durch den Fett aus dem Fleisch in den Bräter tropfen kann, sodass der fertige Braten so fettarm wie möglich gerät. Aus dem Bratensaft kann man immer noch Sauce machen, wenn man möchte.

Kochtechnik: Schmoren

Spanier und Chinesen schmoren liebend gerne, und Sie sollten es ihnen gleichtun. Beim Schmoren werden die Zutaten in einem großen, geschlossenen Topf langsam gegart. Es ist eine einfache und effiziente Kochtechnik für Fleisch und Gemüse. Zum Schmoren eignen sich besonders Eintopfgerichte wie der spanische Kichererbsen-Spinat-Eintopf. Auch die Japaner machen herrliche Schmorgerichte, etwa Sukiyaki, eine meiner absoluten Leibspeisen.

Zubehör: Wenn Sie auch nur gelegentlich kochen, haben Sie wahrscheinlich alles, was Sie zum Schmoren brauchen: einen Schmortopf oder einen großen, ofenfesten Topf mit Deckel.

Wenn's schnell gehen muss

Keine Scheu vor Abkürzungen in der Küche. Wenn Sie in Eile sind, können Sie sich Tiefkühl- oder Mikrowellen-Reis machen oder auch fertig gekochtes Hühnerfleisch aus der Konserve als Eiweißration zum Salat oder in die Suppe geben. Aus der Tüte direkt in den Wok kommt klein geschnittenes, tiefgefrorenes Gemüse – auch sehr praktisch. Bohnen und Linsen aus der Dose sind sowieso unverzichtbar. Es gibt keinen Grund dafür, Hülsenfrüchte über Nacht einzuweichen, wenn Sie nicht Zeit und Lust dazu haben. Auf das Ergebnis kommt es an, nicht auf den Prozess.

16. KAPITEL

Wie Sie die *5-Faktor-Welt-Diät* leben

Nun, da Sie über die verwendeten Kochtechniken bestens unterrichtet sind, wenden wir uns noch einem weiteren Faktor zu, der für die Gesundheit in den Top-Ten-Ländern wichtig ist: der Lebensweise. Schließlich ist die Vorliebe für Gemüse nicht das Einzige, was die Menschen in diesen Ländern gemeinsam haben. Sie alle sind auch in kulinarische Gebräuche eingebunden, die dem Essen einen ganz bestimmten Wert zuweisen: als etwas, das genossen und nicht hineingeschaufelt werden will. Aus diesen Traditionen können wir eine Reihe von Lehren ziehen.

1. Lektion: Lassen Sie sich Zeit

Ich habe es bereits gesagt und sage es wahrscheinlich nicht zum letzten Mal: Gedrosseltes Esstempo lässt nicht nur das Vergnügen an den Mahlzeiten steigen, sondern mäßigt auch die Portionen und führt so langfristig zur Gewichtsabnahme. Egal ob in Spanien oder Israel, weltweit verbringen Menschen Stunden über Stunden beim Essen. Und erstaunlicherweise essen Franzosen und Italiener während ihrer berühmten Acht-Gänge-Gelage oft weniger, als wir Amerikaner uns gerne auf einen einzigen Teller packen!

Längeres, strukturiertes Tafeln, wie die Franzosen es berühmt gemacht haben, ist eine hervorragende Strategie, um Mahlzeiten abwechslungsreich zu gestalten und gleichzeitig die Kalorienaufnahme zu regulieren. Merken Sie sich: Das Sättigungsgefühl braucht länger als der Appetit; selbst wenn man mehr als genug gegessen hat, hat man noch Lust auf mehr. Lässt man den Appetit dagegen etwas warten, stellt sich bald ein Sättigungsgefühl ein. Unterbrechungen während des Essens begünstigen diesen Vorgang.

Ich bin der Erste, der zugibt, dass das hektische Leben uns keine Zeit für langwierige Tafelrunden lässt, aber jeder von uns, egal wie beschäftigt er oder sie sein mag, kann sich um Entschleunigung bemühen und sich wenigstens an einen richtigen Tisch setzen und von einem richtigen Teller essen. Schwören Sie sich, nie wieder im Stehen oder aus Styroporschachteln zu essen. Und teilen Sie Ihr Essen, wenn irgend möglich, in verschiedene Portionen oder Gänge auf. Das Tolle an diesem Trick ist, dass Sie dadurch die Essmenge verringern und gleichzeitig das Essvergnügen steigern.

Denken Sie daran, dass das Essen ein Ereignis ist – oder sein sollte. Es sollte mehr sein als bloße Nahrungsaufnahme.

Zum Entschleunigen: Essstäbchen

Langsam essen fällt Ihnen schwer? Ein Vorschlag: Essen Sie hin und wieder mit Essstäbchen, wie es die meisten Menschen in Asien tun. Es muss kein asiatisches Essen sein, auf das sie mit Essstäbchen losgehen. Jedes Gericht, das nicht geschnitten werden muss, eignet sich.

Selbst Schnellesser werden merken, dass Essstäbchen einfach so beschaffen sind, dass sie die Nahrungsaufnahme bremsen. Mit der Gabel kann man große Stücke aufspießen, mit dem Löffel große Mengen schaufeln, aber mit Essstäbchen isst man nur das, was dazwischenpasst.

2. Lektion: Genießen Sie

Wenn Sie sich beim Essen Zeit lassen, werden Sie merken, dass es auch mehr Spaß macht. Für die meisten Menschen auf der Welt bedeutet Essen immer noch, sich mit Freunden und Familienangehörigen zusammen an einen Tisch zu setzen und die Geschehnisse des Tages zu besprechen. Essen hat etwas mit Gemeinschaft zu tun, mit gemeinschaftlichem Genuss.

Es macht nur wenig mehr Mühe, sich das Essen zu »verschönern«, und auch dies ist eine Möglichkeit zur Steigerung des Essvergnügens. Anstatt Fast Food aus der Schachtel zu mampfen, glauben die Japaner, dass die Präsentation genauso wichtig ist wie das Essen selbst. Sie geben sich große Mühe, damit jedes Detail sitzt, von der Form des Fischs bis zur Farbe des eingelegten Rettichs. Die Japaner finden auch, dass Essen alle fünf Sinne ansprechen sollte, man isst auch mit den Augen! Gestalten Sie Ihr Essen also farbenfroh und kombinieren Sie viele verschiedene Zutaten aus mehreren Nahrungsmittelgruppen. Wenn Sie auf die Ästhetik achten, verbessern Sie oft gleichzeitig das Nährstoffprofil des Gerichts.

Die Japaner servieren ihre Gerichte auf kleinen Tellerchen – je dekorativer, desto besser. Dieser Trick macht das Essen nicht nur attraktiver, sondern dient auch zwei anderen wichtigen Zielen: der Verringerung der Portionsgröße und der Verlängerung der Essensdauer.

3. Lektion: Alles in Maßen

Wer ein gesundes Gewicht halten will, muss seine Portionen einschränken, und wenn es auf meiner kulinarischen Weltreise einen roten Faden gibt, ist es die hohe Kunst des Maßhaltens. Sei es die japanische Technik des *Hara hachi bunme*, bei dem man sich nur 80-prozentig satt isst, oder die schwedische Praxis, »gerade genug« zu essen, auf der ganzen Welt wissen die meisten Menschen, wann es reicht. Die für ihre schweren Speisen berühmten Franzosen achten immer darauf, nicht zu viel zu essen. Lieber begrenzen sie ihre Portionen, als dass sie sich mit leichteren Zutaten zufriedengeben. Ähnlich in Spanien: Man isst, was man will – auch fetten Käse und gepökeltes Schweinefleisch –, aber immer in Maßen.

4. Lektion: Gründlich mischen

Wenn Sie mit jeder Mahlzeit eine ausgewogene Mischung aus verschiedenen Zutaten und Geschmacksrichtungen hinbekommen, wird Ihre Ernährung abwechslungs- und nährstoffreich. Vielfalt, wie beim schwedischen Smörgåsbord, ist die Würze des Lebens. Japaner, Chinesen und Koreaner haben sich auf ihre jeweils eigene Weise die Philosophie der »fünf Geschmacksrichtungen« zu eigen gemacht und bringen in jede Mahlzeit möglichst alle fünf Geschmacksrichtungen (bitter, süß, scharf, salzig und sauer) ein.

5. Lektion: Werden Sie kreativ

Spaß beim Kochen wie auch beim Essen ist eine Voraussetzung für eine gesunde Einstellung zum Essen – und für ein dauerhaft gesundes Gewicht. Kochen ist eine aufregende Gelegenheit, der Kreativität freien Lauf zu lassen. Wenn Sie Essen zubereiten, müssen Sie sich nicht sklavisch an ein Rezept halten. Je sicherer Sie beim Kochen werden, desto mehr können Sie improvisieren. Man tauscht einfach ein oder zwei Zutaten aus, und schon ist womöglich etwas unerwartet Leckeres entstanden.

Holen Sie auch, wie in anderen Kulturen üblich, Ihre Kinder in die Küche und beziehen Sie sie in die Zubereitung von Mahlzeiten mit ein. Das Weitergeben von Rezepten von einer Generation an die nächste sollte in jeder Familie eine wichtige Tradition sein, auf jeden Fall wird dadurch die Küchenarbeit lebendiger. Sie bringen Ihren Kindern wertvolle Fertigkeiten bei und sparen sich dabei auch noch Arbeit!

6. Lektion: Bewegung

In den meisten Ländern gibt es eine Nationalsportart. In meinem Heimatland Kanada ist es Eishockey (und Lacrosse). In den Vereinigten Staaten ist es Baseball. In Italien, Spanien und vielen anderen europäischen Ländern ist es Fußball. Japaner und Koreaner praktizieren Kampfsportarten wie Karate oder Taekwondo, und in China versammeln sich Menschen jeden Alters frühmorgens im Park zum Tai-Chi. Schweden lieben Waldwanderungen und andere kernige Outdoor-Aktivitäten.

Auch wenn alle diese Freizeitbeschäftigungen der Gesundheit zuträglich sind (und dabei viel Spaß machen), liefern sie keine hinreichende Erklärung dafür, warum die Menschen in manchen Ländern so viel fitter sind als in anderen. Bei meinen Recherchen fiel mir immer wieder ein Faktor auf, der offenbar die gesunden Völker von den nicht so gesunden unterscheidet: das Gehen. Menschen, die im Alltagsleben mehr zu Fuß gehen, sind besser in Form, wiegen tendenziell weniger und leben länger als bewegungsfaule Menschen. In gewissem Sinne ist es wirklich so simpel. Eine kürzlich erschienene australische Studie stellte ein reziprokes Verhältnis zwischen dem Körpergewicht und der Anzahl der täglichen Schritte fest: Man wiegt also umso weniger, je mehr man geht.

Die meisten von uns gehen am Tag zwischen 3000 und 5000 Schritte. Um jedoch gesund zu bleiben, empfehlen Ärzte die doppelte Anzahl, also an jedem Tag rund 10 000 Schritte. Das entspricht etwa acht Kilometern, was dem Gesundheitsministerium zufolge das absolute Minimum für die Gesunderhaltung des Herz-Kreislauf-Systems ist. Womöglich müssen Sie einfach nur mehr gehen, um Ihr Leben zu verändern. Sie werden besser schlafen, besser atmen und abnehmen.

Leichter gesagt als getan? Vielleicht auch nicht. Man muss nur begreifen, dass jeder Schritt zählt. Man muss nicht auf dem Laufband schwitzen, um fit zu bleiben. Quer durchs Zimmer gehen, wenn das Telefon klingelt, das ist auch schon etwas, oder mal eben raus zum Briefkasten laufen.

Es gibt unzählige Arten, die Schrittzahl im Alltag zu erhöhen. Wie wär's mit einer *Passeggiata* vor oder nach dem Abendessen, einem Bummel durchs Viertel, bevor es dunkel wird? Oder einem *Paseo* nach spanischer Art, einem Verdauungsspaziergang nach dem umfangreichen Sonntagsmahl?

Es gibt noch mehr Möglichkeiten, um an jedem Tag der Woche mehr zu gehen. Lassen Sie hin und wieder das Auto stehen. Nehmen Sie stattdessen öffentliche Verkehrsmittel – auch wenn es bis zur nächsten Haltestelle eine Viertelstunde Fußweg ist. Je weiter der Weg zwischen Ihrem Haus und der Haltestelle, desto mehr wird es Ihnen Ihr Körper danken. Wenn Sie bereits mit öffentlichen Verkehrsmitteln unterwegs sind, könnten Sie mal etwas zeitiger aufbrechen, eine Station vor oder nach Ihrem eigentlichen Ziel aussteigen und den Rest des Weges zu Fuß gehen. Nebenbei entdecken Sie so Ihre Stadt neu.

Wenn es in Ihrer Gegend keine öffentlichen Verkehrsmittel geben sollte, gründen Sie einfach mit einer Nachbarin oder einem Nachbarn eine Fahrgemeinschaft – und gehen zu Fuß zu Ihrer Mitfahrgelegenheit. (Das gesparte Geld geben Sie dann für schmalere Jeans aus!) Wenn Sie eingefleischter Autofahrer sind, können Sie beim Einkaufen den absolut ungünstigsten Parkplatz ansteuern, um den Weg zwischen Supermarkt und Auto hin- und herzugehen. Im Flughafen meiden Sie die Laufbänder und legen den Weg zwischen den Flugsteigen zu Fuß zurück. Wenn Sie in einem Gebäude mit Aufzug wohnen oder arbeiten, sollten Sie lieber Treppen steigen – zunächst einmal in der Woche, dann zwei- oder dreimal. (Viele ältere Gebäude haben keine Aufzüge oder Rolltreppen, sodass die Menschen gezwungen sind, die Treppen zu benutzen – und so ihre Beine zu trainieren.) Wenn Sie im Büro arbeiten, gehen Sie am besten zu den Kollegen hinüber und sprechen von Angesicht zu Angesicht mit ihnen. Indem Sie Ihre Lebensweise etwas weniger effizient gestalten, machen Sie Ihren Körper effizienter.

Fit durch Fortbewegung: aktive Mobilität

Walking hält fit, aber zweckgebundenes Gehen ist womöglich noch gesünder. Eine Studie hat kürzlich herausgefunden, dass »aktive Mobilität« – also zu Fuß oder per Fahrrad dahin gelangen, wo man hinmuss – langfristig ein entscheidender Faktor für die Gesundheit ist.[48] Amerika hat unter den untersuchten Ländern das niedrigste Maß an aktiver Mobilität (nur etwa 8 Prozent von uns gelangen durch aktive Mobilität zum Arbeitsplatz) und gleichzeitig die höchste Fettleibigenquote, während es in Europa, wo es eher üblich ist, zu Fuß oder mit dem Rad zur Arbeit zu kommen, sehr wenige Fettleibige gibt. Dort werden auch die meisten Besorgungen zu Fuß erledigt, während wir für 55 Prozent aller nur 500 Meter und für 85 Prozent aller 1000 Meter weiten Wege ins Auto steigen.

Ich kann gar nicht genug betonen, wie wichtig es ist, die Abhängigkeit vom Auto (nur ein wenig) zu überwinden und etwas leichte Bewegung von mittlerer Intensität in den Tagesablauf zu integrieren. Um dies zu verdeutlichen, möchte ich Sie an eine Statistik erinnern, die ich bereits zitiert habe. Europäer legen durchschnittlich im Jahr 381 Kilometer zu Fuß und 187 per Rad zurück, Amerikaner gehen nur 140 Kilometer und radeln 39. Dieser Unterschied macht sich enorm beim Körpergewicht bemerkbar: In Europa werden pro Jahr zwei bis vier Kilo Fett durch Fortbewegung verbrannt, in den USA nur ein Kilo. Überlegen Sie mal, wie sich dieser Unterschied über die Jahre auswirkt.

Wenn Sie täglich stundenlang telefonieren, sei es zu Hause oder bei der Arbeit, sollten Sie sich ein Headset gönnen und beim Telefonieren herumgehen. Vielleicht schaffen Sie dabei sogar ein wenig Hausarbeit! Ich kann Ihnen versprechen, dass wirklich jedes kleine bisschen Bewegung, das Sie in Ihrem Tagesablauf unterbringen könne, langfristig Ihrer Gesundheit großen Nutzen bringen wird.

Aber alle diese Maßnahmen zusammen reichen unter Umständen nicht, um die Zielvorgabe von 10 000 Schritten täglich zu erfüllen. Das ist nicht weiter schlimm. Zunächst geht es darum, Ihre Bewegungsaktivität langsam zu steigern. Nachdem Sie ein paar Wochen lang Ihre Tagesschrittzahl stetig erhöht haben, können Sie die Latte höher legen, indem Sie ein paarmal die Woche morgens eine flotte Runde durchs Viertel drehen. Suchen Sie sich einen Spazierpartner (oder einen geladenen iPod), dann macht das Gehen mehr Spaß. Oder Sie nehmen sich bequeme Schuhe mit zur Arbeit und verbringen einen Teil Ihrer Mittagspause flanierend. Wenn Sie den Ehrgeiz haben, wirklich abzunehmen, können Sie das Minimum von 10 000 Schritten hinter sich lassen und 15 000 Schritte pro Tag anpeilen.

Messen motiviert: der Schrittzähler

Wissen Sie, wie viele Schritte Sie an einem Tag gehen? Sie werden womöglich überrascht sein – unangenehm überrascht. Die beste Methode, um exakt zu messen, wie viel man zu Fuß geht, ist ein Schrittzähler, ein kleines Gerät, das man am Gürtel oder am Fußgelenk befestigt. Untersuchungen haben ergeben, dass das Tragen eines Schrittzählers das Bewusstsein für die eigene Bewegung weckt und mit etwas Glück auch zu mehr Bewegung führt. Eine Studie der Universität von Stanford stellte fest, dass Menschen, die Schrittzähler trugen, ihre körperliche Aktivität um 27 Prozent steigerten, indem sie täglich 2000 Schritte (1,6 Kilometer) mehr gingen.[49] Außerdem sank ihr BMI *(Body-Mass-Index)*.

Schrittzähler sind preiswert; ein einfaches Modell bekommt man schon für 5 Euro. Sie sind leicht und passen in jede Hand- oder Jackentasche. Mit einem Schrittzähler können Sie genau feststellen, wie viel Sie am Tag zu Fuß gehen – und wie viel Sie gehen sollten. Wenn Sie einen Schrittzähler benutzen, sollten Sie über ihre tägliche Schrittzahl Buch führen, sodass Sie mit der Zeit Ihren Fortschritt dokumentieren und sich dadurch zum Weitermachen motivieren.

Es gibt so viele einfache Dinge, die Sie tun können, um Ihre Lebensweise etwas gesünder zu gestalten. Eine Untersuchung hat ergeben, dass Frauen, die nur eine Stunde in der Woche in mittlerem Tempo spazieren gehen, ihr Herzkrankheitsrisiko deutlich senken.[50] Regelmäßiges Gehen senkt auch nachweislich den Blutdruck, mindert das Diabetes- und Schlaganfallrisiko und erhöht das Lungenvolumen. Bewegungsmangel ist eine der Hauptursachen für chronische Gesundheitsprobleme; je mehr Sie sich also bewegen, desto gesünder werden Sie.

Haben Sie von so viel Gerede über Bewegung Hunger bekommen? Na, prima. Denn endlich können Sie sich in meine Sammlung der gesündesten – und köstlichsten – Rezepte der Welt vertiefen.

DIE REZEPTE DER
5-FAKTOR-
WELT-DIÄT

Hinweis

Die hier verwendete Mengenangabe »Tassen« errechnet sich aus der angloame-
rikanischen Maßeinheit *cup*, die mit 237 Milliliter definiert ist. 1 Tasse in den
folgenden Rezepten entspricht ½ cup im Original. Zum Abmessen einfach eine
kleine Kaffeetasse nehmen.

Frühstück

Miso-Suppe mit Tofu

Für 2 Personen
Zubereitungszeit: 5 Minuten
Garzeit: 15 Minuten

Miso-Paste bekommt man in japanischen bzw. asiatischen Lebensmitte-
läden und im Kühlregal vieler Supermärkte. Es gibt viele verschiedene
Sorten. Hier verwenden wir eine mildere, hellere Miso-Paste. Wählen Sie,
wenn möglich, fettarmen Tofu.

TIPP: Probieren Sie doch mal Miso-Tütensuppe, wenn Sie welche finden.
Nur heißes Wasser zugeben, und schon haben Sie das schnellste asiatische Frühstück der Welt.

400 ml natriumarme Hühnerbrühe
2 EL helle Miso-Paste
1 EL Mirin oder Reisessig
1 Tasse TK-Erbsen, aufgetaut
1 ½ Tassen fester Seidentofu, gewürfelt
1 Frühlingszwiebel, fein geschnitten
3 Tassen vorgekochter Vollkornreis, erwärmt

2 Tassen Brühe in einem kleinen Topf bei mittlerer Hitze erwärmen. Die
Miso-Paste hineinrühren. 3 Minuten ziehen lassen und dabei die Paste an
der Wand des Topfes zerdrücken, um sie aufzulösen. Restliche Brühe, 2
Tassen Wasser und den Essig zugeben. Aufkochen, dann die Hitze reduzieren und 6 Minuten köcheln lassen. Erbsen zugeben und 2 Minuten garen.

Suppe auf 2 Schalen verteilen und mit Frühlingszwiebel garnieren. Der
Reis wird als Beilage serviert und nach Belieben in die Suppe gegeben.

Soba-Nudeln mit Gurke und Kohl

Für 2 Personen
Zubereitungszeit: 5 Minuten
Garzeit: 5 Minuten

Soba-Nudeln werden in Japan heiß oder kalt gegessen, zum Frühstück, Mittag- und Abendessen. Sollten Sie keine bekommen können, nehmen Sie einfach Vollkornspaghetti.

> *1 EL natriumarme Sojasauce*
> *1 EL Reisessig*
> *1 EL Zitronensaft, frisch gepresst*
> *1 TL Sesam- oder Pflanzenöl*
> *110 g Soba- oder Udon-Nudeln*
> *1 gekochte Hühnerbrusthälfte (etwa 110 g) ohne Haut und Knochen, in Stücken*
> *2 Frühlingszwiebeln, fein geschnitten*
> *1 Landgurke oder ½ Salatgurke, geschält, entkernt und in dünne Scheiben geschnitten*
> *2 Tassen fertiger Krautsalat*

Sojasauce, Essig, Zitronensaft und Öl in einer kleinen Schüssel gut verrühren.

Nudeln nach Packungsangabe kochen. Abgießen und unter kaltem Wasser abkühlen.

Nudeln, Hühnerbrust, Frühlingszwiebeln, Gurke und Krautsalat in einer Schüssel mit dem Soja-Dressing vermengen und servieren.

Soba-Nudelpfanne

Für 2 Personen
Zubereitungszeit: 10 Minuten
Garzeit: 20 Minuten

Die schnell zu kochenden Soba-Nudeln werden aus Buchweizen hergestellt und enthalten daher mehr Ballaststoffe als Weizen- oder Reisnudeln.

85 g Soba-Nudeln
110 g fester Tofu, abgetropft, trocken getupft und gewürfelt
Salz
1 Brokkoli, in Röschen und dünne Scheiben geschnitten
60 g Zuckerschoten
1 EL fettarme Erdnussbutter ohne Stückchen
1 EL Reisessig
1 EL natriumarme Sojasauce
1 Prise getrocknete rote Chili, zerstoßen (nach Belieben)
2 Knoblauchzehen, gehackt

Nudeln nach Packungsangabe kochen. Abgießen und unter kaltem Wasser spülen, damit sie nicht verkleben.

Ein wenig Öl in einer mittelgroßen, beschichteten Pfanne erhitzen. Tofu in die Pfanne geben, salzen und 8 Minuten unter gelegentlichem Rühren bei mittlerer Hitze braten, bis er goldbraun ist. Beiseitestellen. Nun Brokkoli und Zuckerschoten mit einem Schuss Wasser in die Pfanne geben. 5 Minuten bedeckt dünsten, bis das Gemüse gar, aber knackig ist.

Währenddessen die Sauce zubereiten. Erdnussbutter mit 2 EL Wasser verrühren. Essig, Sojasauce und, falls gewünscht, Chili unterrühren.

Nudeln, Tofu, Knoblauch und Sauce zum Gemüse geben. 2 Minuten unter Rühren weiterdünsten, bis die Nudeln warm sind. Servieren.

Gebratener Reis mit Pilzen und Edamame

Für 2 Personen
Zubereitungszeit: 10 Minuten
Garzeit: 7 Minuten

Fertig gekochten Vollkornreis und geschälte Edamame-Bohnen findet man im Tiefkühlregal. Eine gute, zeitsparende Alternative ist Schnellkoch-Vollkornreis.

> **Salz und schwarzer Pfeffer**
> **1 Eiweiß, leicht aufgeschlagen**
> **150 g Shiitake-Pilze, geputzt und in dünne Scheiben geschnitten**
> **1 ½ Tassen TK-Edamame (geschält), aufgetaut**
> **2 Knoblauchzehen, gehackt**
> **2 Tassen fertig gekochter Vollkornreis**
> **4 Frühlingszwiebeln, diagonal in dünne Scheiben geschnitten**
> **3 EL Limettensaft, frisch gepresst**
> **1 EL natriumarme Sojasauce**

Salz und Pfeffer nach Belieben unter das Eiweiß schlagen und in einer großen, beschichteten Pfanne bei mittlerer Hitze mit ein wenig Öl ohne zu rühren 1 Minute fest werden lassen. Mit dem Gummischaber das Ei aus der Pfanne lösen und auf ein Schneidebrett gleiten lassen. Aufrollen und kreuzweise kleinschneiden.

Pilze, Edamame und Knoblauch in die Pfanne geben und 4 Minuten unter häufigem Rühren braten, bis die Pilze zart sind. Reis, Ei, Frühlingszwiebeln, Limettensaft und Sojasauce zugeben. 2 Minuten unter Rühren braten, bis der Reis warm ist. Servieren.

Zwischenmahlzeiten
Nori-Rolle mit Räucherlachs

Für 2 Personen
Zubereitungszeit: 10 Minuten

Um mit der 5-Faktor-Diät konform zu gehen, verwenden wir Vollkornreis, der nicht so gut klebt wie Sushi-Reis, sodass die Rolle etwas schwieriger anzufertigen ist.

3 Tassen fertig gekochter Vollkornreis
1 EL Reisessig
2 TL natriumarme Sojasauce, und noch etwas zum Dippen
2 Blätter Nori (getrockneter Seetang)
110 g Räucherlachs, in Streifen geschnitten
1 Tasse Zuckererbsen, geputzt und längs in dünne Streifen geschnitten
2 EL Zitronensaft, frisch gepresst

Reis, Essig und Sojasauce in einer mittelgroßen Schüssel vermengen.

Sushi-Matte aus Bambus so auf die Arbeitsplatte legen, dass die Stäbchen quer verlaufen. Ein Blatt Nori mit der glänzenden Seite nach unten auf die Matte legen. Hände anfeuchten und die Hälfte vom Reis auf dem Nori-Blatt verteilen, dabei an den beiden langen Seiten je 3,5 cm Rand frei lassen. Die Hälfte der Lachsstreifen in einer mittigen horizontalen Linie quer über den Reis legen. Oberhalb des Lachsstreifens eine Linie aus der Hälfte der Zuckererbsen legen. 1 TL Zitronensaft über den Reis versprenkeln.

Die untere Kante (aus Ihrer Sicht) der Sushi-Matte mit den Daumen anheben und dabei die Füllung mit den Fingern fixieren. Die Matte über der Füllung zusammenklappen, sodass Ober- und Unterkante des Reisfelds zusammenkommen. Die Rolle auf ganzer Länge behutsam, aber kräftig zusammendrücken und dabei die Oberkante der Matte von der Rolle wegziehen, sodass diese enger wird. Mit beiden Händen die Rolle in die Bambusmatte fest zusammendrücken. Rolle auf einen Teller geben, mit einem feuchten Handtuch bedecken und kühl stellen. Aus den restlichen Zutaten eine zweite Rolle anfertigen.

Rollen aus dem Kühlschrank nehmen. Scharfes Messer anfeuchten und jede Rolle in 8 gleich große Stücke schneiden. Mit Sojasauce servieren.

Scharfes Sushi mit Thunfisch

Für 2 Personen
Zubereitungszeit: 10 Minuten

Für Thunfisch-Sushi sollte der Fisch so frisch wie möglich sein, da er roh verzehrt wird.

TIPP: Für Sushi wird traditionell Sushi-Reis verwendet, der leider sehr wenig Ballaststoffe enthält. Also lieber Vollkornreis nehmen.

3 Tassen fertig gekochter Vollkornreis
1 EL Reisessig
2 TL natriumarme Sojasauce, und noch etwas zum Dippen
2 Blätter Nori (getrockneter Seetang)
110 g weißer Thunfisch in Sushi-Qualität, in 2 cm breite Stücke geschnitten
2 TL Wasabi-Paste

Reis, Essig und Sojasauce in einer mittelgroßen Schüssel vermengen.

Sushi-Matte aus Bambus so auf die Arbeitsplatte legen, dass die Stäbchen quer verlaufen. Ein Blatt Nori mit der glänzenden Seite nach unten auf die Matte legen. Hände anfeuchten und die Hälfte vom Reis auf dem Nori-Blatt verteilen, dabei an den beiden langen Seiten je 3,5 cm Rand frei lassen. Die Hälfte der Thunfischstreifen in einer mittigen horizontalen Linie quer über den Reis legen. Oberhalb des Thunfischstreifens eine Linie aus der Hälfte der Wasabi-Paste legen.

Die untere Kante (aus Ihrer Sicht) der Sushi-Matte mit den Daumen anheben und dabei die Füllung mit den Fingern fixieren. Die Matte über der Füllung zusammenklappen, sodass Ober- und Unterkante des Reisfelds zusammenkommen. Die Rolle auf ganzer Länge behutsam, aber kräftig zusammendrücken und dabei die Oberkante der Matte von der Rolle wegziehen, sodass diese enger wird. Mit beiden Händen die Rolle in der Bambusmatte fest zusammendrücken. Rolle auf einen Teller geben, mit einem feuchten Handtuch bedecken und kühl stellen. Aus den restlichen Zutaten eine zweite Rolle anfertigen.

Rollen aus dem Kühlschrank nehmen. Scharfes Messer anfeuchten und jede Rolle in 8 gleich große Stücke schneiden. Mit Sojasauce servieren.

Frischgemüse-Sushi

Für 2 Personen
Zubereitungszeit: 10 Minuten

Mirin wird in der japanischen Küche oft als Sauce verwendet. Es ist ein gesüßter Reiswein, der dem Sake ähnelt, aber nicht so viel Alkohol hat.

3 Tassen fertig gekochter Vollkornreis
1 EL Mirin oder Reisessig
2 Blätter Nori (getrockneter Seetang)
85 g gekochte TK-Garnelen (geschält und entdarmt), gehackt
½ Möhre, geschält und in Stifte (6 mm breit, 7,5 cm lang) geschnitten
½ rote Paprika, in Stifte (6 mm breit, 7,5 cm lang) geschnitten
1 Frühlingszwiebel, in Streifen (6 mm breit, 7,5 cm lang) geschnitten
Wasabi-Paste
Natriumarme Sojasauce

Reis und Mirin in einer mittelgroßen Schüssel vermengen.

Sushi-Matte aus Bambus so auf die Arbeitsplatte legen, dass die Stäbchen quer verlaufen. Ein Blatt Nori mit der glänzenden Seite nach unten auf die Matte legen. Hände anfeuchten und die Hälfte vom Reis auf dem Nori-Blatt verteilen, dabei an den beiden langen Seiten je 3,5 cm Rand frei lassen. Die Hälfte der Möhrenstifte und Garnelenstückchen in einer mittigen horizontalen Linie quer über den Reis legen. Ähnliche Linien aus der Hälfte von Paprika und Frühlingszwiebel legen. 1 TL Zitronensaft über den Reis versprenkeln.

Die untere Kante (aus Ihrer Sicht) der Sushi-Matte mit den Daumen anheben und dabei die Füllung mit den Fingern fixieren. Die Matte über der Füllung zusammenklappen, sodass Ober- und Unterkante des Reisfelds zusammenkommen. Die Rolle auf ganzer Länge behutsam aber kräftig zusammendrücken und dabei die Oberkante der Matte von der Rolle weg ziehen, sodass diese enger wird. Mit beiden Händen die Rolle in der Bambusmatte fest zusammendrücken. Rolle auf einen Teller geben, mit einem feuchten Handtuch bedecken und kühl stellen. Aus den restlichen Zutaten eine zweite Rolle anfertigen.

Rollen aus dem Kühlschrank nehmen. Scharfes Messer anfeuchten und jede Rolle in 8 gleich große Stücke schneiden. Mit Sojasauce servieren.

Yakatori-Hähnchenspieße

Für 2 Personen
Zubereitungszeit: 5 Minuten (plus Marinierzeit)
Garzeit: 6 Minuten

TIPP: Wenn Sie Schaschlikspieße aus Holz benutzen, müssen Sie sie vorher mindestens 10 Minuten wässern, damit sie nicht verkohlen. Es klappt besser, wenn Sie die Fleischstreifen so auf die Spieße stecken, dass sie möglichst flach liegen.

½ Tasse Mirin
½ Tasse natriumarme Sojasauce
1 EL Agavensirup
2 EL Reisessig
1 TL frischer Ingwer, geschält und gehackt
2 Hähnchenbrusthälften ohne Haut und Knochen (jeweils circa 110 g),
in dicke Streifen geschnitten
1 rote Paprika, in Stücke geschnitten
2 Frühlingszwiebeln, jeweils in 8 Stücke teilen
3 Tassen vorgekochter Vollkornreis, erwärmt

Mirin, Sojasauce, Agavensirup, Essig und Ingwer in einem kleinen Topf erhitzen, bis der Agavensirup flüssig ist.

Fleisch, Paprika und Frühlingszwiebeln auf 8 Schaschlikspieße (20–25 cm) aus Holz oder Metall ziehen. Die Spieße in eine Kasserole aus Glas legen und mit der Sauce übergießen. 30 Minuten marinieren lassen.

Grill, Herd mit Oberhitze oder beschichtete Grillpfanne vorheizen. Spieße in den Grill legen und von jeder Seite 3 Minuten grillen, bis das Fleisch durch ist. Dabei gelegentlich wenden und während der ersten 3 Minuten mit Marinade bestreichen. Spieße auf warmem Reis servieren.

Himbeer-Grüntee auf Eis

Für 2 Personen
Zubereitungszeit: 5 Minuten

Aus traditionellem japanischen Grüntee haben wir ein wunderbar erfrischendes Eisgetränk gezaubert – eine herrliche Abkühlung an heißen Tagen. Und nicht nur das: jedes Glas enthält mehr als die Hälfte der empfohlenen täglichen Vitamin-C-Dosis.

TIPP: Molkeneiweiß-Pulver ist die erste Wahl, aber Sojaeiweiß-Pulver geht auch.

3 Tassen TK-Himbeeren
1 ½ Tassen aufgegossener grüner Tee, abgekühlt
1 ½ Messlöffel Molkeneiweiß-Pulver
1 EL Agavensirup
1 EL Limettensaft, frisch gepresst
Sprudelwasser
Limettenschnitze

Himbeeren mit dem Tee im Mixer pürieren. Eiweißpulver, Agavensirup und Limettensaft dazugeben und alles glatt und schaumig mixen. Eiswürfel in zwei hohe Gläser geben und die Mischung darübergießen. Mit Sprudelwasser auffüllen und mit Limettenschnitzen garnieren.

Sesam-Orange-Thunfisch vom Grill

Für 2 Personen
Zubereitungszeit: 10 Minuten
Garzeit: 5 Minuten

Total in Eile? Ersetzen Sie einfach die selbst gemachte Marinade durch 1
Tasse fertige Sesamöl-Ingwer-Vinaigrette.

Marinade

> **2 EL Orangensaft**
> **½ TL Raps- oder anderes Pflanzenöl**
> **1 EL Reisessig**
> **1 kleine Knoblauchzehe, gehackt**
> **1 TL abgeriebene Orangenschale**
> **½ TL asiatisches Sesamöl**
> **Salz und schwarzer Pfeffer**

Fisch

> **2 Thunfischfilets (je circa 140 g)**
> **110 g grüne Bohnen, geputzt**
> **8 Tassen Mizuna oder anderer kleinblättriger Salat**
> **3 Tassen vorgekochter Vollkornreis, erwärmt**

Die Marinadenzutaten in einem Glas oder Plastikmessbecher verrühren.

Thunfisch in eine säurefeste Kasserole legen, mit der Marinade begießen
und darin wenden. Im Kühlschrank 30 Minuten marinieren.

Fisch aus der Marinade holen (Marinade weggießen) und in beschichteter
Pfanne mit ein wenig Öl 3 Minuten im Ofen bei mittlerer Hitze (Oberhitze)

grillen. Vorsichtig wenden und noch 2 Minuten grillen, bis er außen gebräunt, aber innen noch glasig ist.

Währenddessen die grünen Bohnen dämpfen, bis sie zart, aber noch knackig sind.

Mizuna auf einer Platte anrichten, Bohnen und Fisch darauflegen. Mit Reis servieren.

Lachs-Teriyaki mit Asia-Krautsalat

Für 2 Personen
Zubereitungszeit: 5 Minuten
Garzeit: 15 Minuten

Tiefseefische wie der Lachs sind meist fetter als Süßwasserfische und liefern daher in der Regel sehr viel Omega-3-Fettsäuren. Die sind, wie Sie wissen, gut fürs Herz und ein wichtiger Bestandteil Ihrer Ernährung.

TIPP: Den Krautsalat können Sie bis zu 4 Stunden im Voraus zubereiten.

½ Tasse natriumarme Sojasauce
2 EL Mirin
2 EL Agavensirup
1 EL frischer Ingwer, geschält und gehackt
1 EL Knoblauch, gehackt
2 Lachsfilets (je circa 110 g)
110 g Soba-Nudeln, gekocht (warm oder kalt)
Asia-Krautsalat (siehe unten)

Sojasauce, Mirin, Agavensirup, Ingwer und Knoblauch in einem kleinen Topf auf mittlerer Hitze zum Köcheln bringen. Hitze reduzieren und 5 bis 7 Minuten unter häufigem Rühren köcheln lassen, bis die Mischung eindickt.

Lachs mit der Marinade in eine wiederverschließbare Gefriertüte legen und darin wenden. Mindestens 30 Minuten oder bis zu 3 Stunden kühl stellen.

Ofen auf 200 Grad vorheizen. Lachs in einer mittelgroßen, ofenfesten Pfanne mit ein wenig Öl bei mittlerer Hitze 4 Minuten braten, dann wenden und die Pfanne weitere 4 Minuten in den Ofen stellen, bis der Fisch gar ist.

Lachs auf den Nudeln und den Krautsalat als Beilage servieren.

Asia-Krautsalat

2 EL Light-Mayonnaise, 2 EL frisch gepressten Zitronensaft und ½ TL asiatisches Sesamöl in einer mittelgroßen Schüssel verrühren. 3 Tassen fertigen Krautsalat darunterheben, bis die Sauce gut verteilt ist. Mit Salz und Pfeffer abschmecken und mit 2 EL Frühlingszwiebelringen garnieren. Mindestens 30 Minuten kühl stellen und kalt servieren.

Shabu-shabu

Für 2 Personen
Zubereitungszeit: 10 Minuten
Garzeit: unterschiedlich

Shabu-shabu ist ein Gericht, bei dem die Zutaten durch Schwenken in siedender Brühe gegart werden. Die Brühe kann nach dem Genuss des Fleisches als Suppe gegessen werden.

225 g Rinderbauchlappen oder Sirloin-Steak, in sehr dünne Scheiben geschnitten
4 Shiitakepilze, geputzt und evtl. halbiert
2 Tassen Chinakohl, gehobelt
1 Tasse Daikon, geraspelt
3 Tassen Hühnerbrühe
3 Tassen vorgekochter Vollkornreis, erwärmt
Ingwer-Dip (siehe unten)

Fleisch und Gemüse auf zwei separaten Tellern bereitstellen.

Brühe in einem mittelgroßen Topf über mittlerer Hitze zum Kochen bringen. Fleisch und Gemüse mit Essstäbchen in der siedenden Brühe hin- und herschwenken, bis der gewünschte Garzustand erreicht ist. Zusammen mit Reis und Dip servieren.

Ingwer-Dip

½ Tasse natriumarme Sojasauce, 2 EL Mirin, 2 EL Reisessig, 1 TL geschälten und gehackten Ingwer und eine Prise rote Chiliflocken in einer Schale verrühren.

Frühstück

Pfirsich-Himbeer-Lassi

Für 2 Personen
Zubereitungszeit: 3 Minuten

Lassi ist ein traditionelles südasiatisches Erfrischungsgetränk aus Joghurt, Honig und Mangos. Dies ist eine Variante aus immer verfügbaren Zutaten: Orangensaft, tiefgefrorene Pfirsiche und Himbeeren.

2 Tassen TK-Pfirsiche
1 Tasse TK-Himbeeren
½ Tasse fettarmer Naturjoghurt
2 EL Orangensaft
4–6 Eiswürfel

Pfirsiche und Himbeeren mit Joghurt und Orangensaft im Mixer oder in der Küchenmaschine glatt pürieren. Eiswürfel zugeben und weitermixen, bis das Eis zerkleinert und der Lassi schaumig ist. In Gläser füllen und servieren.

Kokos-Reis mit Spinat

Die meisten Asiaten essen zum Frühstück etwas Herzhaftes wie dieses sättigende und sehr nahrhafte Reisgericht. Hier kommt noch Spinat dazu, was dem Ganzen Farbe und reichlich Vitamin A verleiht.

1 Tasse Schnellkoch-Vollkornreis
Ungesüßte, fettarme Kokosmilch (Menge: siehe Reispackung)
Salz nach Belieben
140 g junger Spinat
2 Knoblauchzehen, gehackt
1 Tasse TK-Edamame (geschält), aufgetaut

Reis und so viel Kokosmilch, wie auf der Reispackung an Wasser verlangt wird, in einen kleinen Topf geben. Etwa 20 Minuten (nach Packungsangabe) kochen, dabei gelegentlich unter den Deckel gucken. Wenn der Reis zu trocken wird, mehr Kokosmilch zugeben.

Öl in einem mittelgroßen Topf erhitzen. Spinat nach und nach in den Topf geben und dabei bei mittlerer Hitze häufig umrühren. Knoblauch und Edamame zugeben. Weiterdünsten, bis der Spinat nach etwa 5 Minuten zusammengefallen ist. Spinat mit Salz abschmecken und auf dem warmen Reis servieren.

Curry-Süßkartoffelpüree

Für 2 Personen
Zubereitungszeit: 5 Minuten
Garzeit: 17 Minuten

Curry-Süßkartoffel-Püree ist ein beliebter Imbiss in Singapur. Genießen Sie ihn auf warmem Vollkorn-Paratha-Brot oder, falls das nicht zu finden ist, auf Vollkorn-Pita.

> **½ kleine Zwiebel, gewürfelt**
> **½–1 TL rote Curry-Paste, nach Belieben**
> **½ TL Cumin (Kreuzkümmel), gemahlen**
> **¼ TL Zimt, gemahlen**
> **1 große Süßkartoffel (circa 300 g), ungeschält, fein gewürfelt**
> **1 ½ Tassen fettarme Milch, evtl. mehr**
> **1 Tasse fettarmer Naturjoghurt**
> **2 TL Limettensaft, frisch gepresst**
> **Salz und schwarzer Pfeffer**
> **2 Vollkorn-Paratha-Brote, erwärmt**

Ein wenig Öl in einer mittelgroßen, beschichteten Pfanne erhitzen. Zwiebel in die Pfanne geben und bei mittlerer Hitze 2 Minuten unter Rühren braten, bis sie zart ist. Curry-Paste, Cumin und Zimt zugeben, 30 Sekunden umrühren, bis die Paste sich auflöst. Süßkartoffel zugeben und 2 Minuten braten, dabei gut rühren, um die Süßkartoffel gut mit der Paste zu verbinden.

Milch zugeben und 12 Minuten unter Rühren köcheln lassen, bis die Süßkartoffel zart ist. Falls die Mischung zu trocken wird, Milch nachgießen.

Alles zusammen mit Joghurt und Limettensaft in einen Mixer oder in die Küchenmaschine geben und glatt pürieren. Mit Salz und Pfeffer abschmecken und mit dem warmen Brot servieren.

Reissalat mit Hühnerbrust und Zitronengras

Für 2 Personen
Zubereitungszeit: 10 Minuten
Garzeit: 3 Minuten

Zitronengras findet in der südostasiatischen Küche breite Verwendung. Benutzen Sie ein sehr scharfes Messer, um den gelben Teil der Stängel durchzuschneiden, und zerstampfen Sie die Stückchen, um das Aroma freizusetzen. Zitronengras kann holzig sein und muss daher püriert oder weich gekocht werden.

TIPP: Falls kein Zitronengras zu bekommen ist, nehmen Sie abgeriebene Zitronenschale.

1 TL Rapsöl
1 Stängel Zitronengras, gehackt, oder 1 TL abgeriebene Zitronenschale
1 kleine rote Chilischote, entkernt and gehackt
2 Frühlingszwiebeln, klein geschnitten
2 Tassen fertig gekochter Vollkornreis
1 EL Limettensaft, frisch gepresst
1 TL Fischsauce
2 Tassen gekochte Hühnerbrust, zerkleinert
1 Tasse fein gehackte frische Minze

Zitronengras, Chili und Frühlingszwiebeln in einer mittelgroßen, beschichteten Pfanne auf mittlerer Stufe 3 Minuten unter Rühren zart werden lassen. Reis darunterheben.

Limettensaft und Fischsauce in einer mittelgroßen Servierschüssel verrühren. Reismischung darunterheben, mit Hühnerbrust und Minze vermengen. Auf Serviertemperatur abkühlen lassen.

Mie Goreng (Nudeln nach Singapurer Art)

Für 2 Personen
Zubereitungszeit: 10 Minuten
Garzeit: 10 Minuten

Wenn Sie kein Senfgrün finden können, nehmen Sie einfach Spinat für dieses traditionelle Wokgericht aus Singapur.

110 g Senfgrün, gewaschen, ohne Strünke
110 g Soba-Nudeln oder breite Reisnudeln
2 EL natriumarme Sojasauce
1 TL scharfe Chilipaste oder -sauce, etwa Sambal Oelek
1 TL Rapsöl
2 EL frischer Ingwer, geschält und gehackt
2 Tassen Tomaten aus der Dose, abgetropft
220 g mittelgroße vorgekochte Garnelen (geschält und entdarmt), frisch oder tiefgefroren
110 g Bohnensprossen
½ Tasse frischer Koriander, gehackt
Limettenschnitze

Großen Topf mit Salzwasser zum Kochen bringen. Senfgrün hineingeben und 30 Sekunden blanchieren. Mit einer Zange herausnehmen und im Durchschlag abtropfen lassen.

Nudeln in das kochende Wasser geben und gemäß den Packungsangaben kochen. Abgießen und mit kaltem Wasser spülen.

Sojasauce und Chilipaste in einer kleinen Schüssel vermengen.

Ingwer in einer großen, beschichteten Pfanne bei mittlerer Hitze mit ein wenig Öl unter Rühren 30 Sekunden anbraten. Tomaten zugeben und unter Rühren 2 Minuten garen, dann Garnelen und Senfgrün zugeben und 3 Minuten unter Rühren garen. Nudeln und Saucenmischung zugeben und erwärmen. Bohnensprossen und Koriander zugeben. Mit Limettenschnitzen servieren.

Huhn mit Kichererbsen, indisch gewürzt

Für 2 Personen
Zubereitungszeit: 10 Minuten
Garzeit: 3 Minuten

Trotz der zahlreichen Zutaten bekommt man dieses Gericht in weniger als 15 Minuten auf den Tisch. Sie sparen Zeit, indem Sie vorgekochte Hühnerbrust nehmen, etwa von einem Grillhähnchen.

1 Stängel Zitronengras, gehackt, oder 1 TL abgeriebene Zitronenschale (siehe Seite 185)
1 Knoblauchzehe, zerdrückt
½ TL asiatisches Sesamöl
½ TL Currypulver
1 TL frischer Ingwer, geschält und gehackt
2 EL Schalotte, gehackt
Salz und schwarzer Pfeffer
1 ¹/₃ Tasse Dosen-Kichererbsen, abgegossen und gespült
1 Tasse gekochte Hühnerbrust, zerkleinert
2 EL gehackter frischer Koriander
Zitronenschnitze

Ein wenig Öl in einer mittelgroßen, beschichteten Pfanne erhitzen. Zitronengras, Knoblauch, Sesamöl, Currypulver, Ingwer, Schalotte hineingeben und nach Belieben salzen und pfeffern. 1 Minute bei mittlerer Hitze anbraten, um die Aromen zu vermischen und die Gewürze zu rösten. Kichererbsen und Hühnerbrust zugeben und 2 Minuten unter häufigem Rühren erwärmen. Gericht auf zwei Schüsseln verteilen und mit 1 EL Koriander und Zitronenschnitzen garnieren.

Wok-Nudeln mit Garnelen

Für 2 Personen
Zubereitungszeit: 5 Minuten
Garzeit: 10 Minuten

Tiefgekühlte Garnelen sind ein Muss für die schnelle Küche. Sie sind nicht nur bereits geschält und entdarmt, sondern auch meist schon vorgekocht. Wegen ihres hohen Ballaststoffgehalts verwenden wir Soba-Nudeln.

> **60 g Soba- oder Udon-Nudeln**
> **½ rote Chilischote, entkernt and gehackt**
> **2 große Knoblauchzehen, gehackt**
> **85 g mittelgroße vorgekochte TK-Garnelen (geschält und entdarmt), aufgetaut**
> **1 Baby-Pak-Choi ohne Strunk, dünn geschnitten, oder 110 g Spinat, zerkleinert**
> **2 EL TK-Erbsen, aufgetaut**
> **1 EL natriumarme Sojasauce**
> **1 EL süße Chilisauce**

Nudeln nach Packungsangaben kochen und abtropfen lassen.

Ein wenig Öl in einer großen, beschichteten Pfanne erhitzen. Chilischote und Knoblauch hineingeben und 1 Minute bei mittlerer bis starker Hitze unter Rühren anbraten. Garnelen, Pak Choi und Erbsen zugeben und 3 Minuten unter Rühren garen. Nudeln, Soja- und Chilisauce zugeben und erhitzen. Servieren.

Curry-Wan-Tans

Ergibt 18 Wan-Tans
Zubereitungszeit: 15 Minuten
Garzeit: 20 Minuten

Curry ist eines der meistverwendeten Gewürze in der Singapurer Küche. Passen Sie die hier angegebene Menge Currypaste Ihrem persönlichen Geschmack an.

1 Tasse geraspelte Möhren
2 Tassen Senfgrün oder Spinat, klein gehackt
¼–½ TL rote Curry-Paste, nach Belieben
60 g Hühnerbrust in Stücken
¼ TL Currypulver
2 Frühlingszwiebeln, fein geschnitten
Salz nach Belieben
1 Eiweiß, leicht aufgeschlagen
18 Wan-Tan-Teigblätter

Füllung: Ein wenig Öl in einer mittelgroßen, beschichteten Pfanne erhitzen. Möhren und Senfgrün hineingeben, 4 Minuten bei mittlerer Hitze garen, bis die Möhren zart werden und die Blätter zusammenfallen. Currypaste mit 2 EL Wasser zugeben und 30 Sekunden garen, bis die Currypaste aufgenommen ist. Fleisch, Currypulver, Frühlingszwiebeln und Salz unterrühren nach Belieben. Pfanne vom Herd nehmen. Eiweiß unterrühren.

Ein Wan-Tan-Teigblatt auf die Handfläche legen. 1 gehäuften TL Füllung neben die Mitte des Wan-Tan legen. Die andere Hälfte des Teigblatts über die Füllung falten. Wan-Tan mit Daumen und Zeigefinger zusammendrücken und so verschließen.

Ein wenig Öl in einer großen, beschichteten Pfanne erhitzen. Wan-Tans hineingeben und 4 Minuten bei mittlerer Hitze braten, bis die Unterseite goldbraun ist. Wenden und weitere 2 Minuten braten. Auf niedrige Hitze schalten, 1 Tasse Wasser zugeben und 4 Minuten zugedeckt kochen lassen, bis die Wan-Tans leicht glasig werden. Deckel abnehmen, wieder auf mittlere Hitze schalten und 4 Minuten ohne Umrühren garen, bis die Unterseite der Wan-Tans braun und knusprig ist. Wan-Tans zum Abtropfen auf Küchenpapier legen. Servieren.

Scharfes Dhal

Für 4 Personen
Zubereitungszeit: 10 Minuten
Garzeit: 37 Minuten

Dhal ist ein Linsengericht, das als Beilage oder Dip dienen kann. Bereiten Sie sich diese Zwischenmahlzeit auf Vorrat zu: Gut versiegelt und gekühlt hält sie sich eine Woche.

1 kleine Zwiebel, gehackt
4 Knoblauchzehen, gehackt
1 EL Ingwer, geschält und zerkleinert
½ TL Chilipulver
½ TL Cumin (Kreuzkümmel), gemahlen
¼ TL Zimt, gemahlen
1 TL Salz
2 Tassen braune oder rote getrocknete Linsen, gewaschen und verlesen
2 EL Tomatenmark
8 Tassen Gemüsebrühe oder Wasser
1 EL Limettensaft, frisch gepresst
½ Tasse frischer Koriander, gehackt

Ein wenig Öl in einem mittelgroßen Topf erhitzen. Zwiebel hineingeben und 5 Minuten unter Rühren bei starker Hitze anbraten. Knoblauch und Ingwer dazugeben und 2 Minuten mitbraten. Linsen, Tomatenmark und Brühe zugeben und zum Kochen bringen. Hitze reduzieren und 20 Minuten köcheln lassen. Falls nötig, Wasser zugeben.

Limettensaft und Koriander zugeben und weitere 8 Minuten köcheln lassen, bis die Linsen weich sind. Warm oder bei Zimmertemperatur servieren.

Ingwer-Nudelpfanne mit Rindfleisch

Für 2 Personen
Zubereitungszeit: 5 Minuten
Garzeit: 10 Minuten

Hoisin-Sauce ist ein Würzmittel aus fermentierten Sojabohnen, rotem Reis und Gewürzen. Diese vielseitige Sauce gibt Wokgerichten neben Süße auch einen gewissen Kick Schärfe.

110 g Udon- oder dicke Reisnudeln
2 EL Hoisin-Sauce
2 EL natriumarme Hühnerbrühe
½ TL Canola- oder Sesamöl
220 g Gulasch vom Rind, in sehr dünne Streifen geschnitten
1 Brokkoli, in Röschen und dünne Scheiben geschnitten
1 EL frischer Ingwer, geschält und gehackt
½ Tasse dünn geschnittene Frühlingszwiebeln

Nudeln nach Packungsangaben kochen und abtropfen lassen.

Hoisin-Sauce und Brühe in einer kleinen Schüssel vermischen.

Das Fleisch in einer großen, beschichteten Pfanne bei mittlerer Hitze mit ein wenig Öl 4 Minuten unter Rühren von allen Seiten bräunen. Herausnehmen und beiseitestellen. Brokkoli mit ½ Tasse Wasser in die Pfanne geben und 3 Minuten zugedeckt dünsten. Ingwer zugeben und 1 Minute unter ständigem Rühren mitkochen. Fleisch, Nudeln und Sauce dazugeben und verrühren, bis die Nudeln warm sind und die Sauce verteilt ist. Mit Frühlingszwiebeln garniert servieren.

Jakobsmuscheln in Nudelbrühe

Für 2 Personen
Zubereitungszeit: 2 Minuten (plus Marinierzeit)
Garzeit: 10 Minuten

Sesamöl ist ein sehr aromatisches Öl, das als Würzmittel verwendet wird, nicht als Kochfett. Man braucht nicht viel davon, um Gerichten eine nussige Note zu verleihen.

1 TL asiatisches Sesamöl
1 EL natriumarme Sojasauce
170 g Jakobsmuschelfleisch (circa 6 Stück)
110 g Somen- oder Udon-Nudeln
110 g Zuckererbsen, geputzt
2 Tassen natriumarme Gemüse- oder Hühnerbrühe, erhitzt
2 Frühlingszwiebeln, fein geschnitten

Sesamöl und Sojasauce in einer mittelgroßen Schüssel vermengen. Muschelfleisch darin einlegen und 10 Minuten marinieren.

Nudeln nach Packungsangabe kochen. 2 Minuten vor Ende der Garzeit die Zuckererbsen zugeben. Abgießen.

Ein wenig Öl in einer mittelgroßen, beschichteten Pfanne erhitzen. Muschelfleisch von jeder Seite 2–3 Minuten bei mittlerer bis starker Hitze braten. Nudeln und Zuckererbsen auf zwei tiefe Schalen verteilen und mit der Brühe übergießen. Muscheln auf die Suppe legen und mit Frühlingszwiebel garniert servieren.

Tanduri-Huhn mit Raita

Für 2 Personen
Zubereitungszeit: 10 Minuten
Garzeit: 12 Minuten

Tanduri-Huhn wird eigentlich in einem extrem heißen Ofen gebacken, dennoch sollten Hobbyköche geringere Hitze verwenden, damit die Joghurtsauce nicht verbrennt. Als Beilage werden leckere Linsen und Raita, eine erfrischende Zubereitung aus Joghurt und Gurken, gereicht.

TIPP: Garam-Masala ist eine in Indien sehr gebräuchliche Mischung aus gemahlenen Gewürzen.

> *2 Hähnchenbrusthälften ohne Haut und Knochen (je circa 110 g)*
> *1 ½ Tassen fettarmer griechischer Naturjoghurt*
> *3 TL Zitronensaft, frisch gepresst*
> *1 TL Cumin (Kreuzkümmel), gemahlen*
> *½ TL Paprikapulver*
> *½ TL Kurkuma, gemahlen*
> *½ TL Garam-Masala*
> *Salz und schwarzer Pfeffer*
> *2 Tassen Linsen aus der Dose, abgetropft und gespült*
> *Raita (siehe Seite 196)*

Mit einem scharfen Messer die Oberseite der Hühnerbrüste dreimal kreuzweise anritzen.

Joghurt, 1 TL Zitronensaft, Cumin, Paprika, Kurkuma, Garam-Masala, Salz und Pfeffer in einer säurefesten Schüssel vermengen. Fleisch darin wenden. Schüssel bedecken und über Nacht, mindestens aber 1 Stunde kühl stellen.

Grill oder Grillpfanne auf mittlere Hitze bringen. Fleisch aus der Schüssel nehmen und Marinade wegschütten. Hühnerbrust von jeder Seite 6 Minuten grillen, bis sie gar ist.

Linsen in einer kleinen Schüssel mit 2 TL Zitronensaft, Salz und Pfeffer vermengen. Auf 2 Teller verteilen, Hühnerbrust darauflegen und mit Raita servieren.

Chai-Smoothie

Für 1 Person
Zubereitungszeit: 5 Minuten

Dies ist die gekühlte Version des Gewürztees, der in ganz Asien mit viel Milch getrunken wird. Wenn Sie Vanillejoghurt verwenden, können Sie den Agavensirup weglassen.

Essen Sie dazu Vollkorntoast, wegen der Ballaststoffe.

½ Tasse fettarme Milch
2 Teebeutel Chai, Yogi-Tee oder ähnlicher, zimtig-pfeffriger Gewürztee
1 EL Agavensirup
½ Tasse fettarmer Natur- oder Vanillejoghurt
1 Messlöffel Molkeneiweiß-Pulver
6–8 Eiswürfel
Zimt, gemahlen

Milch in einen Becher geben und in der Mikrowelle erhitzen. Teebeutel hineingeben und 10 Minuten ziehen lassen. Teebeutel hinausnehmen, Agavensirup einrühren und Becher 5 Minuten ins Gefrierfach stellen. Chai-Milch mit Joghurt im Mixer pürieren. Eiweißpulver und Eis dazugeben und weitermixen, bis das Eis zerkleinert und die Milch schaumig ist. In ein Glas gießen und mit Zimt bestäubt servieren.

Raita: ½ Salatgurke schälen und in einen Durchschlag im Spülbecken raspeln. In ein sauberes Handtuch einschlagen und überschüssigen Saft auspressen. Gurke, 2 Tassen fettarmen griechischen Naturjoghurt, 2 EL gehackte frische Minze, 1 TL frisch gepressten Zitronensaft in einer kleinen Schüssel vermengen und nach Belieben salzen. Gekühlt servieren.

Frühstück

Reis-Congee mit Pfirsich

Für 1 Person
Zubereitungszeit: 2 Minuten
Garzeit: 18 Minuten

Congee, auch Reisschleim genannt, ist ein typisch chinesisches Frühstück. Essen Sie dazu, falls erhältlich, asiatische Pfirsiche.

⅔ Tassen Rundkorn- oder Milchreis
4 Tassen fettarme Milch
½ TL Zimt, gemahlen
½ TL Vanilleextrakt
1 Prise Salz
1 mittelgroßer Pfirsich, entkernt und klein geschnitten

Reis und Milch in einen kleinen Topf über mittlerer Hitze geben. Zimt, Vanille und Salz dazugeben und 18 Minuten unter häufigem Rühren köcheln lassen, bis der Reis ganz weich ist. In eine Servierschüssel geben, Pfirsich drauflegen und servieren.

Reisomelett mit Frühlingszwiebel

Für 2 Personen
Zubereitungszeit: 5 Minuten
Garzeit: 11 Minuten

Mit einer Chilischote mehr oder einem Spritzer scharfer Sauce bekommt dieses herzhafte Omelett noch mehr Würze.

TIPP: Um Zeit zu sparen, können Sie tiefgekühlten oder mikrowellengeeigneten Vollkornreis nehmen.

> *2 Tassen fertig gekochter Vollkornreis*
> *2 Frühlingszwiebeln, fein geschnitten*
> *1 kleine rote Chilischote, entkernt and gehackt*
> *1 Tasse TK-Edamame (geschält), aufgetaut*
> *3 Eiweiß*
> *1 Ei*
> *Salz nach Belieben*
> *Natriumarme Sojasauce*

Ofen auf 180 Grad vorheizen. Ein wenig Öl in einer mittelgroßen, beschichteten, ofenfesten Pfanne erhitzen. Reis hineingeben und 3 Minuten unter Rühren bei mittlerer bis hoher Hitze anrösten. Frühlingszwiebeln, Chilischote und Edamame zugeben und 2 Minuten unter Rühren braten.

Eiweiß und Ei mit Salz in einer mittelgroßen Schüssel verschlagen. In der heißen Pfanne verteilen und ohne zu rühren 3 Minuten braten. Pfanne für 3 Minuten in den Ofen stellen, bis das Ei gestockt ist.

Mit einem Schaber den Rand des Omeletts aus der Pfanne lösen und das Omelett auf einen Teller gleiten lassen. Mit Sojasauce servieren.

Chow Mein für zwei

Für 2 Personen
Zubereitungszeit: 5 Minuten
Garzeit: 7 Minuten

Die Chinesen achten beim Kochen auf die Harmonie der fünf Geschmacksrichtungen: salzig, süß, sauer, scharf und bitter. Dieses Ziel ist mit diesem bunten Wokgericht erfüllt.

TIPP: Greifen Sie, wenn möglich, zu fettarmem Tofu, bei dem weniger als ein Drittel des Kaloriengehalts aus Fett besteht.

> **85 g dünne Reisnudeln (Vermicelli)**
> **2 EL natriumarme Sojasauce**
> **1 EL Austernsauce**
> **1 TL asiatisches Sesamöl**
> **1 kleine rote Paprika, in dünne Scheiben geschnitten**
> **60 g grüne Bohnen, geputzt and längs geteilt**
> **110 g fester Tofu, abgetropft, trocken getupft und gewürfelt**
> **2 TL frischer Ingwer, geschält und gehackt**

Nudeln nach Packungsangabe kochen und unter kaltem Wasser abschrecken, damit sie nicht verkleben.

Sojasauce, Austernsauce und Sesamöl mit 2 EL Wasser in einer kleinen Schüssel vermengen.

Ein wenig Öl in einer großen, beschichteten Pfanne erhitzen. Paprika und Bohnen hineingeben und unter Rühren bei mittlerer Hitze 2 Minuten braten. Tofu zugeben und unter Rühren 4 Minuten braten. Ingwer zufügen und 1 Minute weiterrühren. Nudeln und Sauce unterrühren, bis sie erwärmt sind. Servieren.

Eierblumensuppe mit jungem Spinat

Für 2 Personen
Zubereitungszeit: 5 Minuten
Garzeit: 5 Minuten

Servieren Sie diese klassische, schnelle Suppe mit ballaststoffreichen Vollkorn-Reiswaffeln zum Tunken.

4 Tassen natriumarme Hühnerbrühe
85 g junger Spinat, in dünne Streifen geschnitten
3 Frühlingszwiebeln, fein geschnitten (schräg)
110 g Shiitake-Pilze, geputzt und in dünne Scheiben geschnitten
1 TL natriumarme Sojasauce
2 Eiweiß, leicht aufgeschlagen
Asiatisches Sesamöl
8 Vollkorn-Reiswaffeln

Hühnerbrühe und 4 Tassen Wasser in einem mittelgroßen Topf auf starker Hitze zum Köcheln bringen. Spinat, Frühlingszwiebeln, Pilze und Sojasauce zugeben und 1 Minute unter Rühren kochen. Eiweiß ganz langsam zugießen und Platte ausschalten. Mit einer Gabel im Uhrzeigersinn umrühren, um das Ei in dünnen Fäden stocken zu lassen. Auf zwei Schüsseln verteilen und je einen Tropfen Sesamöl dazugeben. Mit Reiswaffeln servieren.

Knusprig scharfe Chicken-Nuggets

Für 2 Personen
Zubereitungszeit: 5 Minuten
Garzeit: 8 Minuten

Paniertes Hühnerfleisch in der schmackhaften und gesunden chinesischen Version.

2 Eiweiß
½ Tasse Reismehl
1 rote Chilischote, entkernt und gehackt
1 Tasse frischer Koriander, fein gehackt
Salz nach Belieben
220 g Hähnchenbrusthälften ohne Haut und Knochen, in dünne
Streifen geschnitten
Frische Brunnenkresse
Geraspelte Möhren
3 ½ Tassen vorgekochter Vollkornreis, erwärmt

Eiweiß in einem Teller verschlagen. Mehl, Chili, Koriander und Salz auf einem zweiten Teller vermengen. Fleischstreifen erst im Eiweiß, dann im Mehl wenden.

Ein wenig Öl in einer mittelgroßen, beschichteten Pfanne erhitzen. Fleisch hineingeben und von beiden Seiten bei mittlerer Hitze 4 Minuten braten, bis es gebräunt und gar ist. Fleisch auf Wasserkresse und geraspelten Möhren anrichten und mit Reis servieren.

Snack

Nudeln mit Limetten-Erdnuss-Sauce

Für 2 Personen
Zubereitungszeit: 5 Minuten
Garzeit: 5 Minuten

Erdnüsse und Erdnussbutter kommen in vielen chinesischen Gerichten vor. Diese Erdnusssauce ist zwar zu fett, um sie täglich zu essen, aber als nahrhafte Zwischenmahlzeit ist sie eine willkommene Abwechslung für die ganze Familie.

TIPP: Auch wenn die aus Buchweizen hergestellten Udon-Nudeln ein japanisches Nahrungsmittel sind, werden sie hier wegen ihres hohen Ballaststoffgehalts verwendet.

> *3 EL fettarme Erdnussbutter ohne Stückchen*
> *1 Knoblauchzehe, zerdrückt*
> *1 EL natriumarme Sojasauce*
> *1 EL Limettensaft, frisch gepresst*
> *2 TL süße Chilisauce*
> *110 g Udon-Nudeln*
> *1 Tasse Gurke, gestiftet*
> *Limettenschnitze*

Erdnussbutter, Knoblauch, Sojasauce, Limettensaft und Chilisauce im Mixer vermengen. Esslöffelweise heißes Wasser zugeben, bis die Sauce eine sahnig-dicke Konsistenz erreicht.

Inzwischen die Nudeln nach Packungsangabe kochen und unter kaltem Wasser abschrecken, damit sie nicht verkleben. Mit der Sauce vermengen und mit Gurken und Limettenschnitzen garniert servieren.

Drei-Erbsen-Wok

Für 2 Personen
Zubereitungszeit: 5 Minuten
Garzeit: 6 Minuten

Dieses Gericht kocht man am besten im Frühling, wenn es frische Zuckererbsen gibt. Wenn keine Erbsensprossen verfügbar sind, kann man auch Alfalfa-Sprossen nehmen.

1 TL Canola- oder Sesamöl
1 Stange Lauch, in dünne Ringe geschnitten und gespült (nur den weißen und hellgrünen Teil)
110 g Zuckererbsen, geputzt
1 Tasse TK-Erbsen, aufgetaut
1 EL frischer Ingwer, geschält und gehackt
1 EL natriumarme Sojasauce
1 EL Reisessig
2 Tassen Erbsensprossen, grob gehackt
Salz und schwarzer Pfeffer

Lauch in einer großen, beschichteten Pfanne mit ein wenig Öl bei mittlerer Hitze 2 Minuten unter Rühren braten. Zuckererbsen, Erbsen, Ingwer, Sojasauce, Essig und ½ Tasse dazugeben und 3 Minuten sautieren. Sprossen dazugeben und garen, bis sie zusammenfallen. Mit Salz und Pfeffer abschmecken und servieren.

Wan-Tans mit Fleisch-Kohl-Füllung

Für 18 Wan-Tans
Zubereitungszeit: 15 Minuten
Garzeit: 16 Minuten

Man kann natürlich fertige, tiefgefrorene Wan-Tans kaufen, aber in denen steckt oft viel Chemie. Sie selbst herzustellen ist gar nicht so schwer. Die traditionelle Wan-Tan-Füllung besteht aus Schweinefleisch, Hühnerfleisch ist eine fettärmere Alternative.

1 ½ Tassen fertiger Krautsalat
85 g mageres Schweinehack oder Hackfleisch aus Hühnerbrust
2 Frühlingszwiebeln, fein geschnitten
2 TL natriumarme Sojasauce, und noch etwas zum Dippen
1 TL Reisessig
½ TL asiatisches Sesamöl
1 Eiweiß, leicht aufgeschlagen
18 Wan-Tan-Teigblätter

Krautsalat, Hackfleisch, Frühlingszwiebeln, Sojasauce, Essig und Sesamöl in einer großen Schüssel vermengen. Ei darunterheben.

Ein Wan-Tan-Teigblatt auf die Handfläche legen. 1 gehäuften TL Füllung neben die Mitte des Wan-Tan legen. Die andere Hälfte des Teigblatts über die Füllung falten. Wan-Tan mit Daumen und Zeigefinger zusammendrücken und so verschließen. Die Teigränder verkleben besser, wenn man sie mit Wasser anfeuchtet.

Wan-Tans in einer großen, beschichteten Pfanne bei mittlerer Hitze in Öl 3 Minuten braten, bis die Unterseite goldbraun ist. Wenden und weitere 2 Minuten braten. Auf niedrige Hitze schalten, 1 Tasse Wasser zugeben und zudecken. 8 Minuten zugedeckt kochen lassen, bis das Wasser größtenteils aufgesogen ist und die Wan-Tans leicht glasig werden. Deckel abnehmen, wieder auf mittlere Hitze schalten und 3 Minuten ohne Umrühren garen, bis die Unterseite der Wan-Tans braun ist. Wan-Tans zum Abtropfen auf Küchenpapier legen. Mit Sojasauce servieren.

Wan-Tans mit Garnelen-Pak-Choi-Füllung

Für 18 Wan-Tans
Zubereitungszeit: 15 Minuten
Garzeit: 16 Minuten

Man bekommt runde und viereckige Wan-Tan-Teigblätter, aber egal welche Form, die Faltmethode ist immer die gleiche.

110 g kleine, vorgekochte TK-Garnelen (geschält und entdarmt),
aufgetaut und grob gehackt
85 g Baby-Pak-Choi, ohne Strünke und in dünne Scheiben geschnitten
1 Knoblauchzehe, gehackt
1 TL frischer Ingwer, geschält und gehackt
2 TL natriumarme Sojasauce, und noch etwas zum Dippen
1 Eiweiß, leicht aufgeschlagen
18 Wan-Tan-Teigblätter

Garnelen, Pak Choi, Knoblauch, Ingwer und Sojasauce in einer großen Schüssel vermengen. Ei darunterheben.

Ein Wan-Tan-Teigblatt auf die Handfläche legen. 1 gehäuften TL Füllung neben die Mitte des Wan-Tan legen. Die andere Hälfte des Teigblatts über die Füllung falten. Wan-Tan mit Daumen und Zeigefinger zusammendrücken und so verschließen. Die Teigränder verkleben besser, wenn man sie mit Wasser anfeuchtet.

Wan-Tans in einer großen, beschichteten Pfanne bei mittlerer Hitze in Öl 3 Minuten braten, bis die Unterseite goldbraun ist. Wenden und weitere 2 Minuten braten. Auf niedrige Hitze schalten, 1 Tasse Wasser zugeben und zudecken. 8 Minuten zugedeckt kochen lassen, bis das Wasser größtenteils aufgesogen ist und die Wan-Tans leicht glasig werden. Deckel abnehmen, wieder auf mittlere Hitze schalten und 3 Minuten ohne Umrühren garen, bis die Unterseite der Wan-Tans braun ist. Wan-Tans zum Abtropfen auf Küchenpapier legen. Mit Sojasauce servieren.

Rotgekochter Lachs mit Vollkornreis

Für 2 Personen
Zubereitungszeit: 5 Minuten
Garzeit: 10 Minuten

Rotkochen ist eine Garmethode, bei der Fleisch oder Fisch langsam in Sojasauce gegart wird und dabei viel Aroma, aber kein Fett aufnimmt.

½ Tasse natriumarme Sojasauce
1 TL Splenda oder anderer Zuckerersatzstoff
6 Frühlingszwiebeln, in 5 cm lange Stücke geschnitten
2 Knoblauchzehen, gehackt
½ rote oder grüne Chilischote, entkernt
2 Lachsfilets (je circa 110 g)
3 Tassen vorgekochter Vollkornreis, erwärmt

Sojasauce, Splenda, Frühlingszwiebeln, Knoblauch und Chilischote in einer mittelgroßen, tiefen Pfanne mit 2 Tassen Wasser vermengen und bei starker Hitze zum Köcheln bringen. Lachsfilets dazugeben und die Hitze reduzieren, sodass es beim Köcheln bleibt. Lachs 10 Minuten unter mehrmaligem Wenden kochen, bis er gar, aber innen noch rosa ist. Auf Reis servieren und mit dem Sud begießen, Chilischote entfernen.

Heilbutt mit fünf Gewürzen

Für 2 Personen
Zubereitungszeit: 5 Minuten (plus Marinierzeit)
Garzeit: 13 Minuten

Fertig gekochter Vollkornreis bietet den vollen Ballaststoffgehalt ohne die lange Kochzeit. Man findet ihn in den Tiefkühltruhen von Biosupermärkten und machen großen Supermärkten.

1 TL Limettenschale, fein abgerieben
2 EL Limettensaft, frisch gepresst
1 TL Olivenöl
2 TL frischer Ingwer, geschält und gehackt
½ TL chinesisches Fünf-Gewürze-Pulver (Five-Spice Powder)
2 Heilbuttfilets (je circa 140 g)
110 g Zuckerschoten
2 Knoblauchzehen, in Scheiben geschnitten
3 Tassen vorgekochter Vollkornreis, erwärmt

Limettenabrieb und -saft, Öl, Ingwer und Fünf-Gewürze-Pulver in einer mittelgroßen säurefesten Schüssel vermengen. Heilbutt darin wenden und ½ bis 2 Stunden kühl stellen.

Den Fisch in einer mittelgroßen, beschichteten Pfanne mit ein wenig Öl von beiden Seiten 4 Minuten anbraten, bis er gerade eben gar ist. Auf einen Teller legen und zudecken.

In derselben Pfanne die Zuckerschoten 4 Minuten unter häufigem Rühren garen, bis sie zart, aber noch knackig sind. Knoblauch dazugeben, 1 Minute mitbraten. Fisch mit den Zuckerschoten auf Reis servieren.

Rindfleisch-Wok mit Schwarzbohnen-sauce

Für 2 Personen
Zubereitungszeit: 10 Minuten (plus Marinierzeit)
Garzeit: 6 Minuten

Schwarzbohnensauce ist eine salzig-bittere Mixtur aus fermentierten schwarzen Bohnen und Knoblauch.

> **220 g Gulasch vom Rind, in 2,5 cm große Stücke geschnitten**
> **3 EL natriumarme Sojasauce**
> **3 EL Orangensaft**
> **2 EL Schwarzbohnensauce**
> **1 EL süße Chilipaste**
> **1 Brokkoli, in Röschen und dünne Scheiben geschnitten**
> **110 g Bohnensprossen**
> **3 Tassen vorgekochter Vollkornreis, erwärmt**
> **1 Frühlingszwiebel, in dünne Scheiben geschnitten**

Fleisch mit 2 EL Sojasauce in einer mittelgroßen Schüssel vermengen und mindestens 30 Minuten marinieren.

1 EL Sojasauce, Orangensaft, Schwarzbohnensauce und Chilipaste in einer kleinen Schüssel vermengen.

Brokkoli in einer großen, beschichteten Pfanne bei mittlerer Hitze in Öl unter Rühren 2 Minuten garen. ½ Tasse Wasser zugeben, zudecken und 1 Minute dünsten, bis der Brokkoli knackig-zart ist. Brokkoli beiseitestellen.

Jetzt das marinierte Fleisch in der Pfanne 2 Minuten unter ständigem Rühren und bei mittlerer Hitze anbraten. Saucenmischung, Brokkoli und Bohnensprossen zugeben und 1 Minute durchwärmen. Auf Reis servieren und mit Frühlingszwiebeln garnieren.

SCHWEDEN

Frühstück

Müsli-Frühstück mit heißem Kaffee

Für 2 Personen
Zubereitungszeit: 3 Minuten (plus Marinierzeit)

Unter der Woche macht man sich auch in Schweden schnell eine Schüssel Frühstücksflocken und eine Tasse Kaffee. Aber statt überzuckerter Industrie-Cornflakes genießt man hier eine selbst gemachte Mischung aus Haferflocken, Nüssen und Beeren. Wer es weicher mag, nimmt einfach etwas mehr Milch oder Joghurt.

TIPP: Agavensirup bekommt man im Bioladen oder im Reformhaus. Auch in manchen Supermärkten ist er neben dem Honig zu finden.

1 Tasse Haferflocken
1 Tasse fettarmer Naturjoghurt
2 Tassen fettarme Milch
1 EL Agavensirup
1 TL Zitronensaft, frisch gepresst
¼ TL Vanilleextrakt
2 Tassen frische Blaubeeren oder andere Beeren
3 EL Haselnüsse, gehackt
4 Tassen heißer Kaffee

Haferflocken, Joghurt, 1 Tasse Milch, Agavensirup, Zitronensaft und Vanille in einer kleinen Schüssel gut vermengen. Zugedeckt mindestens eine Stunde oder über Nacht kühl stellen.

Noch eine Tasse Milch einrühren. Mit Beeren und Nüssen bestreuen. Mit Kaffee servieren.

Schwedische Himbeerpfannkuchen

Für 2 Personen
Zubereitungszeit: 5 Minuten
Garzeit: 9 Minuten

Das Besondere an schwedischen Pfannkuchen ist, dass sie superdünn sind. Sie eignen sich hervorragend dazu, den Sonntagmorgen zu versüßen. Beeren werden in der schwedischen Küche gerne frisch serviert, wie auf diesen Pfannküchlein, oder zu Saucen für herzhafte Gerichte verarbeitet.

1 großes Eigelb
2 EL Splenda oder anderer Zuckerersatz
1 TL Vanilleextrakt
1 Prise Salz
2 Tassen fettarme Milch
1 Tasse Vollkorn-Weizenmehl
3 EL Weizenmehl
3 Eiweiß
2 Tassen frische Himbeeren

Eigelb, Zuckerersatz, Vanille und Salz in einer mittelgroßen Schüssel verschlagen. Abwechselnd Milch und Mehl hineingeben und gut unterrühren, sodass ein dünnflüssiger, glatter Teig entsteht.

In einer zweiten Schüssel das Eiweiß steif schlagen. Eischnee sanft und rasch unter den Pfannkuchenteig heben.

Öl in einer großen beschichteten Pfanne erhitzen. Etwa 2 EL Teig pro Pfannkuchen in die Pfanne geben. So viele Pfannkuchen bei mittlerer Hitze gleichzeitig backen, wie in die Pfanne passen. Wenden, sobald die Unterseite gebräunt ist. Jeder Pfannkuchen braucht insgesamt etwa 3 Minuten. Mit den Beeren servieren.

Mandel-Crunchy

Für 4 Tassen
Zubereitungszeit: 2 Minuten
Garzeit: 25 Minuten

Da dieses gehaltvolle Knuspermüsli neben Ballaststoffen auch viel Fett und Kalorien enthält, sollte es nur zu besonderen Anlässen auf den Tisch kommen.

TIPP: Aufpassen, wenn das Crunchy im Ofen ist! Es wird schnell schwarz.

4 Tassen Haferflocken
2 EL Mandeln, gehackt
½ TL Zimt, gemahlen
1 Prise Salz
2 EL Agavensirup
2 EL getrocknete Aprikosen, gehackt
Fettarme Milch

Ofen auf 160 Grad vorheizen. Haferflocken, Mandeln, Zimt und Salz in einer großen Schüssel vermengen. Agavensirup in einer Tasse in der Mikrowelle erwärmen und gut mit der Mischung verrühren. Die Crunchy-Mischung auf einem Backblech verteilen und 20 bis 25 Minuten backen. Zwischendurch mehrmals verrühren, damit es nicht anbrennt. Das Crunchy ist fertig, wenn es trocken und nicht mehr klebrig ist. 15 Minuten auf dem Blech auskühlen lassen. Auf zwei Müslischüsseln verteilen und nach Belieben mit Milch und Aprikosen servieren.

Köttbullar mit Nudeln

Für 2 Personen
Zubereitungszeit: 10 Minuten
Garzeit: 15 Minuten

Spaghetti mit Fleischklößchen – à la Sverige!

220 g mageres Rinderhack
½ kleine Zwiebel, fein gehackt
1 Eiweiß
¼ TL Worcestershiresauce
Salz und schwarzer Pfeffer
1 Prise Zimt, gemahlen
1 Prise Kardamom, gemahlen
1 Prise Piment, gemahlen
110 g Vollkorn-Eiernudeln

Ofen auf 190 Grad aufheizen. Alle Zutaten außer den Nudeln in einer großen Schüssel vermengen. Mit den Händen kleine Bällchen formen und in einer großen Kasserole so platzieren, dass sie sich nicht berühren. 15 Minuten backen. Mehrmals wenden, damit die Köttbullar von allen Seiten braun werden.

Unterdessen Nudeln nach Packungsangabe kochen und abgießen.

Köttbullar auf den Nudeln servieren.

Sahnehering auf Roggentoast

Für 2 Personen
Zubereitungszeit: 3 Minuten

Eingelegter Hering ist reich an gesunden Omega-3-Fettsäuren.

2 dünne Scheiben Roggenbrot, getoastet
2 EL fettarme saure Sahne
85 g Bismarckhering, abgetropft
2 Tassen Alfalfa-Sprossen oder gehackter Romana-Salat
2 EL Zitronensaft, frisch gepresst

Den Toast gleichmäßig mit saurer Sahne bestreichen. Mit Hering belegen und mit den Sprossen garnieren. Mit Zitronensaft beträufeln und sofort servieren.

Sahniger Apfel-Zwiebel-Sellerie-Salat

Für 2 Personen
Zubereitungszeit: 5 Minuten

In Skandinavien ist die Erntesaison kurz, daher wird Salat oft aus lange haltbaren Früchten wie Äpfeln und Zwiebeln zubereitet.

1 ½ Äpfel (Granny Smith oder Golden Delicious), ausgestochen und in dünne Scheiben geschnitten
2 Stangen Staudensellerie, in sehr dünne Scheiben geschnitten
2 EL rote Zwiebel, gehackt
1 Tasse fettarme saure Sahne
1 Tasse fettarmer griechischer Naturjoghurt
2 EL frischer Dill, gehackt
1 TL Reisessig
1 Prise Salz
Kopfsalat, Brunnenkresse oder junger Spinat
2 Scheiben Roggenbrot, getoastet

Äpfel, Sellerie, Zwiebel, saure Sahne, Joghurt, Dill, Essig und Salz in einer mittelgroßen Schüssel vermengen. Mindestens 20 Minuten kühl stellen. Salatblätter arrangieren und Salat daraufgeben. Mit Toast servieren.

Goldene Erbsensuppe

Für 2 Personen
Zubereitungszeit: 5 Minuten
Garzeit: 45 Minuten

Diese skandinavische Erbsensuppe wird traditionell donnerstags gegessen und am Tisch noch mit Senf verfeinert. Gerne isst man als Beilage schwedische Pfannkuchen (siehe Seite 210), aber zur Snackzeit gibt es nur Toast dazu.

½ TL Olivenöl
2 Möhren, in Stücken
1 kleine Zwiebel, in Stücken
1 Stange Staudensellerie, in Stücken
Salz und schwarzer Pfeffer
2 Tassen gelbe oder grüne Schälerbsen
½ Eisbein, gut abgespült
1 TL frischer Thymian, gehackt
6 Tassen natriumarme Gemüse- oder Hühnerbrühe
2 Scheiben Roggen- oder Vollkornbrot, getoastet und zu Dreiecken geschnitten

Möhren, Zwiebel, Sellerie, Salz und Pfeffer in einem mittelgroßen Topf bei mittlerer Hitze 4 Minuten mit ein wenig Öl unter häufigem Rühren anbraten. Erbsen, Eisbein, Thymian und Brühe zugeben und zum Köcheln bringen. Hitze herunterschalten und 40 Minuten garen, dabei bis zu 2 Tassen Wasser zugeben, um eine suppige Konsistenz zu erhalten.

Etwa die Hälfte der Suppe in den Mixer geben und pürieren (oder das Eisbein herausnehmen und die Suppe im Topf mit dem Pürierstab pürieren). Eisbein herausnehmen und etwa ½ Tasse Fleisch vom Knochen schneiden.

Pürierte Suppe und Fleisch zusammen im Topf erwärmen. Mit Salz und Pfeffer abschmecken. Mit Toast-Ecken servieren.

Räucherforelle mit Meerrettichcreme

Für 2 Personen
Zubereitungszeit: 5 Minuten

Für geräucherten oder gepökelten Fisch ist Schweden berühmt. Geräucherte Forellen findet man in Delikatessenläden oder bei den Fischkonserven in großen Supermärkten.

2 EL fettarme saure Sahne
2 TL Meerrettichsauce
2 Scheiben Roggen- oder Vollkornbrot, getoastet
60 g geräucherte Forelle, filetiert und gehäutet
1 Pfirsich, entkernt und in dünne Scheiben geschnitten
1 Tasse junger Rucola oder Spinat

Saure Sahne und Meerrettichsauce in einer Tasse vermengen. Toast mit der Creme bestreichen und mit Forelle und Pfirsich belegen. Mit Rucola obendrauf servieren.

Frische Dillgurke auf Roggenknäcke

Für 2 Personen
Zubereitungszeit: 5 Minuten

Da Salat- oder Schlangengurken weniger Kerne haben als Landgurken, werden sie hier bevorzugt.

TIPP: Um die Gurke zu entkernen, schneiden Sie sie längs durch und kratzen die Kerne mit einem Löffel heraus.

½ *Salatgurke, ungeschält und in sehr dünne Scheiben geschnitten*
1 EL Weißweinessig
2 EL frischer Dill, gehackt
1 EL rote Zwiebel, gehackt
Salz
¼ *TL Splenda oder anderer Zuckerersatz*
4 Scheiben Roggenknäcke oder große Roggencräcker
2 Tassen fettarmer Hüttenkäse

Alle Zutaten außer Knäcke und Hüttenkäse in einer kleinen Schüssel vermengen und zugedeckt mindestens 3 Stunden kühl stellen. Knäckebrotscheibe mit Hüttenkäse und Gurkensalat belegen und servieren.

Roggen-Muffins mit Blaubeeren

Ergibt 12 Muffins
Zubereitungszeit: 10 Minuten
Garzeit: 16 Minuten

Das Backen spielt in der schwedischen Küche eine große Rolle. Diese Muffins können zum Frühstück, zum Abendessen oder als Snack gegessen werden.

TIPP: Leinsamen sind reich an Omega-3-Fettsäuren, die nachweislich den Cholesterinspiegel senken. Die Samen müssen gemahlen sein, damit die Nährstoffe vom Körper aufgenommen werden. Mahlen Sie sie mit einer Gewürz- oder Kaffeemühle.

2 Tassen Vollkorn-Roggenmehl
2 Tassen Vollkorn-Weizenmehl
½ Tasse Leinsamen, gemahlen
1 TL Salz
1 TL Backpulver
½ TL Natron
2 Tassen fettarme Milch
3 Eiweiß
1 ½ Tassen Rapsöl
3 EL Agavensirup
2 Tassen tiefgekühlte Blau- oder Himbeeren
1 ½ Tassen fettarmer Naturjoghurt pro Portion

Ofen auf 200 Grad vorheizen. Papierbackförmchen in die Muffinform legen.

Mehl, Leinsamen, Salz, Backpulver und Natron in einer großen Schüssel vermengen. Milch, Eiweiß, Öl und Agavensirup in einer zweiten Schüssel verrühren und unter die Mehlmischung heben. Sobald der Teig gut vermengt ist, die Beeren unterheben.

Teig in die Muffinförmchen füllen. 16 Minuten backen. Ein in die Mitte eines Muffins gesteckter Zahnstocher sollte dann sauber herausgezogen werden können. Muffins auf einem Rost abkühlen lassen und mit Joghurt servieren.

Smörgåsbord mit Räucherlachs

Für 2 Personen
Zubereitungszeit: 5 Minuten

Räucherlachs ist in Schweden ein Alltagsgericht und wird das ganze Jahr über gegessen. Da er kräftig im Geschmack ist, kann er sparsam verwendet werden.

- **1 TL Honigsenf oder Dijon-Senf**
- **1 TL Zitronensaft, frisch gepresst**
- **1 TL Rapsöl**
- **2 EL frischer Dill, gehackt**
- **4 Scheiben Roggenknäcke oder Cracker**
- **4 Scheiben Räucherlachs (insgesamt circa 85 g)**
- **1 Apfel ohne Kerngehäuse, in dünne Scheiben geschnitten**

Senf und Zitronensaft in einer kleinen Schüssel vermischen. Öl nach und nach einrühren. Dill dazugeben.

Knäckebrot auf einem Servierteller mit Lachs und Sauce belegen und mit den Apfelscheiben servieren.

Abendessen

Pochierter Lachs mit Kräutermayonnaise

Für 2 Personen
Zubereitungszeit: 5 Minuten
Garzeit: 13 Minuten

Pochieren ist eine sehr gute Garmethode, da das Gargut dadurch ohne Fettzugabe einen feinen Geschmack und eine saftige Konsistenz erhält. Lachs ist gesund und mit cremiger Sauce, frischen Kräutern, warmem Bulgur und grünem Salat besonders lecker.

1 Tasse Bulgur

Sauce

> **2 EL fettarme Mayonnaise**
> **2 TL Zitronensaft, frisch gepresst**
> **2 EL frischer Estragon, gehackt**
> **2 EL frische glatte Petersilie, gehackt**
> **1 EL frischer Schnittlauch, gehackt**
> **Salz und schwarzer Pfeffer**

Lachs

> **2 Tassen trockener Weißwein**
> **2 Lachsfilets (je circa 110 g)**
> **Salz und schwarzer Pfeffer**
> **Gemischter Salat**

Bulgur nach Packungsangaben kochen.

Mayonnaise und Zitronensaft in einer kleinen Schüssel vermengen. Kräuter einrühren. Mit Pfeffer und Salz abschmecken. Kühl stellen.

Wein mit 4 Tassen Wasser in einer mittelgroßen, tiefen Pfanne auf großer Hitze zum Köcheln bringen. Lachs mit Salz und Pfeffer würzen. Lachsfilets mit der Haut nach unten in die köchelnde Flüssigkeit geben. Eventuell kochendes Wasser nachfüllen, sodass der Lachs gerade bedeckt ist. Zugedeckt 8 Minuten leicht köcheln lassen, bis der Lachs gerade durchgegart ist. Lachs im heißen Sud 5 Minuten abkühlen lassen. Kühl oder bei Zimmertemperatur mit Sauce, Bulgur und Salat servieren. Sauce auf oder neben den Lachs geben.

Gemischter Salat: 4 Tassen gehackter Romana-Salat und 2 Tassen gehackte Tomaten in einer mittelgroßen Schüssel vermengen. Zitronenschnitz über dem Salat auspressen.

Lendenbraten vom Schwein mit Äpfeln

Für 2 Personen
Zubereitungszeit: 5 Minuten
Garzeit: 23 Minuten

Schweinelende ist ein mageres Stück Fleisch, das sehr schnell gar ist. Dazu werden Bratäpfel und Gerste gereicht.

1 kleine Schweinelende oder Filet (circa 220 g), geputzt
Salz und schwarzer Pfeffer
2 TL frischer Thymian, gehackt
1 TL Olivenöl
2 grüne Äpfel, in je 3 Ringe geschnitten
1 Tasse Gerste
1 Tasse Weißwein oder Apfelmost

Ofen auf 200 Grad vorheizen. Das Fleisch mit Küchenpapier trocken tupfen, mit Salz und Pfeffer würzen, mit Thymian bestreuen und in einer großen, ofenfesten Pfanne bei mittlerer bis starker Hitze 8 Minuten mit ein wenig Öl von allen Seiten anbräunen. 2 Minuten vor Ende der Bratzeit Äpfel mit der Schnittfläche nach unten in die Pfanne geben.

Äpfel wenden und Pfanne in den Ofen stellen. 12 Minuten backen.

Unterdessen die Gerste nach Packungsangaben kochen und warm halten.

Fleisch auf ein Schneidbrett legen und mit Alufolie zudecken, damit es warm bleibt. Äpfel auf einen anderen Teller legen.

Pfanne auf mittlere bis hohe Temperatur bringen. Wein hineingeben und 3 Minuten kochen, um den Wein auf die Hälfte zu reduzieren. Fleisch schneiden und zu den Äpfeln legen. Gerste dazugeben. Den Saft aus der Pfanne über das Fleisch und die Gerste träufeln. Servieren.

FRANKREICH

Vollkorn-Crêpes mit frischen Himbeeren

Für 2 Personen
Zubereitungszeit: 5 Minuten
Garzeit: 5 Minuten

Crêpes gelten als französisches Nationalgericht. Sie sind unglaublich vielseitig: Mit Beeren gefüllt isst man sie zum Frühstück; mit Fleisch oder Käse kommen sie mittags oder abends auf den Tisch.

> *1 Tasse Weizenmehl oder Vollkorn-Weizenmehl*
> *½ TL Backpulver*
> *¼ TL Salz*
> *1 Ei*
> *1 Eiweiß*
> *150 ml fettarme Milch (knapp 1 1/2 Tassen)*
> *¼ TL Vanilleextrakt*
> *3 Tassen fettarmer Naturjoghurt*
> *3 Tassen frische Himbeeren*

Mehl, Backpulver und Salz in einer mittelgroßen Schüssel vermengen. Milch und Vanille gründlich unterrühren. Ei und Eiweiß in einer zweiten Schüssel verschlagen, ebenfalls unterrühren.

Öl in einer beschichteten 20-cm-Pfanne erhitzen. Etwa 1 ⅓ Tasse Teig in die Pfanne geben und die Pfanne schaukeln, bis der Teig den Boden bedeckt. So lange bei mittlerer Hitze backen, bis der Teig gerade eben fest und an den Rändern gelblich ist. Crêpe am Rand mit Gummispachtel lösen und mit den Fingern vorsichtig wenden, so lange backen, bis die Unterseite fest ist. Auf einen Teller geben. Mit dem restlichen Teig drei weitere Crêpes backen. Mit Joghurt und Beeren servieren.

Kleine Spargel-Soufflés mit Schnittlauch

Für 1 Person
Zubereitungszeit: 5 Minuten
Garzeit: 32 Minuten

Diese leichten, eleganten Soufflés werden in kleinen Porzellanförmchen serviert. Ein solches Backförmchen sollte etwa 220 g fassen. Man kann auch ofenfeste Dessertschalen nehmen. Wer zu zweit essen möchte, verdoppelt einfach die Mengenangaben.

TIPP: Schnittlauch schneidet man am besten mit der Schere.

4 Stangen Spargel, in 2,5 cm lange Stücke geschnitten
1 Ei
2 Eiweiß
2 EL fettarmer Naturjoghurt
Salz und schwarzer Pfeffer nach Belieben
2 EL frischer Schnittlauch, gehackt
2 EL geriebener Parmesan oder Gruyère
2 Scheiben Vollkornbrot

Ofen auf 180 Grad vorheizen. 2 Backförmchen dünn mit Öl bestreichen.

Öl in einer mittelgroßen, beschichteten Pfanne erhitzen. Spargel hineingeben und 2 Minuten bei mittlerer Hitze unter gelegentlichem Rütteln anbraten, bis er leicht gebräunt ist.

Ei, Eiweiß, Joghurt, Salz und Pfeffer, Schnittlauch, und 1 EL des geriebenen Käses in einer Schüssel verschlagen. Spargel unterrühren. Backförmchen auf ein Backblech mit Rand stellen, mit dem Eiergemisch füllen und mit dem restlichen Käse bestreuen. 30 Minuten backen, bis das Soufflé aufgegangen und etwas fest geworden ist. Aus dem Ofen nehmen und mit Brot servieren. Beim Abkühlen fällt das Soufflé eventuell ein.

Übrigens: Ein superschnelles, echt französisches Frühstück besteht aus einem Vollkorntoast mit etwas zuckerfreiem Fruchtaufstrich und dazu einem Café au lait – halb Kaffee, halb heiße Milch.

Mittagessen
Salade Niçoise leicht gemacht

Für 2 Personen
Zubereitungszeit: 10 Minuten
Garzeit: 3 Minuten

Dies ist ein sogenannter *salade composé*, das heißt, dass die Zutaten nicht vermengt, sondern auf dem Teller drapiert und mit Dressing beträufelt werden.

110 g grüne Bohnen, geputzt und halbiert
1 Dose (180 g) weißer Thunfisch in Wasser, abgetropft und ausgedrückt
4 EL fettarmes Rotweinessig-Dressing
Salz
8 Tassen junger Salat
1 mittelgroße Tomate, entkernt und in dünne Scheiben geschnitten
2 hart gekochte Eier
4 dünne Scheiben Vollkorn-Baguette

Wasser in einem kleinen Topf zum Kochen bringen. Bohnen hineingeben und 3 Minuten garen, bis sie knackig-zart sind. Bohnen unter kaltem Wasser spülen.

Thunfisch in einer kleinen Schüssel mit 2 EL Dressing vermengen und mit Salz abschmecken.

Salat, Tomatenscheiben, Bohnen und Thunfisch auf einem Teller anrichten und mit dem restliche Dressing beträufeln. Eidotter entfernen und Eiweiß in Scheiben auf dem Teller drapieren. Mit Baguette servieren.

Warme Linsen mit Ziegenkäse

Für 2 Personen
Zubereitungszeit: 5 Minuten
Garzeit: 35 Minuten

Getrocknete Bohnen und Linsen findet man in jeder südfranzösischen Vorratskammer. Dies hier ist ein bodenständiges, herzhaftes Gericht, das sowohl als Beilage zum Abendessen als auch als mittägliche Hauptspeise taugt.

Linsen

> **1 ½ Tassen getrocknete braune Linsen, gewaschen und verlesen**
> **1 Schalotte, halbiert**
> **Salz**

Dressing

> **1 EL Sherry- oder Rotweinessig**
> **1 Knoblauchzehe, gehackt**
> **1 TL Dijon-Senf**
> **1 TL Olivenöl**
> **Salz und schwarzer Pfeffer**
> **½ Tasse frische glatte Petersilie, gehackt**
> **60 g fettarmer Ziegenkäse, in Scheiben geschnitten**

Linsen, Schalotte und Salz in einen mittelgroßen Topf geben und gut 3,5 Zentimeter hoch mit Wasser bedecken. Zum Köcheln bringen und 15 Minuten garen, bis die Linsen ganz weich, aber nicht breiig sind. Sieb über eine Schüssel legen und Linsen abgießen. Schalotte entfernen. Kochflüssigkeit wieder in den Topf geben und aufkochen. 10 Minuten köcheln lassen, damit die Flüssigkeit reduziert und der Geschmack konzentriert wird. Ofen auf 180 Grad vorheizen.

½ Tasse Linsensud mit Essig, Knoblauch, Senf und Öl in einer mittelgroßen Schüssel vermengen und mit Salz und Pfeffer abschmecken. Linsen unterheben und Petersilie einrühren. Mischung in eine Quiche-Form oder Auflauf-Kasserole geben und mit Ziegenkäse belegen. 10 Minuten backen, bis der Käse geschmolzen und die Linsen warm sind. Servieren.

Soupe au Pistou

Für 2 Personen
Zubereitungszeit: 10 Minuten
Garzeit: 28 Minuten

Mit *pistou* bezeichnete man ursprünglich eine Art Basilikum-Knoblauch-Paste, ähnlich dem italienischen Pesto. Pistou ist aber auch der Name einer einfachen, mit Basilikum garnierten Gemüsesuppe.

TIPP: Die Franzosen kochen sehr gerne mit Lauch. Ersatzweise kann man auch gelbe Zwiebeln nehmen.

1 TL Olivenöl
2 Tassen Lauchringe (circa ½ Stange, nur das Weiße und Hellgrüne), gewaschen
1 Möhre, in dünne Scheiben geschnitten
2 Knoblauchzehen, gehackt
2 Tassen Tomatenstücke aus der Dose, mit Saft
3 Tassen natriumarme Hühnerbrühe
½ kleine Zucchini, gewürfelt
½ TL Kräuter der Provence oder getrockneter Thymian
Salz und schwarzer Pfeffer nach Belieben
2 Tassen weiße Kidney- oder Cannellini-Bohnen aus der Dose, abgetropft und gespült
85 g grüne Bohnen, geputzt und in 2,5 cm lange Stücke geschnitten
½ Tasse frische Basilikumblätter, in Streifen geschnitten, oder
½ Tasse Basilikumpaste
2 EL Parmesan, gerieben

Lauch und Möhre in einem mittelgroßen Topf bei mittlerer Hitze mit ein wenig Öl 4 Minuten unter häufigem Rühren anbraten, bis sie weich werden, Knoblauch zugeben und unter Rühren 1 Minute mitbraten. Tomatenstücke zugeben und unter häufigem Rühren 8 Minuten kochen. Brühe,

Zucchini, Kräuter, Salz und Pfeffer zugeben und zum Köcheln bringen. Dosenbohnen und grüne Bohnen einrühren und 5 Minuten köcheln lassen, bis die grünen Bohnen knackig-zart sind und die Suppe heiß ist. Auf zwei Schüsseln verteilen und mit Basilikum und Parmesan garnieren.

Hähnchen-Baguette mit Karamellzwiebeln

Für 2 Personen
Zubereitungszeit: 2 Minuten
Garzeit: 27 Minuten

In dünne Scheiben geschnittene Hühnerbrust ohne Haut und Knochen ist in Minutenschnelle gar. Man kann stattdessen auch eine halbe vorgekochte Hühnerbrust verwenden.

TIPP: Wenn man Zwiebeln lang genug bei schwacher Hitze gart, wird ihr natürlicher Zuckergehalt karamellisiert, was ihnen eine besondere Süße verleiht.

1 große Zwiebel, halbiert und in sehr dünne Scheiben geschnitten (circa 6 Tassen)
1 EL Balsamico
Salz und schwarzer Pfeffer nach Belieben
2 in dünne Scheiben geschnittene Hühnerbrusthälften ohne Haut und Knochen (insgesamt circa 200 g)
1 kleines Vollkornbaguette (circa 20 cm), horizontal halbiert

Die Zwiebel in einer großen beschichteten Pfanne mit ein wenig Öl bei niedriger bis mittlerer Hitze 15 Minuten unter häufigem Rühren rösten. Falls die Zwiebel anbrennt, 1 bis 2 EL Wasser zugeben und Hitze reduzieren. Essig, Salz und Pfeffer zugeben und 4 Minuten unter häufigem Rühren goldbraun braten. Zwiebeln beiseitestellen.

Jetzt die Hühnerbrust mit Salz und Pfeffer würzen, in die Pfanne geben und von jeder Seite 4 Minuten bei mittlerer Hitze braten, bis sie durch ist. Unterdessen die Baguettehälften toasten. Baguette mit Hühnerbrust und Zwiebel belegen. Servieren.

Ofentomaten-Ziegenkäse-Canapés

Für 2 Personen
Zubereitungszeit: 5 Minuten
Garzeit: 10 Minuten

Die Franzosen verwenden beim Kochen gerne kleine Mengen intensiv schmeckender Zutaten, wie zum Beispiel Balsamico und Ziegenkäse.

8 Cherry-Tomaten
2 TL Balsamico
Salz und schwarzer Pfeffer
½ Tasse weiße Kidney- oder Cannellini-Bohnen aus der Dose, abgetropft und gespült
½ TL Olivenöl
4 große Vollkorn-Cracker oder 4 Scheiben Vollkornknäcke
30 g fettarmer Ziegenkäse, zerkrümelt
8 Blätter junger Rucola

Ofen auf 180 Grad vorheizen. Cherry-Tomaten mit Essig, Salz und Pfeffer in einer 20 Zentimeter großen Auflaufform vermengen. 8 bis 10 Minuten unter gelegentlichem Rütteln der Form backen, bis die Tomaten weich sind. Bohnen mit dem Öl in einer kleinen Schüssel zu einer festen Paste zerdrücken. Cracker oder Knäcke mit Bohnenpaste bestreichen und mit je zwei Tomaten, etwas Käse und Rucola belegen. Servieren.

Ratatouille

Für 2 Personen
Zubereitungszeit: 10 Minuten
Garzeit: 8 Minuten

Diese typisch provençalische Speise kann als Hauptgericht oder als Dip, als Pastasauce, Pizzabelag oder Sandwichfüllung dienen oder – mit Vollkornbrot zum Stippen – als schnelles Zwischengericht.

½ Aubergine, gewürfelt
½ Zucchini, gewürfelt
1 rote Paprika, gewürfelt
½ Schalotte, gehackt, oder ½ Tasse rote Zwiebel, fein gehackt
1 Knoblauchzehe, gehackt
1–4 Tassen Tomatenstücke aus der Dose (mit Basilikum)
1 Tasse weiße Kidney- oder Cannellini-Bohnen, abgetropft und gespült
3 EL frisches Basilikum, gehackt
2 EL Parmesan, gerieben

Aubergine in einer mittelgroßen, beschichteten Pfanne mit ein wenig Öl bei mittlerer Hitze 4 Minuten unter Rühren garen. Zucchini, Paprika, Schalotte, Knoblauch, 2 Tassen Tomatenstücke und Bohnen dazugeben und 4 Minuten unter Rühren garen. Nach Belieben restliche Tomatenstücke zugeben, um die gewünschte Konsistenz herzustellen.

Ratatouille auf zwei Schüsseln verteilen und mit Basilikum und Parmesan garnieren.

Gebackener Spargel mit Quinoa und Parmesan-Locken

Für 2 Personen
Zubereitungszeit: 3 Minuten
Garzeit: 10 Minuten

Auch wenn Quinoa als Zutat nicht zur klassischen französischen Küche gehört, ist dieses Getreide in Frankreich doch sehr populär geworden, und zwar zu Recht: Quinoa ist eine jener Wunderspeisen, die sowohl Ballaststoffe als auch Eiweiß enthalten.

TIPP: Besonders gut schmeckt dieses Gericht im Frühling, wenn es frischen Spargel gibt.

> *1 Tasse Quinoa*
> *Salz und schwarzer Pfeffer*
> *10 Stangen Spargel, möglichst dünn*
> *½ Schalotte, gehackt*
> *1 EL Zitronensaft, frisch gepresst*
> *½ TL Olivenöl*
> *30 g Parmesan, lockenförmig gehobelt*

1 ½ Tassen Wasser in einem kleinen Topf zum Kochen bringen, Quinoa und 1 Prise Salz zugeben und aufkochen, dann auf niedriger Hitze 6 Minuten köcheln lassen, bis das Wasser fast aufgesogen und der Quinoa zart, aber nicht matschig ist.

Unterdessen den Ofen auf 200 Grad aufheizen. Spargelstangen in einer großen Backform (mind. 20 x 30 cm) mit Schalotte, Zitronensaft, Öl, Salz und Pfeffer vermengen. 8 bis 10 Minuten backen, zwischendurch die Form dreimal rütteln.

Grill (Oberhitze) anschalten. Parmesan-Locken auf dem Spargel verteilen und 30 Sekunden überbacken. Spargel auf dem Quinoa servieren.

Heilbutt mit Kapernsauce

Für 2 Personen
Zubereitungszeit: 5 Minuten
Garzeit: 11 Minuten

TIPP: Kapern sind in Essig eingelegt erhältlich. Vor Gebrauch muss man sie abtropfen lassen und spülen.

2 Heilbuttfilets (je circa 140 g)
Salz und schwarzer Pfeffer
1 TL Olivenöl
3 Tassen Cherry-Tomaten, halbiert
2 EL Kapern, abgetropft und gespült
2 EL Zitronensaft, frisch gepresst
8 Tassen junger Spinat
2 EL frische glatte Petersilie, gehackt
2 Scheiben Vollkornbrot oder 2 Stücke Vollkornbaguette

Heilbutt mit Salz und Pfeffer würzen. Ein wenig Öl in einer mittelgroßen, beschichteten Pfanne erhitzen. Fischfilets hineingeben und von jeder Seite 5 Minuten bei mittlerer bis hoher Hitze braten, bis sie gar sind. Auf einen Teller geben und zudecken.

Hitze herunterschalten. Öl, Cherry-Tomaten, Kapern und Zitronensaft in die Pfanne geben und 1 Minute unter Rühren garen. Spinatblätter auf zwei Tellern anrichten die Fischfilets darauflegen, mit der Sauce begießen und mit Petersilie garnieren. Mit Brot servieren.

Moules Marinades

Für 2 Personen
Zubereitungszeit: 10 Minuten
Garzeit: 15 Minuten

Für diesen Klassiker der mediterranen Küche braucht man absolut frische Zutaten. Die Muscheln sollten fest geschlossen sein – das bedeutet, dass sie noch lebendig sind.

600 g frische Muscheln
1 TL Olivenöl
3 Schalotten, grob gehackt
4 Knoblauchzehen, grob gehackt
2 Tassen trockener Weißwein
4 Eiertomaten, gehackt, oder 4 Eiertomaten aus der Dose, abgetropft
½ Tasse frische glatte Petersilie, gehackt
2 Scheiben Vollkornbaguette

Muscheln gründlich spülen und abbürsten. Mehrfach mit frischem Wasser spülen. Geöffnete Muscheln aussortieren.

Schalotten und Knoblauch in einem mittelgroßen Topf bei mittlerer Hitze mit ein wenig Öl 3 Minuten unter Rühren anbraten. Muscheln und Wein zugeben und 5 Minuten zugedeckt garen, bis alle Muscheln sich geöffnet haben. Muscheln mit einer Siebkelle aus dem Topf holen und in eine Schüssel geben. Ungeöffnete Muscheln aussortieren. Den Sud durch einen Durchschlag gießen und auffangen.

Topf mit einem Küchentuch auswischen, dann die abgeseihte Kochflüssigkeit wieder hineingeben. Tomaten dazugeben und aufkochen. 4 Minuten kochen lassen und dabei umrühren, um die Aromen zu kombinieren und die Tomaten zu zerkleinern. Muscheln auf zwei Servierschüsseln verteilen. Mit Tomatensauce bedecken und mit Petersilie garnieren. Mit Baguette servieren.

Hühner-Cassoulet mit Knoblauch

Für 2 Personen
Zubereitungszeit: 12 Minuten (plus Marinierzeit)
Garzeit: 30 Minuten

TIPP: Wie man Lauch sauber kriegt? Einfach die Stangen in Scheiben schneiden, in einen Durchschlag geben und gründlich unter fließendem Wasser abspülen, dabei mit den Fingern die Lauchringe auseinanderdrücken und den Schmutz lösen.

3 Knoblauchzehen, gehackt
2 TL frischer (gehackter) oder 1 TL getrockneter Rosmarin
1 TL frischer (gehackter) oder ½ TL getrockneter Thymian
1 EL Balsamico
2 Hähnchenbrusthälften ohne Haut und Knochen (je circa 110 g)
2 Möhren, in große Stücke geschnitten
1 Stange Lauch, in dünne Scheiben geschnitten und gesäubert (nur das Weiße und Hellgrüne)
Salz und schwarzer Pfeffer
2 Tassen weiße Kidney- oder Cannellini-Bohnen aus der Dose, abgetropft und gespült (½ Tasse Bohnenflüssigkeit aufheben)

Die Hälfte des Knoblauchs, Rosmarin und Thymian sowie den Essig in einer mittelgroßen säurefesten Schüssel vermengen. Hühnerbrust hineingeben und in der Marinade wenden. Zugedeckt für mindestens 30 Minuten und bis zu 2 Stunden kalt stellen.

Ofen auf 190 Grad vorheizen. Das Fleisch in einer mittelgroßen, tiefen Pfanne in ein wenig Öl bei mittlerer Hitze von jeder Seite 2 Minuten anbraten, bis es goldbraun, aber noch nicht durch ist. Beiseitestellen.

In derselben Pfanne Möhren, Lauch und den Rest Knoblauch 5 Minuten garen und dabei die gebräunten Fleischreste abkratzen. Mit Salz und Pfeffer abschmecken. Bohnen mit der Bohnenflüssigkeit und 2 Tassen Wasser dazugeben, zum Köcheln bringen und 5 Minuten unter häufigem Rühren garen. Es sollte eine Art Eintopf entstehen; bei Bedarf etwas Wasser zugeben.

Hühnerbrust auf die Bohnen drapieren. Pfanne in den Ofen schieben und 12 Minuten backen, bis die Hühnerbrust gar ist.

ITALIEN

Frühstück

Zucchini-Lauch-Frittata mit Parmesan

Für 2 Personen
Zubereitungszeit: 5 Minuten
Garzeit: 17 Minuten

Eine Frittata ist ein Omelett auf italienisch und hat den wunderbaren Vorzug, dass man sie warm oder kalt zu jeder beliebigen Mahlzeit essen kann.

TIPP: Asiago ist ein dem Parmesan ähnlicher Hartkäse.

> *2 Stangen Lauch, in dünne Scheiben geschnitten und gesäubert*
> *(nur das Weiße und Hellgrüne)*
> *1 kleine Zucchini, gewürfelt*
> *Salz und schwarzer Pfeffer*
> *5 Eiweiß*
> *1 Tasse frischer Basilikum, gehackt*
> *½ Tasse Parmesan oder Asiago, gerieben*
> *4 Scheiben Vollkornbaguette, getoastet*

Ofen auf 180 Grad vorheizen. Lauch und Zucchini in einer mittelgroßen, beschichteten, ofenfesten Pfanne bei mittlerer Hitze in Öl 5 Minuten unter Rühren weich dünsten, mit Salz und Pfeffer abschmecken, in eine Schüssel geben.

In einer anderen Schüssel das Eiweiß mit Salz und Pfeffer verschlagen.

Pfanne mit Küchenpapier auswischen, wieder Öl darin erhitzen. Eiweiß hineingeben und Lauchgemüse, Basilikum und Käse darauflegen. 2 Minuten ohne zu rühren bei mittlerer Hitze anbraten. Dann die Pfanne in den Ofen stellen und 8 bis 10 Minuten backen, bis das Eiweiß gestockt ist. Frittata in Stücke schneiden und direkt aus der Pfanne mit Baguette servieren.

Orange-Mandel-Biscotti mit Caffè Latte

Für 4 Personen
Zubereitungszeit: 5 Minuten
Garzeit: 38 Minuten

Die Italiener lieben es, den Tag mit etwas Süßem zu beginnen. Aber der Unterschied besteht in den gesunden kleinen Portionen – wie bei diesen knusprigen Nussplätzchen. Egal ob in Joghurt oder Milchkaffee getunkt, sie schmecken einfach herrlich.

TIPP: Fest verschlossen halten sich die Biscotti mindestens eine Woche lang.

> *½ Tasse ganze Mandeln*
> *½ Tasse Splenda oder anderer Zuckerersatz*
> *2 TL Olivenöl*
> *1 EL Orangensaft*
> *2 Eiweiß*
> *1 Eigelb*
> *1 ½ Tassen plus 1 EL Vollkorn-Weizenmehl*
> *1 TL Backpulver*
> *1 Prise Salz*
> *¼ TL Orangenextrakt oder Orangenaroma nach Belieben*
> *1 TL abgeriebene Orangenschale*
> *4 Tassen fettarmer Joghurt (natur oder Vanille)*
> *4 Tassen Caffè Latte*

Ofen auf 180 Grad vorheizen. Mandeln auf ein Backblech geben und 5 Minuten im Ofen rösten, dann grob hacken. Ofentemperatur beibehalten.

Splenda, Öl und Orangensaft in einer kleinen Schüssel vermengen. Ei dazugeben und verschlagen.

In einer weiteren Schüssel Mehl, Backpulver und Salz vermengen. Orangenextrakt, Orangenschale und Mandeln zugeben. Nach und nach die

Mehlmischung in die Eiermischung einrühren und vermischen, bis der Teig zusammenhält. Nicht zu sehr kneten.

Backblech mit Backpapier auslegen. Teig auf das Blech geben und mit den Händen eine etwa 5 Zentimeter dicke und 20 Zentimeter lange Wurst formen. 25 Minuten goldbraun backen. Aus dem Ofen nehmen und vorsichtig auf ein Schneidebrett legen.

Die noch warme Wurst mit einem scharfen oder gezahnten Messer schräg in fingerdicke Scheiben schneiden. Scheiben aufs Backblech legen. 8 Minuten backen, bis sie fest sind. Restlos auskühlen lassen.

Biscotti mit Joghurt zum Dippen und mit Kaffee servieren.

Fettarmer Caffè Latte: 2 Tassen fettarme Milch aufschäumen. 2 Tässchen heißen Espresso dazugeben und den Caffè Latte in zwei Mokkatassen servieren.

Vollkorn-Penne mit Basilikum-Spinat-Pesto

Für 2 Personen
Zubereitungszeit: 5 Minuten
Garzeit: 10 Minuten

Dieses Rezept ergibt zweimal so viel Pesto, wie für das Gericht nötig ist. Die Hälfte des Pestos sollte man (vor dem Verdünnen mit Wasser) einfrieren, um immer eine schnelle Sauce parat zu haben. Das Pesto eignet sich auch als Brotaufstrich und als Belag für selbst gemachte Pizza.

Pesto

> *2 Tassen Spinatblätter*
> *4 Tassen frischer Basilikum*
> *½ Tasse weiße Kidney- oder Cannellini-Bohnen aus der Dose*
> *1 Knoblauchzehe, zerdrückt*
> *1 TL Olivenöl (extra vergine)*
> *2 EL Parmesan, gerieben*
> *2 EL Pinien- oder Walnusskerne*

Pasta

> *110 g Vollkorn-Penne oder andere Röhrennudeln*
> *Salz und schwarzer Pfeffer*
> *60 g Parmesan, gerieben*

Für das Pesto Spinat, Basilikum, Bohnen, Knoblauch und Öl im Mixer glatt pürieren. Käse und Nüsse dazugeben und gut durchmixen. Die Hälfte der Sauce in einem verschließbaren Behälter (nicht aus Metall) einfrieren. Das restliche Pesto in eine mittelgroße Servierschüssel geben.

Nudeln nach Packungsangaben in einem mittelgroßen Topf kochen. ½ Tasse Kochwasser entnehmen und unter das Pesto rühren. Die warmen Nudeln mit dem Pesto vermengen und mit Salz und Pfeffer abschmecken. Mit Parmesan bestreut servieren.

Pan Bagna

Für 2 Personen
Zubereitungszeit: 5 Minuten

Auch wenn die meisten Italiener wahrscheinlich zu Thunfisch in Olivenöl greifen würden, schmeckt die in Wasser eingelegte Variante doch genau so gut und kommt mit erheblich weniger Fett aus.

1 kleines Vollkornbaguette (circa 20 cm lang)
1 Dose (170 g) weißes Thunfischfilet in Wasser, abgetropft und ausgedrückt
1 Tomate, entkernt and gehackt
3 EL fettarmes Balsamico-Dressing
1 EL Kapern, abgetropft und gespült
Salz und schwarzer Pfeffer
3 Tassen junger Rucola oder Wasserkresse

Baguette horizontal entzweischneiden. Das weiche Innere herauskratzen, sodass zwei hohle Schiffchen mit fingerdicken Wänden entstehen. 1 Tasse Brotkrumen aufheben.

Brotkrumen, Thunfisch, Tomate, Dressing und Kapern in einer mittelgroßen Schüssel vermengen und mit Salz und Pfeffer abschmecken. Mit dieser Mischung die untere Baguettehälfte füllen, darauf die Salatblätter und die obere Hälfte legen. Baguette in der Mitte durchschneiden und servieren.

Kalbsschnitzel mit Süßkartoffel-Risotto

Für 2 Personen
Zubereitungszeit: 10 Minuten
Garzeit: 45 Minuten

Bei der herkömmlichen Zubereitung von Risotto wird nach und nach heiße Brühe in den köchelnden Reis gegossen. Unsere vereinfachte Methode ergibt aber auch einen herrlich sämigen Reis.

> *2 EL rote Zwiebel, fein gehackt*
> *1 Tasse Vollkornreis*
> *1 Dose (400 ml) natriumarme Hühnerbrühe*
> *1 kleine Süßkartoffel (circa 210 g), geschält und fein gewürfelt*
> *2 EL Milch*
> *½ TL frischer Salbei, gehackt, oder 1 Prise getrockneter Salbei*
> *Salz und schwarzer Pfeffer*
> *2 dünn geschnittene Kalbsschnitzel (je circa 85 g), circa 6 mm flach geklopft*
> *3 EL Parmesan, gerieben*

Zwiebel in einem mittelgroßen, beschichteten Topf unter häufigem Rühren bei mittlerer Hitze 2 Minuten in Öl braten, bis sie weich ist. Reis dazugeben und unterrühren. 3 Tassen Brühe zugeben und zum Köcheln bringen. Hitze stark reduzieren, Topf bedecken und 35 bis 40 Minuten köcheln lassen, bis die Brühe aufgesogen und der Reis zart ist.

Inzwischen einen kleinen Topf Wasser zum Kochen bringen. Süßkartoffel hineingeben und 10 Minuten bissfest kochen. Abgießen.

Süßkartoffel mit der restlichen Brühe und 1 Tasse Wasser zum Reis geben, der weiterhin auf kleiner Flamme köchelt. 5 Minuten langsam umrühren, bis die Brühe aufgesogen ist. Milch und Salbei einrühren. Weiterrühren und bei Bedarf Wasser zugeben, bis der Reis die gewünschte Konsistenz hat. Mit Salz und Pfeffer abschmecken.

Fleisch mit Salz und Pfeffer würzen und in mittelgroßer, beschichteter Pfanne von jeder Seite 2 Minuten anbraten, bis das Fleisch gerade eben gar ist. Fleisch und Risotto auf 2 Serviertellern anrichten und den Reis mit Parmesan bestreuen. Servieren.

Snack

Crostini Caprese

Für 2 Personen
Zubereitungszeit: 5 Minuten
Garzeit: 5 Minuten

Diese köstlichen Häppchen sind eine witzige Umsetzung des klassischen Tomate-Mozzarella-Basilikum-Salats. Statt Crackern kann man auch jede Art von Vollkornbrot in dünnen Scheiben verwenden.

6 große Vollkorn-Cracker oder Knäckebrotscheiben
1 Tomate, entkernt und in dünne Scheiben geschnitten
60 g (1 Tasse) fettarmer Mozzarella, zerrupft
½ TL Olivenöl (extra vergine)
2 TL Balsamessig
2 Tassen frische, kleine Basilikumblätter
Salz und schwarzer Pfeffer

Ofen auf 120 Grad vorheizen. Cracker auf ein Backblech legen, mit Tomatenscheiben belegen und mit Mozzarella bestreuen. 5 Minuten backen, bis der Käse schmilzt.

Crostini mit Öl und Essig beträufeln. Mit Salz und Pfeffer würzen und mit Basilikumblättern garniert servieren.

Gegrillte Paprika mit Ricotta

Für 2 Personen
Zubereitungszeit: 10 Minuten
Garzeit: 10 Minuten

Geröstete Paprika tauchen in vielen italienischen Gerichten auf. In diesem Rezept werden sie einfach mit cremigem Ricotta und frischen Basilikumblättern vermischt.

TIPP: Paprika röstet man über der Flamme des Gasherds. Wenn Sie keinen Gasherd haben, können Sie sie auch im Ofen grillen.

2 rote, orange oder gelbe Paprika
1 TL Weiß- oder Rotweinessig
Salz und schwarzer Pfeffer
⅔ Tasse fettarmer Ricotta
½ Tasse frisches Basilikum oder glatte Petersilie, gehackt
2 Scheiben Vollkornbaguette

Paprika mithilfe einer Zange direkt über die Gasflamme halten. Sobald die Haut an der Unterseite verkohlt ist, Paprika um 90 Grad drehen. Weiterdrehen, bis die gesamte Paprika verkohlt ist. Das Gleiche mit der zweiten Paprika. (Oder beide Paprika auf dem Grill oder im Ofen rösten.) Paprika in eine mittelgroße Schüssel geben und zugedeckt 10 Minuten abkühlen lassen.

Eine geröstete Paprika über eine Schüssel halten, unten anschneiden und den Saft ausdrücken. Das Gleiche mit der zweiten Paprika. Paprika halbieren und Samen und Stiel entfernen. Mit den Fingern oder mit einem stumpfen Messer die verkohlte Haut abreiben, dann die Paprika in Streifen oder Würfel schneiden.

Paprikasaft und Essig mit Salz und Pfeffer verrühren. Paprika, Ricotta und Basilikum daruntermischen. Mit Baguette servieren.

Gefüllte Champignons

Für 2 Personen
Zubereitungszeit: 10 Minuten
Garzeit: 25 Minuten

2 große Champignons
1 TL Olivenöl
1 TL Balsamessig
Salz und schwarzer Pfeffer
1 Stange Lauch, in dünne Scheiben geschnitten abgespült (nur das Weiße und Hellgrüne)
4 Tassen Blattspinat
1 Tasse weiße Kidney- oder Cannellini-Bohnen aus der Dose, abgetropft und gespült
2 EL Parmesan, gerieben

Ofen auf 230 Grad vorheizen, Pilze mit den Lamellen nach oben auf ein Backblech legen. Mit Öl und Essig beträufeln und mit Salz und Pfeffer würzen. 15 Minuten backen.

Inzwischen in einer großen, beschichteten Pfanne Öl erhitzen. Lauch hineingeben und 5 Minuten bei mittlerer Hitze unter Rühren braten. Nach und nach unter ständigem Rühren den Spinat zugeben und zusammenfallen lassen. Bohnen zugeben, mit Salz und Pfeffer abschmecken und noch eine Minute weitergaren, um die Aromen miteinander zu vermengen.

Pilze mit der Spinatmischung füllen und mit Käse bestreuen. 10 Minuten backen, bis die Pilze warm und der Käse geschmolzen ist. Servieren.

Aubergine Caponata

Ergibt 4 Tassen
Zubereitungszeit: 5 Minuten
Garzeit: 18 Minuten

Diese sizilianische Spezialität ist unbegrenzt einsetzbar. Man kann sie als Nudelsauce oder als Pizzabelag verwenden oder einfach mit warmem Brot servieren.

1 TL Olivenöl
½ Aubergine, fein gewürfelt
1 Paprika (Farbe egal), gewürfelt
½ Zwiebel, gewürfelt
1 Stange Staudensellerie, in dünne Scheiben geschnitten
1 ½ Tassen Tomaten- oder Gemüsesaft
½ Tasse Linsen aus der Dose, abgetropft und gespült
1 EL Rotweinessig
2 TL Kapern, abgetropft und gespült
Salz und schwarzer Pfeffer
3 EL Parmesan, gerieben

Aubergine in einer Pfanne mit Öl bei mittlerer Hitze 4 Minuten unter häufigem Rühren braten, bis sie weich ist. In eine Schüssel geben. In derselben Pfanne Paprika, Zwiebel und Sellerie ebenfalls bei mittlerer Hitze 3 Minuten unter Rühren braten. Aubergine, Tomatensaft und Linsen zugeben. 10 Minuten unter häufigem Rühren zugedeckt garen. Essig und Kapern zugeben und 1 Minute mitkochen. Mit Salz und Pfeffer abschmecken. Mit Käse bestreuen und warm oder bei Zimmertemperatur servieren.

Hühnerbrust auf Paprika-Zwiebel-Gemüse

Für 2 Personen
Zubereitungszeit: 10 Minuten
Garzeit: 33 Minuten

TIPP: Solange die Pfanne nicht zu heiß ist und man fleißig umrührt, braucht man für die Zubereitung von Fleisch und Gemüse nicht viel Öl.

> *2 Hähnchenbrusthälften ohne Haut und Knochen (je circa 110 g)*
> *Salz und schwarzer Pfeffer*
> *½ mittelgroße Zwiebel, in dünne Scheiben geschnitten*
> *1 rote Paprika, in dünne Streifen geschnitten*
> *2 Knoblauchzehen, gehackt*
> *1 Tasse natriumarme Hühnerbrühe*
> *1 EL Weißweinessig*
> *1 TL frische Thymianblätter*
> *110 g Vollkorn-Penne oder andere Röhrennudeln*

Ofen auf 180 Grad vorheizen. Fleisch mit Salz und Pfeffer würzen. Öl in einer mittelgroßen, beschichteten Pfanne erhitzen. Hühnerbrust von jeder Seite 4 Minuten bei mittlerer Hitze anbraten, ohne sie durchzugaren. Auf einen Teller legen. Zwiebel und Paprika in derselben Pfanne auf mittlerer Hitze 5 Minuten unter Rühren weich garen. Knoblauch, Brühe, Essig und Thymian zugeben. Aufkochen und 2 Minuten unter Rühren köcheln lassen.

Hühnerbrust auf das Gemüse legen. Pfanne in den Ofen stellen und 18 Minuten backen, sodass das Fleisch gar wird.

Unterdessen die Nudeln nach Packungsangabe kochen. Zusammen mit Huhn und Gemüse servieren.

Schnitzel Pronto con Porcini

Für 2 Personen
Zubereitungszeit: 10 Minuten
Garzeit: 25 Minuten

Eine Handvoll erdige Steinpilze und zwei sonnengetrocknete Tomaten reichen, um diesem einfachen Hähnchengericht viel Geschmack zu verleihen. Farro, zu deutsch Emmer, ist eine kernige, bissfeste Weizensorte, die viel Ballaststoffe und Eiweiß liefert. Wenn es nicht erhältlich ist, kann man auch Vollkornreis nehmen.

110 g Farro (Emmer oder Dinkel, ersatzweise Vollkornreis)
150 g (circa 1 Tasse) getrocknete Steinpilze, abgespült
2½ Tassen natriumarme Hühnerbrühe
2 Hähnchenbrusthälften ohne Haut und Knochen (je circa 110 g),
horizontal halbiert und auf eine Dicke von circa 0,6 cm geklopft
Salz und schwarzer Pfeffer
2 sonnengetrocknete, in Öl eingelegte Tomaten, abgetropft und
gehackt
½ kleine Schalotte, gehackt
½ TL Rotweinessig

Farro nach Packungsangabe kochen und warm halten.

Währenddessen die Pilze und 2 Tassen Brühe in eine mittelgroße Schüssel geben (die Pilze müssen mit Brühe bedeckt sein). 1 Minute in der Mikrowelle erhitzen, dann 5 Minuten ziehen lassen. Pilze auf ein Schneidebrett legen und klein hacken, dann zurück in die Brühe geben.

Öl in einer großen, beschichteten Pfanne erhitzen. Fleisch mit Salz und Pfeffer würzen, in die Pfanne legen und 2 Minuten bei mittlerer Hitze braten, dann wenden und eine weitere Minute braten. Auf einen großen Teller legen.

In derselben Pfanne auf mittlerer Hitze Tomaten und Schalotte 1 Minute unter ständigem Rühren anbraten. Pilze mit ihrer Brühe zusammen mit der restlichen Brühe zugeben. 4 Minuten kochen, dabei rühren und die Fleischreste vom Pfannenboden kratzen. Fleisch und Fleischsaft wieder in die Pfanne geben und zugedeckt 1 Minute köcheln lassen, bis das Fleisch gar ist. Schnitzel auf eine saubere Servierplatte legen. Essig zur Sauce geben und mit Salz und Pfeffer abschmecken. Sauce auf das Fleisch geben und mit dem Farro servieren.

Gebratener Streifenbarsch mit Fenchel-Orangen-Salat

Für 2 Personen
Zubereitungszeit: 5 Minuten
Garzeit: 16 Minuten

Dieses Gericht sollte man in den Wintermonaten kochen, wenn es die besten Orangen gibt.

TIPP: Statt Streifenbarsch kann man auch Tilapia oder Red Snapper nehmen.

110 g Vollkornspaghetti
2 Streifenbarschfilets (je circa 140 g)
Salz und schwarzer Pfeffer
2 TL Olivenöl
1 Navel-Orange oder große Blutorange
1 kleine Fenchelknolle, längs halbiert, vom Strunk befreit und kreuzweise in dünne Scheiben geschnitten
16 kleine, frische Minzeblätter, in zwei Hälften zerrissen

Nudeln nach Packungsangabe zubereiten und warm halten.

Fischfilets mit Küchenpapier abtupfen und mit Salz und Pfeffer würzen. 1 TL Öl in eine mittelgroße, beschichtete Pfanne geben und auf mittlere bis starke Hitze bringen. Fisch mit der Haut nach unten in die Pfanne legen und 3 Minuten goldbraun braten, dann wenden und auch die andere Seite 3 Minuten braten, sodass der Fisch gerade eben gar ist.

Orange in Stücke schneiden. Fruchtfleisch über einer mittelgroßen Schüssel von der Schale lösen, sodass der Saft in die Schüssel tropft. Fruchtfleisch und Saft mit Fenchel, Minze und dem restlichen TL Öl vermengen. Mit Salz und Pfeffer abschmecken.

Fenchel-Orangen-Salat auf zwei Tellern drapieren, das Dressing dabei in der Schüssel lassen. Fischfilets auf den Salat legen und mit etwas Dressing begießen. Mit den warmen Spaghetti, die ebenfalls mit Dressing beträufelt werden, servieren.

Frühstück

Baskisches Schinken-Omelett mit Grillpaprika

Für 2 Personen
Zubereitungszeit: 5 Minuten
Garzeit: 10 Minuten

Auch wenn es sich Omelett nennt: diese Eierspeise aus dem Norden Spaniens wird wie Rührei zubereitet. Dazu reicht man Toast.

1 Tasse Zwiebel, gehackt
2 gegrillte rote Paprika (aus dem Glas), gewürfelt
Salz und schwarzer Pfeffer
1 Prise Cayenne-Pfeffer
4 Eiweiß, leicht aufgeschlagen
60 g Serrano- oder anderer guter Schinken, gewürfelt
3 Scheiben Vollkornbrot, getoastet

Ein wenig Öl in einer mittelgroßen, beschichteten Pfanne erhitzen. Zwiebel hineingeben und bei niedriger bis mittlerer Hitze unter ständigem Rühren weich braten. Paprika, Salz, Pfeffer und Cayenne-Pfeffer zugeben und unter ständigem Rühren 4 Minuten braten. Alles in eine kleine Schüssel geben.

Pfanne mit Küchenpapier auswischen, erneut mit etwas Öl auf kleiner Flamme erhitzen.

Eiweiß in einer kleinen Schüssel verschlagen. In die Pfanne gießen und unter ständigem Rühren braten, bis das Eiweiß gestockt ist. Paprika-Mischung und Schinken zugeben. Mit Salz und Pfeffer abschmecken und mit Toast servieren.

Tortilla mit Süßkartoffeln

Für 2 Personen
Zubereitungszeit: 5 Minuten
Garzeit: 20 Minuten

Unter einer Tortilla versteht man in Spanien eine Art Omelett mit Kartoffeln. Tortillas isst man morgens, mittags und abends.

½ TL Olivenöl
1 große Süßkartoffel, geschält und in kleine Würfel geschnitten
½ rote Zwiebel, gehackt
2 Knoblauchzehen, gehackt
Salz und schwarzer Pfeffer
6 Eiweiß
Salz
2 Scheiben Vollkornbrot

Ofen auf 180 Grad vorheizen. Öl in einer ofenfesten, mittelgroßen, beschichteten Pfanne auf mittlerer bis kleiner Flamme erhitzen. Süßkartoffel, Zwiebel, Knoblauch, Salz und Pfeffer zugeben. 10 Minuten unter Rühren braten, bis das Gemüse zart und leicht gebräunt ist.

Eiweiß mit Salz in einer mittelgroßen Schüssel verschlagen. Hitze herunterschalten und das Ei zum Gemüse gießen. Ohne zu rühren 5 Minuten garen, bis das Ei fast ganz gestockt ist. Pfanne in den Ofen stellen und 5 Minuten backen, sodass die Tortilla durchgegart ist. Mit Brot servieren.

Reis und Bohnen aus dem Ofen

Für 2 Personen
Zubereitungszeit: 5 Minuten
Garzeit: 45 Minuten

Reis und Bohnen eignen sich hervorragend als kostengünstiger Eiweißlieferant. Statt auf dem Herd wird der Reis hier im Ofen gekocht.

1 Tasse Vollkornreis
1 Dose (400 ml) natriumarme Hühnerbrühe
1 Prise Salz
1 Tasse schwarze Bohnen aus der Dose, abgetropft, gespült und aufgewärmt
1 Tasse Cherry-Tomaten, halbiert
1 Tasse frischer Koriander, gehackt

Ofen auf 190 Grad vorheizen. Reis in eine 20 Zentimeter lange, eckige Glasform oder eine ähnlich große Kasserole geben. Brühe und Salz in einem Messbecher aus Glas vermengen und in der Mikrowelle zum Köcheln bringen. Die köchelnde Brühe auf den Reis gießen, umrühren und die Backform gut mit reißfester Alufolie zudecken. 40 bis 45 Minuten backen, bis der Reis die Brühe aufgenommen hat und zart ist. Reis mit einer Gabel auflockern.

Bohnen und Tomaten unter den Reis mischen, mit Koriander garniert servieren.

Pan con Jamón

Für 2 Personen
Zubereitungszeit: 5 Minuten

Die Spanier sind zu Recht stolz auf ihre Schinken. Kaufen Sie für dieses belegte Brot möglichst Serrano-Schinken. Falls keiner erhältlich ist, nehmen Sie einfach einen anderen Schinken oder auch geräucherte Putenbrust.

> *2 Tomaten, halbiert.*
> *Salz*
> *½ kleines (circa 20 cm) Vollkornbaguette, längs halbiert*
> *1 TL Olivenöl (extra vergine)*
> *4 dünne Scheiben Serrano- oder anderer Schinken (je circa 85 g)*
> *Salatherzen oder Romana-Salat, zerpflückt*

Reibe auf eine Schüssel legen. Tomatenhälften mit der Schnittseite über die Reibe ziehen, bis das Fruchtfleisch zerrieben ist. Schalen wegwerfen. Tomatenpulpe mit Salz abschmecken.

Mit den Fingern die weiche Krume aus den Baguettehälften pulen, sodass eine Furche entsteht. Baguette toasten. Tomatenpulpe in die Furche des Röstbrotes löffeln. Mit Olivenöl beträufeln und mit Schinken und Salatblättern belegen. Servieren.

Rotes Linsenpüree

Für 4 Personen (4 Tassen)
Zubereitungszeit: 5 Minuten
Garzeit: 12 Minuten

Dieser herzhafte Dip reicht für 4 Portionen und hält sich im Kühlschrank eine Woche lang. Man kann ihn warm oder kalt servieren: mit Pita-Brot und Gemüsesticks zum Dippen.

2 Tassen rote Linsen, gewaschen und verlesen
2 Tassen natriumarme Hühnerbrühe
Salz und schwarzer Pfeffer
3 EL Zitronensaft, frisch gepresst
1 TL frischer Thymian, gehackt
Staudensellerie zum Dippen

Linsen und Brühe mit Salz und Pfeffer in einem kleinen Topf auf mittlerer Hitze zum Kochen bringen. Platte herunterschalten und zugedeckt 12 Minuten köcheln lassen, bis die Linsen weich sind.

Linsen, Zitronensaft und Thymian im Mixer glatt pürieren. Mit Staudensellerie-Sticks servieren.

Wintersalat mit Klementinen und Sherry-Vinaigrette

Für 2 Personen
Zubereitungszeit: 5 Minuten

Für die Spanier gehören rote Zwiebeln im Salat einfach dazu. Wer rohe Zwiebeln nicht verträgt, kann sie natürlich weglassen.

> **2 TL Sherry- oder Rotweinessig**
> **1 TL Olivenöl (extra vergine)**
> **2 Klementinen, geschält und zerteilt**
> **Salz und schwarzer Pfeffer**
> **4 Tassen junger Rucola**
> **1 kleiner Radicchio-Kopf, halbiert und zerpflückt (circa 5 Handvoll)**
> **2 EL dünne, rote Zwiebelringe**
> **2 Tassen gekochte Hühnerbrust, zerkleinert**

Essig und Olivenöl in einer kleinen Schüssel verschlagen. Ein Klementinenstück über der Schüssel ausdrücken, Dressing mit Salz und Pfeffer abschmecken.

Rucola, Radicchio und Zwiebel in einer Salatschüssel vermengen. Klementinenstücke und Hühnerfleisch zugeben und zusammen mit der Vinaigrette vermischen.

Gefüllte Tomaten

Für 2 Personen
Zubereitungszeit: 5 Minuten

Als Beilage zu den gefüllten Tomaten kann man Vollkornbrot toasten und in Dreiecke schneiden.

170 g weißer Thunfisch in Wasserlake, abgetropft
1 EL rote Zwiebel, fein gehackt
½ kleine Salatgurke, geschält and gehackt
2 EL fettarme Mayonnaise
2 EL Zitronensaft, frisch gepresst
Salz
2 mittelgroße Tomaten
4 EL frischer Estragon, gehackt
2 Scheiben Vollkornbrot, getoastet

Thunfisch, Zwiebel und Gurke in einer mittelgroßen Schüssel vermengen. Mayonnaise, Zitronensaft und Salz zugeben.

Mit einem Filetiermesser in jede Tomate ein großes Loch schneiden, sodass eine Höhlung für die Thunfischpaste entsteht. Thunfischpaste in die Tomaten füllen und darauf häufen. Mit Estragon besprenkeln und sofort mit getoastetem Brot servieren.

Thunfisch-Ceviche mit Limetten-Chips

Für 2 Personen
Zubereitungszeit: 10 Minuten (plus Marinierzeit)
Garzeit: 15 Minuten

Bei einer Ceviche wird der Fisch in der Zitrusmarinade gar. Man kann ihn bereits einen Tag vorher marinieren, sollte aber nach circa 4 Stunden den Saft abgießen. Tomate und Koriander sollten erst kurz vor dem Servieren zugefügt werden.

TIPP: Die Chips können 2 Tage vorher zubereitet werden.

> *150 g frischer weißer Thunfisch, 1 cm dick gewürfelt*
> *½ Tasse Limettensaft, frisch gepresst*
> *½ Tasse Zitronensaft, frisch gepresst*
> *2 Frühlingszwiebeln, fein gehackt*
> *1 Jalapeño-Schote, entkernt und fein gehackt*
> *1 Tomate, 1 cm dick gewürfelt*
> *½ Tasse frischer Koriander, gehackt*
> *Salz*
> *¼ TL Olivenöl*
> *Limetten-Chips (siehe unten)*

Thunfisch, Limettensaft, Zitronensaft und Frühlingszwiebeln in einer säurefesten Schüssel vermengen. Der Fisch sollte ganz mit Saft bedeckt sein. Zugedeckt für circa 4 Stunden kühl stellen – so lange, bis ein angeschnittenes Stück Fisch innen nicht mehr roh aussieht. Saft abgießen.

Jalapeño, Tomate und Koriander zugeben und mit Salz abschmecken. Sofort mit den Chips servieren oder andernfalls kühl stellen.

Limetten-Chips: Ofen auf 180 Grad vorheizen. 1 Vollkorn-Tortilla in 8 Stücke schneiden. 2 TL frisch gepressten Limettensaft mit ¼ TL Olivenöl in einer kleinen Tasse vermengen. Tortilla-Stücke auf ein Backblech legen, mit der Limetten-Öl-Mischung bestreichen und mit Salz besprenkeln. 12 Minuten kross backen.

Garbanzo-Suppe mit Endivien

Für 2 Personen
Zubereitungszeit: 5 Minuten
Garzeit: 30 Minuten

Garbanzo-Bohnen, bei uns als Kichererbsen bekannt, sorgen in diesem Klassiker der Mittelmeerküche für einen hohen Eiweiß- und Ballaststoffgehalt.

½ TL Olivenöl
½ kleine Zwiebel, gehackt
2 Knoblauchzehen, fein gehackt
Salz und schwarzer Pfeffer
200 g (½ Dose) Kichererbsen, abgetropft
2 Tassen natriumarme Hühnerbrühe
2 TL frischer (gehackter) oder 1 TL getrockneter Thymian
¼ TL Safran, zerkrümelt
2 Tassen glatte Endivie (circa ½ Kopf), in dünne Scheiben geschnitten

Zwiebeln, Knoblauch, Salz und Pfeffer in einem Topf mit ein wenig Öl bei mittlerer Hitze und unter ständigem Rühren 5 Minuten anbraten. Bohnen, Brühe, ½ Tasse Wasser und die Gewürze zugeben und alles aufkochen. Hitze herunterschalten und 20 Minuten köcheln lassen.

Die Hälfte der Suppe in einem Mixer pürieren und wieder in den Topf geben. (Man kann die Suppe auch mit dem Pürierstab direkt im Topf pürieren.) Endivie zugeben. 5 Minuten köcheln lassen, bis sie zart ist. Falls die Suppe zu dick ist, Wasser zugeben.

Suppe in zwei Suppenschalen füllen und mit Salz und Pfeffer abschmecken.

Gebratener Streifenbarsch auf Linsen-bett

Für 2 Personen
Zubereitungszeit: 10 Minuten
Garzeit: 38 Minuten

Dieses Dinner hat Restaurantniveau und ist doch erstaunlich einfach zu-zubereiten.

TIPP: Sherry-Essig ist ein typisch spanischer Essig. Sollte keiner erhältlich sein, kann man Rotweinessig nehmen.

Linsen

> *2 Möhren, fein gewürfelt*
> *1 Stange Staudensellerie, fein gewürfelt*
> *½ kleine gelbe Zwiebel, gehackt*
> *2 TL frischer (gehackter) oder ½ TL getrockneter Thymian*
> *2 Tassen grüne oder braune Linsen, gewaschen und verlesen*
> *4 Tassen natriumarme Hühnerbrühe*
> *2 TL Sherry-Essig*
> *Salz und schwarzer Pfeffer*

Fisch

> *2 Streifenbarschfilets (je circa 110 g), mit Haut*
> *½ TL Olivenöl*
> *2 EL frische glatte Petersilie, gehackt*
> *3 Tassen vorgekochter Vollkornreis, erwärmt*

Linsen: Ein wenig Öl in einer mittelgroßen, beschichteten Pfanne oder einem Bräter erhitzen. Möhren, Sellerie, Zwiebel und Thymian zugeben und bei mittlerer Hitze unter ständigem Rühren 6 Minuten anbraten, bis das Gemüse weich wird. Linsen und Brühe einrühren und aufkochen.

Hitze herunterschalten und zugedeckt 30 Minuten köcheln lassen, bis die Linsen zart geworden sind. Essig einrühren. Mit Salz und Pfeffer abschmecken.

Fisch: Fischfilets mit Küchenpapier trocken tupfen und mit Salz und Pfeffer würzen. Öl in einer mittelgroßen, ofenfesten Pfanne auf mittlere bis hohe Hitze bringen, aber ohne dass es raucht. Filets mit der Haut nach unten hineinlegen und 4 Minuten goldbraun braten, wenden und noch einmal 4 Minuten braten, bis sie gerade eben gar sind. Linsen in Suppenteller oder flache Schüsseln füllen, Fisch darauflegen und mit Petersilie garnieren. Mit Reis servieren.

Pollo en Salse de Tomate

Für 2 Personen
Zubereitungszeit: 10 Minuten
Garzeit: 22 Minuten

Viele spanische Gerichte basieren auf einem »sofrito« aus Tomaten, Zwiebeln, Pilzen und grünen Paprika. Zusammen mit gebratener Hühnerbrust wird aus dieser Sauce ein schneller, einfacher Hauptgang.

½ mittelgroße gelbe Zwiebel, gehackt
3 Knoblauchzehen, gehackt
½ grüne Paprika, gehackt
3 weiße Pilze, in dicken Scheiben
1 Dose (400 g) Tomatenstücke
2 Hähnchenbrusthälften ohne Haut und Knochen (je circa 110 g)
Salz und schwarzer Pfeffer
3 Tassen vorgekochter Vollkornreis, erwärmt

Öl in einer großen beschichteten Pfanne erhitzen. Zwiebel, Knoblauch, Paprika, Pilze und ein wenig Tomatensaft aus der Dose hineingeben. 5 Minuten bei mittlerer Hitze unter häufigem Rühren garen. Tomatenstücke zugeben und 6 Minuten unter häufigem Rühren kochen. Falls die Sauce zu dick ist, etwas Wasser zugeben. Etwas Sauce in der Pfanne lassen.

Öl in mittelgroßer, beschichteter Pfanne erhitzen. Fleisch mit Salz und Pfeffer würzen und in die heiße Pfanne legen. Von jeder Seite 5 Minuten braten, ohne das Fleisch durchzugaren. Dann das Fleisch diagonal in gut 1 Zentimeter dicke Scheiben schneiden.

Hähnchenbrustscheiben auf kleiner Flamme in die Pfanne mit der Sauce legen. Fleisch mit Sauce bedecken und zugedeckt 6 Minuten schmoren. Mit Salz und Pfeffer abschmecken und auf Reisbett servieren.

Safran-Paella mit Gambas

Für 2 Personen
Zubereitungszeit: 10 Minuten
Garzeit: 23 Minuten

Paella ist wahrscheinlich das berühmteste Gericht Spaniens. Man macht es mit Fisch, Geflügel oder Wurst, und oft auch mit allen dreien.

½ TL Olivenöl
1 kleine Zwiebel, gehackt
½ rote Paprika, gehackt
3 Knoblauchzehen, gehackt
¼ TL Safranfäden, zerkrümelt
¼ TL scharfes spanisches oder ungarisches Paprikapulver
Salz und schwarzer Pfeffer
1 Dose (400 g) natriumarme Hühnerbrühe, evtl. mehr
1 ½ Tassen Arborio-Reis
170 g Gambas oder große Garnelen, geschält und entdarmt (entweder frisch oder tiefgekühlt und aufgetaut)
1 Tasse TK-Erbsen, aufgetaut

Öl in einer mittelschweren Pfanne mit 5 Zentimeter hohem Rand erhitzen. Zwiebel und Paprika hineingeben und 6 Minuten bei mittlerer Hitze unter häufigem Rühren weich braten. Knoblauch, Safran und Paprikapulver einrühren, mit Salz und Pfeffer abschmecken. Brühe und Reis zugeben, aufkochen und dann bei schwacher Hitze 12 Minuten köcheln lassen, bis der Reis fast schon zart ist.

Gambas und Erbsen in den Reis legen und noch ½ Tasse (oder mehr) Brühe zugeben, um für Flüssigkeit zu sorgen. Zugedeckt circa 5 Minuten köcheln lassen, bis die Gambas in der Mitte glasig werden. Mit Salz und Pfeffer abschmecken. Servieren.

Frühstück

Gaeran Mari

Für 1 Person
Zubereitungszeit: 5 Minuten
Garzeit: 2 Minuten

Diese koreanische Eirolle gelingt so leicht wie jedes andere Omelett. Warmer brauner Reis als Beilage macht satt und bringt Ballaststoffe.

TIPP: Versuchen Sie, Schnellkoch-Vollkornreis zu finden.

> *4 Eiweiß*
> *½ Tasse Zwiebeln, fein gehackt*
> *½ Tasse Möhren, fein gehackt*
> *Salz und schwarzer Pfeffer*
> *1 Blatt gerösteter koreanischer Seetang oder Nori*
> *1 ½ Tassen vorgekochter Vollkornreis, erwärmt*

Ein wenig Öl in einer mittelgroßen, beschichteten Pfanne erhitzen. Eiweiß, Zwiebel und Möhre mit Salz und Pfeffer gründlich verschlagen. In die Pfanne geben und 1 Minute bei schwacher bis mittlerer Hitze braten, bis das Ei fast ganz durch ist. Seetang auf das Ei legen und 1 Minute braten, bis das Ei ganz gestockt ist. Mit dem Gummischaber den Rand des Omeletts von der Pfanne lösen. Rand anheben und das Omelett vorsichtig auf ein Schneidbrett gleiten lassen. Fest zusammenrollen und in 2,5 Zentimeter dicke Scheiben schneiden. Auf einem Teller anrichten und mit Reis servieren.

Hühnersuppe mit Nudeln

Für 2 Personen
Zubereitungszeit: 5 Minuten
Garzeit: 8 Minuten

Heiße Nudelsuppe gibt es in Korea oft zum Frühstück. Um Zeit zu sparen, kann man sich fertig geraspelte Möhren und ein Grillhähnchen besorgen.

TIPP: Glasnudeln, auch Mungobohnen-Nudeln genannt, sind typisch koreanische Nudeln. Falls sie nicht erhältlich sein sollten, kann man Soba- oder Udon-Nudeln nehmen.

85 g Glas- oder Soba-Nudeln
6 Tassen natriumarme Hühnerbrühe
1 EL natriumarme Sojasauce
½ TL chinesisches Fünf-Gewürze-Pulver
1 ½ Tassen geraspelte Möhren
3 Tassen gekochte Hühnerbrust, zerkleinert
3 Frühlingszwiebeln, fein geschnitten

Nudeln nach Packungsangaben kochen und abtropfen lassen.

Mittelgroßen Topf auf starke Hitze stellen. Brühe, Sojasauce und Fünf-Gewürze-Pulver hineingeben und verrühren. Möhren zugeben und 3 Minuten kochen. Nudeln und Hühnerfleisch zugeben und erwärmen. Suppe in tiefe Schalen füllen und mit Frühlingszwiebeln garnieren.

Sesam-Reispfanne

Für 1 Person
Zubereitungszeit: 5 Minuten
Garzeit: 40 Minuten

Zum Frühstück oder auch zwischendurch isst man in Korea gerne eine Schale Reis – entweder mit Gemüse und Gewürzen gespickt oder dezent mit Sojasauce und Spinat aromatisiert.

2 Eiweiß, leicht aufgeschlagen
⅔ Tasse brauner Reis
1 EL Frühlingszwiebel (nur das Weiße), fein gehackt
Salz und schwarzer Pfeffer
2 Tassen natriumarme Hühner- oder Rinderbrühe
6 Tassen junger Spinat
1 TL asiatisches Sesamöl
2 TL natriumarme Sojasauce

Öl in einer kleinen, beschichteten Pfanne erhitzen. Eiweiß hineingeben und unter Rühren bei mittlerer Hitze durchbraten. Beiseitestellen.

Pfanne mit Küchenpapier auswischen, erneut Öl erhitzen. Reis, Frühlingszwiebel, Salz und Pfeffer zugeben und 30 Sekunden bei mittlerer Hitze unter Rühren anbraten. Brühe und ½ Tasse Wasser zugeben und zum Köcheln bringen. Bei schwacher Hitze zugedeckt 40 Minuten gar kochen. Zwei Minuten vor Schluss Spinat unterheben und zusammenfallen lassen. Rührei unterheben.

Reis und Spinat in eine Servierschüssel geben und Sesamöl und Sojasauce hineinmischen. Servieren.

Reis mit Grillfleisch

Für 2 Personen
Zubereitungszeit: 5 Minuten
Garzeit: 8 Minuten

Fürs Grillen sind die Koreaner bekannt, und koreanische Barbecuesauce ist inzwischen auch in Europa erhältlich. Sie besteht aus Sake, Sojasauce und Knoblauch. Wer im Asialaden keine findet, kann sie aus diesen Zutaten selber mischen.

170 g Gulasch vom Rind, in sehr dünne Streifen geschnitten
3 EL koreanische Barbecuesauce
110 g grüne Bohnen, geputzt und diagonal zerschnitten
1 Tasse geraspelte Möhren
Salz
3 Tassen vorgekochter Vollkornreis, erwärmt
1 Frühlingszwiebel, in dünne Scheiben geschnitten

Fleisch und Barbecuesauce in einer mittelgroßen Schüssel vermengen.

Ein wenig Öl in einer mittelgroßen, beschichteten Pfanne erhitzen. Bohnen und Möhren hineingeben, nach Belieben salzen und unter ständigem Rühren bei mittlerer bis starker Hitze 2 Minuten anbraten. ½ Tasse Wasser zugeben und 3 Minuten zugedeckt dünsten, bis das Gemüse zart ist. Gemüse auf einen Teller geben.

Platte auf höchste Stufe schalten. Fleisch und Sauce hineingeben und 2 Minuten wokken, bis das Fleisch nicht mehr rosig ist. Gemüse zugeben und 1 Minute aufwärmen.

Reis in zwei Schüsseln füllen und die Fleisch-Gemüse-Mischung dazugeben. Mit Frühlingszwiebel garniert servieren.

Südostasiatischer Garnelensalat

Für 2 Personen
Zubereitungszeit: 10 Minuten

Beim Kauf der tiefgekühlten Garnelen sollte man darauf achten, dass sie vorgekocht sind.

Dressing

> **2 EL Sesam-Ingwer-Dressing**
> **½ TL scharfe asiatische Chili-Paste oder -Sauce, zum Beispiel Sambal Oelek**

Salat

> **110 g mittelgroße, vorgekochte TK-Garnelen (geschält und entdarmt), aufgetaut**
> **½ Gurke, geschält und gewürfelt**
> **2 Tassen Chinakohl, in dünne Streifen geschnitten**
> **½ rote Paprika, in dünne Streifen geschnitten**
> **2 Frühlingszwiebeln, fein geschnitten**
> **1 EL Erdnüsse, gehackt**
> **3 Tassen vorgekochter Vollkornreis, erwärmt**

Dressing: Sesam-Ingwer-Dressing und Chili-Paste in einer kleinen Schüssel gut verrühren.

Salat: Garnelen, Gurke, Kohl, Paprika und Frühlingszwiebeln in einer mittelgroßen Schüssel vermengen. Dressing unterheben und Erdnüsse darüberstreuen. Mit Reis servieren.

Snack

Knackiger Gemüsesalat

Für 2 Personen
Zubereitungszeit: 5 Minuten
Garzeit: 5 Minuten

Dies ist ein satt machender Snack für heiße Tage. Das Rezept sollte man als Ausgangspunkt nehmen und mit Lieblings- oder Saisongemüse variieren.

1 große Möhre
½ rote Paprika, längs geviertelt
8 Zuckerschoten
1 Tasse TK-Edamame (geschält), aufgetaut
1 ½ TL Sesamöl
2 TL Weißweinessig
1 TL Zitronensaft, frisch gepresst
Salz und schwarzer Pfeffer
1 Prise rote Pfefferkrümel oder rotes Chilipulver (kochukaru), falls gewünscht
1 Handvoll Erbsen- oder Alfalfa-Sprossen

Möhre mit dem Gemüseschäler in lange Streifen hobeln. Paprika und Zuckererbsen längs in feine Streifen schneiden.

Edamame nach Packungsangaben kochen.

Öl, Essig und Zitronensaft in einer mittelgroßen Salatschüssel verschlagen und mit Salz und schwarzem und rotem Pfeffer abschmecken. Gemüsestreifen, Edamame und Erbsensprossen gründlich unterheben und servieren.

Ingwer-Hähnchen im Salatblatt

Für 2 Personen
Zubereitungszeit: 5 Minuten
Garzeit: 6 Minuten

Auf jeden Fall sollte man fettarme Kokosmilch verwenden, nicht die superfette Kokossahne, die sich oben in der Dose absetzt. Außerdem sollte man asiatisches Sesamöl verwenden – dunkles, dickflüssiges Öl mit starkem Geschmack – nicht das dünne, leichte Sesamöl, das gewöhnlich zum Kochen verwendet wird.

> **3 EL ungesüßte, fettarme Kokosmilch**
> **1 TL frischer Ingwer, geschält und gehackt**
> **1 EL natriumarme Sojasauce**
> **½ TL asiatisches Sesamöl**
> **110 g Hähnchenbrusthälften (ohne Haut und Knochen), in dünne Streifen geschnitten (Geschnetzeltes)**
> **4 Salatblätter**
> **$^2/_3$ Tasse Linsen aus der Dose, abgetropft und gespült**
> **Limettenschnitze**

Kokosmilch, Ingwer, Sojasauce und Sesamöl im Mixer glatt verrühren. In eine Plastikschüssel schütten und das Hähnchenfleisch dazugeben. Mindestens 15 Minuten im Kühlschrank marinieren. Fleischstreifen auf 25 Zentimeter lange Spieße stecken und dabei so gerade wie möglich ziehen. Öl in einer Grillpfanne oder beschichteten Pfanne erhitzen. Fleischspieße hineinlegen und von jeder Seite 3 Minuten bei mittlerer bis hoher Hitze braten, bis sie gar sind. Salatblätter auf der Arbeitsplatte auslegen. Fleisch von den Spießen abziehen. Jedes Salatblatt mit etwas Fleisch und Linsen befüllen. Linsen mit Limettensaft beträufeln. Salatblätter zusammenfalten. Servieren.

Seetang-Salat mit Edamame

Für 2 Personen
Zubereitungszeit: 5 Minuten
Garzeit: 5 Minuten

Suchen Sie im Kühl- oder Tiefkühlbereich Ihres Asialadens nach Wakame-Seetang. Diese frische Seetangsorte wird gesalzen verkauft und muss daher vor der Verwendung mehrmals gründlich gespült werden.

⅔ Tasse TK-Edamame (geschält), aufgetaut
2 Tassen (60 g) Wakame-Seetang
1 EL Reisessig
1 TL Zitronensaft, frisch gepresst
1 TL frischer Ingwer, geschält und gehackt
1 TL natriumarme Sojasauce

Edamame nach Packungsangaben kochen.

Seetang 5 Minuten in warmem Wasser quellen lassen, in drei- bis viermal erneuertem, kaltem Wasser schwenken, um das Salz auszuspülen. Abtropfen und das überschüssige Wasser in sauberen Handtüchern herauspressen.

Essig, Zitronensaft, Ingwer und Sojasauce in einer mittelgroßen Schüssel verschlagen. Seetang und Edamame hineingeben und mit dem Dressing vermengen. Servieren.

Gebratener Reis mit Krabben und Bohnen

Für 2 Personen
Zubereitungszeit: 5 Minuten
Garzeit: 7 Minuten

Der Einfachheit halber sollte man Tiefkühl-Krabben nehmen. Auch tiefgekühlter, vorgekochter Vollkornreis eignet sich hervorragend für die schnelle Küche.

> **½ kleine Zwiebel, gehackt**
> **1 Eiweiß, leicht aufgeschlagen**
> **1 TL frischer Ingwer, geschält und gehackt**
> **1 kleine grüne Chilischote, entkernt and gehackt**
> **110 g vorgekochte TK-Krabben (geschält und entdarmt), aufgetaut**
> **1 ½ Tassen fertig gekochter Vollkornreis**
> **½ Tasse schwarze Bohnen aus der Dose, abgetropft und gespült**
> **2 EL Zitronensaft, frisch gepresst**

Wok oder tiefe, beschichtete Pfanne mit Öl auf mittlere Hitze bringen. Zwiebel hineingeben und 3 Minuten weich braten. Eiweiß zugeben und 1 Minute ohne zu rühren braten. Ei mit Holzlöffel wenden, sodass es durchgegart wird. Ei-Zwiebel-Mischung auf einen Teller geben.

Erneut ein wenig Öl erhitzen, Ingwer und Chili hineingeben und 30 Sekunden unter Rühren bei mittlerer Hitze braten. Krabben zugeben und 2 Minuten braten. Reis, Bohnen und Ei zugeben und erwärmen. Auf zwei Teller verteilen. Mit Zitronensaft beträufeln und servieren.

Süßkartoffel-Hähnchen-Pfanne

Für 2 Personen
Zubereitungszeit: 10 Minuten
Garzeit: 13 Minuten

Eine Portion dieses reichhaltigen Abendmahls liefert mehr als das Vierfache des täglichen Vitamin-A-Bedarfs.

1 kleine Süßkartoffel (circa 220 g), ungeschält erst in bleistiftdicke Scheiben, dann in dünne Streifen geschnitten
½ kleine rote Zwiebel, in sehr dünne Scheiben geschnitten
220 g Hähnchenbrusthälften ohne Haut und Knochen, in dünne Streifen geschnitten (Geschnetzeltes)
Salz und schwarzer Pfeffer
1 EL frischer Ingwer, geschält und gehackt
2 Knoblauchzehen, gehackt
2 Tassen geraspelter Kohl oder fertiger Krautsalat
1 EL plus 1 TL Hoisin-Sauce

Öl in einer großen beschichteten Pfanne erhitzen. Süßkartoffel und Zwiebel hineingeben und 8 Minuten unter Rühren bei mittlerer bis hoher Hitze weich braten. Bei Bedarf Wasser zugeben.

Fleisch mit Salz und Pfeffer würzen. Pfanne erneut mit ein wenig Öl auf mittlere Hitze bringen. Fleisch, Ingwer und Knoblauch hineingeben, 2 Minuten unter ständigem Rühren braten. Kohl zugeben und 3 Minuten braten, bis das Fleisch durch und der Kohl zusammengefallen, aber noch knackig ist. Hoisin-Sauce und 2 EL Wasser unterrühren und erwärmen. Servieren.

Bibimbab

Für 2 Personen
Zubereitungszeit: 5 Minuten
Garzeit: 3 Minuten

Bibimbab ist ein typisch koreanisches Grillrezept. Das gegrillte Fleisch wird zusammen mit Reis in Salatblätter gewickelt.

TIPP: Die Salatblätter sollten gründlich gewaschen und nicht zerpflückt werden, denn sie sollen ja als Schüssel für das Fleisch dienen.

> *200 g Gulasch vom Rind, in sehr dünne Streifen geschnitten*
> *2 EL koreanische Barbecue-Sauce (oder 2 EL natriumarme Sojasauce, 2 gehackte Knoblauchzehen und 1 EL Reisessig)*
> *½ sehr reifer Pfirsich, geschält, entkernt und zerkleinert*
> *2 TL frischer Ingwer, geschält und gehackt*
> *Salz und schwarzer Pfeffer*
> *1 rote Paprika, in dünne Scheiben geschnitten*
> *3 Tassen vorgekochter Vollkornreis, erwärmt*
> *6 Romana-Salatblätter, gewaschen und trocken getupft*
> *Natriumarme Sojasauce*

Fleisch, Barbecue-Sauce, Pfirsich, Ingwer, Salz und Pfeffer in einer großen Gefriertüte vermengen und 2 Stunden kalt stellen. Fleisch aus der Marinade nehmen und Marinade wegschütten.

Ein wenig Öl in einer beschichteten Grillpfanne erhitzen. Fleisch 3 Minuten bei starker Hitze gar grillen, dabei häufig wenden.

Ein Viertel des Fleisches mit ein paar Paprikastreifen und etwas Reis in ein Salatblatt legen. Mit Sojasauce beträufeln und zusammenfalten. (Man kann auch das fertige Salatpaket in Sojasauce dippen.) Den Rest genauso verarbeiten und servieren.

Nudelpfanne nach koreanischer Hausfrauenart

Für 2 Personen
Zubereitungszeit: 10 Minuten
Garzeit: 10 Minuten

In Korea werden meist Glasnudeln verwendet, aber man kann auch jede andere asiatische Nudelsorte nehmen. Wer es eilig hat, sollte sich für dieses Rezept einfach ein Grillhähnchen besorgen.

110 g Glas- oder Udon-Nudeln
1 kleine Zwiebel, in dünne Scheiben geschnitten
3 Knoblauchzehen, fein gehackt
110 g junger Spinat
3 Frühlingszwiebeln, gehackt
3 Shiitake-Pilze, geputzt und in Scheiben geschnitten
1 gekochte Hühnerbrusthälfte (etwa 110 g) ohne Haut und Knochen, zerpflückt
2 EL natriumarme Sojasauce
1 TL asiatisches Sesamöl

Nudeln nach Packungsangabe kochen. Abgießen und unter kaltem Wasser abspülen, damit sie nicht kleben.

Öl in einer großen, beschichteten Pfanne erhitzen. Zwiebel und Knoblauch zugeben und unter Rühren bei mittlerer bis starker Hitze 1 Minute anbraten. Spinat, Frühlingszwiebeln und Pilze zugeben und unter Rühren 4 Minuten garen. Das Gemüse sollte knackig bleiben. Hitze herunterschalten. Nudeln, Fleisch, Sojasauce und Sesamöl unterrühren und 2 Minuten erwärmen, bis die Aromen sich vermischt haben. Servieren.

Frühstück

Joghurt mit Aprikose und Granatapfel

Für 1 Person
Zubereitungszeit: 5 Minuten

Aprikosen und Granatäpfel sind in Israel sehr beliebt. Im Winter findet man in manchen Supermärkten Tetrapacks mit Granatapfelsamen.

2 Tassen fettarmer griechischer Naturjoghurt
1 EL Agavensirup
1 Aprikose, geschält, entkernt und in Achtel geschnitten
4 EL Granatapfelsamen
½ Tasse Mandeln, gehackt

Joghurt in eine mittelgroße Schüssel geben und Agavensirup einrühren. Aprikosenstücke, Granatapfelsamen und Mandeln dazugeben. Servieren.

Pita mit Dilljoghurt

Für 1 Person
Zubereitungszeit: 5 Minuten

Da es das ganze Jahr über Cherry-Tomaten zu kaufen gibt, kann man sich dieses leckere Frühstück jederzeit gönnen. Übrigens: mit dieser kleinen Mahlzeit ist der Tagesbedarf an den Vitaminen A und C mehr als gedeckt.

1 ½ Tassen fettarmer griechischer Naturjoghurt
2 EL frischer Dill, gehackt
1 TL Zitronensaft, frisch gepresst
6 Cherry-Tomaten, geviertelt
1 Vollkorn-Pita-Tasche

Joghurt, Dill, Zitronensaft und Tomaten in einer mittelgroßen Schüssel vermengen. Pita in Ofen oder Toaster erwärmen und in Achtel schneiden. Mit den Pita-Stücken in die Joghurtmischung stippen.

Zimt-Bulgur mit Beeren und Nüssen

Für 1 Person
Zubereitungszeit: 5 Minuten
Garzeit: 15 Minuten

Wer keine Haferflocken mehr sehen kann, sollte mal den ballaststoffreichen und im Nahen Osten sehr beliebten Bulgur probieren.

2 ½ Tassen fettarme Milch
1 Tasse Bulgur (Weizenschrot)
1 TL Agavensirup
½ TL Zimt, gemahlen
1 Tasse frische Himbeeren
1 EL Walnüsse, gehackt und geröstet

Milch in einem kleinen Topf zum Köcheln bringen. Hitze herunterschalten. Bulgur einrühren und 12 Minuten unter häufigem Rühren köcheln lassen, bis die Milch größtenteils aufgesogen und der Bulgur zart ist. Zugedeckt 5 Minuten ziehen lassen.

Bulgur in eine Servierschüssel geben. Agavensirup, Zimt und Beeren unterrühren und mit Nüssen bestreut servieren.

Frische Kräuter-Falafel

Für 4 Personen
Zubereitungszeit: 5 Minuten
Garzeit: 10 Minuten

Falafel wird im ganzen Nahen Osten auf der Straße verkauft und genossen. Unser Falafel liegt mit einem Klecks Zaziki auf einem Bett aus gehacktem Romana-Salat.

TIPP: Übrig gebliebene Falafel einfach in Frischhaltefolie einschlagen, im Kühlschrank aufbewahren und als Mittagessen mit zur Arbeit nehmen.

1 Dose (350-400 g) Kichererbsen, abgetropft und gespült
½ Tasse rote Zwiebel, gehackt
½ Tasse Vollkorn-Weizenbrot, zerkrümelt
²/₃ Tasse frische glatte Petersilienblätter
²/₃ Tasse frische Korianderblätter
1 TL Cumin (Kreuzkümmel), gemahlen
2 TL Rapsöl
Romana-Salat
2 Tassen Zaziki (Rezept siehe Seite 302)

Kichererbsen, Zwiebel, Brotkrumen, Petersilie, Koriander und Cumin im Mixer pürieren, bis eine dicke Paste entsteht. Daraus Tischtennisball-große, leicht abgeflachte Frikadellen formen.

Falafel im heißen Öl in einer mittelgroßen, beschichteten Pfanne circa 10 Minuten unter häufigem Wenden braten, bis sie gleichmäßig goldbraun und halbfest geworden sind.

Salatblätter auf 4 Serviertellern drapieren. Falafen und Zaziki darauflegen. Servieren.

Quinoa mit gebackenen Tomaten und frischen Kräutern

Für 2 Personen
Zubereitungszeit: 10 Minuten
Garzeit: 55 Minuten

Aufgrund der langen (aber glücklicherweise unbeaufsichtigten) Garzeit ist dies ein Rezept für Sonntage. Traditionell wird das Gericht mit Couscous zubereitet, aber wegen des höheren Ballaststoff- und Eiweißgehalts nehmen wir Quinoa.

TIPP: Für dieses Rezept unbedingt griechischen Joghurt verwenden, wegen der dicken Konsistenz.

> *170 g Cherry-Tomaten, halbiert*
> *3 Knoblauchzehen, ungeschält*
> *1 TL Olivenöl*
> *1 EL Zitronensaft, frisch gepresst*
> *Salz und schwarzer Pfeffer*
> *⅔ Tasse Quinoa*
> *Natriumarme Hühnerbrühe (Menge: siehe Kochanleitung auf Quinoa-Packung)*
> *1 Tasse frische glatte Petersilie, gehackt*
> *2 EL frische Minze, gehackt*
> *½ Tasse fettarmer griechischer Naturjoghurt*

Ofen auf 120 Grad vorheizen. Tomaten mit der Schnittseite nach oben nebeneinander auf ein Backblech oder in eine große, ofenfeste Pfanne legen. Knoblauch dazugeben. 45 Minuten backen, bis die Tomaten am Rand schrumplig werden.

Knoblauchzehen aus der Schale drücken und im Mixer mit Öl, 1 EL Wasser, Zitronensaft, 1 Tasse Ofentomaten sowie Salz und Pfeffer glatt pürieren.

Quinoa nach Packungsangaben, aber mit Hühnerbrühe statt Wasser, kochen. In eine Schüssel geben und Tomatensauce, Ofentomaten, Petersilie, Minze, Salz und Pfeffer unterrühren. Mit einem Klecks Joghurt servieren.

Pita-Pizza mit Lammhack und Feta

Für 2 Personen
Zubereitungszeit: 10 Minuten
Garzeit: 15 Minuten

Da Feta-Käse einen starken Geschmack mitbringt, braucht man nicht viel davon, um dieser bunten Pizza die richtige Würze zu verleihen.

110 g mageres Lammhack
½ TL Piment, gemahlen
½ TL getrockneter Oregano
Salz und schwarzer Pfeffer
2 Vollkorn-Pita-Taschen
1 rote Paprika, gehackt
60 g fettarmer Feta, zerkrümelt
2 EL frische Minze, gehackt

Ofen auf 200 Grad vorheizen. Backblech im Ofen erwärmen.

Ein wenig Öl in einer mittelgroßen, beschichteten Pfanne erhitzen. Lammhack hineingeben und 5 Minuten bei mittlerer Hitze gar und braun braten, dabei nach und nach zerteilen. Bratfett abgießen. Piment, Oregano, Salz und Pfeffer unterrühren.

Pitas auf der Arbeitsfläche auslegen. Gleichmäßig mit Lammhack, Paprika und Käse bestreuen. Pitas mit Pfannenheber auf das heiße Backblech legen. 10 Minuten backen, bis der Käse schmilzt und die Kruste knusprig wird. Mit Minze garnieren.

Snack
Hummus mit Petersilie

Ergibt 4 Tassen
Zubereitungszeit: 5 Minuten

Zu diesem cremigen Dip reicht man Möhren und Sellerie-Sticks. Unglaublich, aber wahr: ½ Tasse Hummus enthält fast die Hälfte des Tagesbedarfs an Eisen.

TIPP: Dieses Rezept reicht für eine kleine Party, es ergibt etwa 8 Portionen. Außerdem hält sich Hummus im Kühlschrank eine Woche, es ist also der ideale Gesundheits-Snack.

> *1 Dose (350-400 g) Kichererbsen, gespült und abgetropft*
> *1 Knoblauchzehe, zerdrückt*
> *1 ½ Tassen Zitronensaft, frisch gepresst*
> *1 ½ Tassen Tahine, gut durchgerührt*
> *½ TL Cumin (Kreuzkümmel), gemahlen*
> *Salz*
> *3 Tassen frische glatte Petersilie*

Knoblauch mit 1 Tasse Kichererbsen im Mixer pürieren, bis der Knoblauch zerkleinert ist. Die restlichen Kichererbsen, 1 Tasse Wasser, Zitronensaft, Tahine, Cumin und Salz zugeben und glatt pürieren. Petersilie zugeben und glatt pürieren. In eine Schüssel geben und bis zum Servieren zugedeckt kühl stellen. Gut verschlossen hält sich das Hummus im Kühlschrank eine Woche.

Fladenbrot mit sonnengetrockneten Tomaten und Kräuteraufstrich

Für 2 Personen
Zubereitungszeit: 5 Minuten
Garzeit: 5 Minuten

Lavash nennt sich dieses im Nahen Osten weitverbreitete Fladenbrot. Wenn keines erhältlich ist, kann man auch Vollkorn-Pita-Fladen nehmen. Typisch für die israelische Küche sind frische Kräuter – hier in einem cremigen Brotaufstrich.

1 Tasse frische glatte Petersilie, gehackt
½ Tasse frisches Basilikum, gehackt
2 EL frischer Schnittlauch, gehackt
2 EL Zitronensaft, frisch gepresst
40 g fettarmer Frischkäse (Zimmertemperatur)
⅔ Tassen fettarmer griechischer Naturjoghurt
Salz und schwarzer Pfeffer
1 Vollkorn-Lavash oder -Pita
2 Tassen sonnengetrocknete Tomaten in Öl, abgetropft und gehackt
2 Tassen Romana-Salat, gehackt

Petersilie, Basilikum, Schnittlauch, Zitronensaft und Frischkäse im Mixer vermengen. Joghurt zugeben und einrühren. Mit Salz und Pfeffer abschmecken. Bis zum Servieren zugedeckt kühl stellen.

Lavash im Ofen oder in der Mikrowelle erwärmen. Brot mit dem Kräuteraufstrich bestreichen und mit Tomatenstücken und Salatblättern belegen, dann zusammenklappen. In zwei Hälften schneiden und servieren.

Baba Ghanoush mit geröstetem Knoblauch

Ergibt 4 Tassen
Zubereitungszeit: 10 Minuten
Garzeit: 35 Minuten

Baba Ghanoush ist ein im ganzen Nahen Osten beliebtes Gericht. Meist wird es als Dip eingesetzt, aber auch als Brotaufstrich oder als Beilage schmeckt es hervorragend. Dieses Rezept reicht übrigens für 6 Personen.

1 mittelgroße Aubergine
2 Knoblauchzehen, ungeschält
½ Tasse Tahine, gut verrührt
½ Tasse Zitronensaft, frisch gepresst
1 Tasse weiße Kidney- oder Cannellini-Bohnen aus der Dose, abgetropft und gespült
Salz
½ Vollkorn-Pita-Fladen pro Portion

Ofen auf 200 Grad vorheizen. Aubergine mit einer Gabel an mehreren Stellen einstechen. Knoblauchzehen in Alufolie wickeln. Aubergine und Knoblauch auf ein Backblech legen und 35 Minuten unter mehrmaligem Wenden backen, bis die Aubergine weich ist. Aus dem Ofen nehmen und abkühlen lassen.

Aubergine längs halbieren. Fruchtfleisch aus der Schale in den Mixer kratzen. Knoblauch aus der Schale in den Mixer drücken. Tahine, Zitronensaft, Bohnen und Salz zugeben und alles glatt pürieren. Zugedeckt kühl stellen. Mit Pita servieren.

Sautierter Spinat mit Vollkornreis

Für 2 Personen
Zubereitungszeit: 5 Minuten
Garzeit: 5 Minuten

Mit vorgekochtem Reis und einer Tüte frischem Spinat ist dies ein richtiges Blitzgericht. Vorgekochten Vollkornreis findet man im Tiefkühlregal.

TIPP: Spinat fällt beim Kochen stark zusammen. Daher muss man ihn nach und nach in den Topf geben.

½ TL Olivenöl
½ Schalotte, gehackt
2 Knoblauchzehen, zerdrückt
1 Tüte (240 – 300 g) Spinat
1½ Tassen fertig gekochter Vollkornreis oder eine Wildreismischung
Salz und schwarzer Pfeffer
85 g fettarmer Feta, zerkrümelt

Schalotte und Knoblauch in einer mittelgroßen, beschichteten Pfanne bei schwacher bis mittlerer Hitze unter Rühren 1 Minute anbraten. Spinat mit 1 ½ Tassen Wasser zugeben und zugedeckt 4 Minuten unter Rühren dünsten, bis das Wasser verdampft und der Spinat zusammengefallen ist. Reis zugeben und warm werden lassen. Mit Salz und Pfeffer abschmecken. In zwei Schüsseln geben und mit Feta bestreuen. Servieren.

Abendessen

Grillhähnchen mit Zitrone und Gewürz-Couscous

Für 2 Personen
Zubereitungszeit: 5 Minuten (plus Marinierzeit)
Garzeit: 24 Minuten

Trotz der vielen Gewürze ist dieses Gericht schnell zubereitet. Statt des traditionellen Couscous verwenden wir hier den ballaststoffreicheren Bulgur.

Couscous

> **1 Tasse Bulgur**
> **Natriumarme Hühnerbrühe (Menge: siehe Kochanleitung auf**
> **Bulgur-Packung)**
> **1 EL frischer Ingwer, geschält und gehackt**
> **¼ TL Kurkuma, gemahlen**
> **¼ TL Zimt, gemahlen**
> **¼ TL Cumin (Kreuzkümmel), gemahlen**
> **½ rote Paprika, fein gewürfelt**
> **2 EL Zitronensaft, frisch gepresst**
> **Salz und schwarzer Pfeffer**

Grillhähnchen

> **2 EL Zitronensaft, frisch gepresst**
> **Salz und schwarzer Pfeffer**
> **2 Hähnchenbrusthälften ohne Haut und Knochen (je circa 110 g)**

Couscous: Bulgur nach Packungsangabe zubereiten, statt Wasser jedoch Brühe mit Ingwer, Kurkuma, Zimt und Cumin verwenden.

Gekochten Bulgur in einer mittelgroßen Schüssel mit Paprika, Zitronensaft, Salz und Pfeffer vermengen.

Grillhähnchen: Hähnchenbrust mit Zitronensaft, Salz und Pfeffer in einer gut verschlossenen Gefriertüte vermengen. 10 Minuten marinieren.

Grill oder Grillpfanne mit ein wenig Öl auf mittlere Hitze bringen. Fleisch hineingeben und von jeder Seite 6 Minuten grillen, bis es durch ist. Couscous auf 2 Tellern aufhäufen und mit Grillfleisch krönen. Servieren.

Lamm-Tomaten-Eintopf

Für 2 Personen
Zubereitungszeit: 15 Minuten
Garzeit: 1 ¼ Stunden

Dieser herzhafte, reichhaltige Eintopf ist genau das Richtige für einen kalten Winterabend.

TIPP: Für das Anbraten von Fleisch braucht man einen schweren Topf mit dickem Boden, sonst brennt es an. Das Lammfleisch sollte man im Auge behalten: wenn es anzubrennen scheint, Hitze reduzieren. Es sollte angebräunt sein, nicht durchgebraten.

2 TL Raps- oder Olivenöl
200 g Lammfleisch, in 2,5 cm große Stücke geschnitten
Salz und schwarzer Pfeffer
1 ½ Tassen Rotwein
1 kleine Zwiebel, in Ringe geschnitten
3 Knoblauchzehen, gehackt
1 TL getrockneter Rosmarin
1 Dose (420 g) Tomaten, abgetropft und zerdrückt
1 ½ Tassen TK-Erbsen, aufgetaut

Öl in einem schweren, mittelgroßen Topf auf mittlere bis hohe Hitze bringen. Lammfleisch mit Salz und Pfeffer würzen. Die Hälfte des Fleisches in den Topf geben und circa 2 Minuten unter häufigem Wenden anbraten. Das Fleisch sollte nicht durch sein. Auf einen Teller geben. ½ Tasse Wein in den Topf geben und 1 Minute umrühren, dabei die Fleischreste vom Boden lösen. Fleischreste und Wein zu dem Fleisch auf dem Teller schütten. Diesen Vorgang mit dem Rest des Fleisches und einer weiteren halben Tasse Wein wiederholen.

Zwiebel, Knoblauch, Rosmarin und den Rest Wein in denselben Topf geben und bei schwacher bis mittlerer Hitze 4 Minuten unter Rühren köcheln lassen. Tomaten, Fleisch und Fleischsaft zugeben. Bei erhöhter Hitze aufkochen. Topf zudecken, wieder herunterschalten und circa 1 Stunde köcheln lassen, bis das Lammfleisch zart ist. Während der Kochzeit bis zu 2 Tassen Wasser zugeben, damit der Eintopf nicht zu trocken wird. Erbsen zugeben und 5 Minuten gar kochen. Servieren.

GRIECHENLAND

Frühstück

Spinat-Omelett mit zweierlei Käse

Für 2 Personen
Zubereitungszeit: 5 Minuten
Garzeit: 9 Minuten

Eine Tüte küchenfertiger junger Spinat erspart das Waschen, Putzen und Kleinschneiden. Die vielen grünen Blätter passen nur nach und nach in die Pfanne – dort fallen sie aber auch schnell zusammen.

110 g junger Spinat
2 EL fettarmer Ricotta
6 Eiweiß
Salz und schwarzer Pfeffer
2 EL fettarmer Feta, zerkrümelt

Mittelgroße, beschichtete Pfanne mit ein wenig Öl auf schwache bis mittlere Hitze bringen. Spinat nach und nach mit ½ Tasse Wasser hineingeben und 4 Minuten unter gelegentlichem Rühren dünsten, bis das Wasser verdampft und der Spinat zusammengefallen ist. In eine mittelgroße Schüssel geben und den Ricotta unterheben.

Eiweiß in einer zweiten mittelgroßen Schüssel verschlagen und mit Salz und Pfeffer abschmecken.

Pfanne mit Küchenpapier auswischen und bei mittlerer Stufe Eiweiß in Öl braten, bis es am Rand zu stocken beginnt. Das gestockte Eiweiß mit einem Spachtel in die Mitte der Pfanne ziehen. Die Pfanne dabei so kippen, dass rohes Eiweiß dorthin läuft, wo das gestockte gerade abgelöst wird. Auf diese Weise fortfahren, immer am Pfannenrand entlang, bis das Omelett durch ist.

Spinatmischung auf eine Hälfte des Omeletts geben und mit dem Feta bestreuen. 10 Sekunden mitgaren. Omelett mit dem Spachtel vom Pfannenrand lösen. Pfanne ruckartig bewegen, um das Omelett zu lockern. Pfanne mit dem Rand auf einen Teller stellen und so kippen, dass das Omelett sanft auf den Teller gleitet. Dabei die offene Omeletthälfte mit dem Spachtel über die Füllung klappen. Servieren.

Frischer Obstsalat mit Joghurt

Für 2 Personen
Zubereitungszeit: 5 Minuten

Die Griechen süßen Früchte oft mit Honig. Stattdessen verwenden wir hier Agavensirup, dadurch sinkt die glykämische Last. Griechischer Joghurt ist eine der besten Neuerungen in den amerikanischen Kühlregalen – unglaublich cremig!

1 grüner Apfel, geschält, entkernt und gewürfelt
1 Anjou-Birne, geschält, entkernt und gewürfelt
1 feste Kiwi, geschält und gewürfelt
2 EL Orangensaft
2 TL Agavensirup
4 Tassen fettarmer griechischer Naturjoghurt

Apfel, Birne und Kiwi in einer mittelgroßen Schüssel vermengen. Orangensaft und Agavensirup in einer Tasse verrühren, zum Obstsalat geben und unterheben. Vor dem Servieren mindestens 30 Minuten kühl stellen.

In zwei Dessertschüsseln je 2 Tassen Joghurt geben. Obstsalat dazugeben und servieren.

Tabouleh mit gebackener Süßkartoffel

Für 2 Personen
Zubereitungszeit: 5 Minuten
Garzeit: 18 Minuten

Süßkartoffeln sind ein perfektes Nahrungsmittel: Sie enthalten wenig Fett und Kalorien, dafür aber reichlich Vitamin A und C. Zudem geben sie jedem Gericht eine süße Note und eine sahnige Konsistenz. Kein Wunder, dass sie in so vielen Ländern auf dem Speiseplan stehen!

TIPP: Quinoa wird zwar in der griechischen Küche eher selten verwendet, in diesem Salat jedoch wegen seines Eiweißgehalts eingesetzt. Wenn Quinoa nicht erhältlich ist, kann man Couscous nehmen.

1 kleine Süßkartoffel (circa 220 g), geschält und 1 cm dick gewürfelt
½ TL Olivenöl
Salz und schwarzer Pfeffer
1 ½ Tassen Quinoa
1 Tasse weiße Kidney- oder Cannellini-Bohnen, abgetropft und gespült
1 ½ Tassen Zitronensaft, frisch gepresst
1 Tasse frische Minze, gehackt
1 Tasse frische Petersilie, gehackt

Ofen auf 190 Grad vorheizen. Süßkartoffel mit Öl, Salz und Pfeffer in einer 20 cm langen, rechteckigen Auflaufform schwenken. 16 bis 18 Minuten unter häufigem Rühren backen, bis die Süßkartoffel zart ist.

Unterdessen Quinoa nach Packungsangaben kochen.

Süßkartoffel, Bohnen, Quinoa, Zitronensaft, Minze und Petersilie in einer Salatschüssel vermengen und mit Salz und Pfeffer abschmecken. Servieren.

Überbackene Garnelen

Für 2 Personen
Zubereitungszeit: 5 Minuten
Garzeit: 24 Minuten

Der in der griechischen Küche am häufigsten verwendete Käse ist der Feta, ein krümeliger Schafs- oder Ziegenkäse, der in Salzlake eingelegt ist und daher sparsam eingesetzt werden kann.

TIPP: Tiefgefrorene Garnelen sind bereits vorgekocht und küchenfertig.

1 TL Olivenöl
½ kleine Zwiebel, gehackt
3 Tassen fertig gekochter Vollkornreis
Salz und schwarzer Pfeffer
340 g vorgekochte TK-Garnelen (geschält und entdarmt), aufgetaut
1 Dose (425 g) Tomatenstücke, abgetropft
2 EL fettarmer Feta, zerkrümelt
2 EL frischer Dill, gehackt

Ofen auf 180 Grad vorheizen. Öl in einer mittelgroßen, ofenfesten, beschichteten Pfanne auf niedriger bis mittlerer Stufe erhitzen. Zwiebel hineingeben und 4 Minuten anbraten, bis sie weich wird. Pfanne vom Herd nehmen und den Reis hineinrühren. Mit Salz und Pfeffer abschmecken.

Garnelen und Tomaten auf dem Reisbett anrichten. Mit Feta und Dill bestreuen. 20 Minuten backen, bis die Garnelen rosig werden und durcherhitzt sind. Servieren.

Griechischer Salat mit Zitronendressing

Für 2 Personen
Zubereitungszeit: 10 Minuten
Garzeit: 3 Minuten

Dieser knackige, saftige, bunte Salat ist ein griechischer Klassiker und hat seinen Platz auf unserem Esstisch verdient.

TIPP: Kaltgepresstes Olivenöl (extra vergine) gehört in den Salat, preisgünstigere Olivenölsorten reichen zum Kochen.

> *1 EL Zitronensaft, frisch gepresst*
> *¼ TL getrockneter Oregano, zerkrümelt*
> *1 kleine Knoblauchzehe, gehackt, plus ½ Knoblauchzehe*
> *Salz und schwarzer Pfeffer*
> *2 TL Olivenöl (extra vergine)*
> *2 Vollkorn-Pita-Fladen*
> *6 Tassen Romana-Salat, gehackt*
> *1 ½ Tassen Cherry-Tomaten, halbiert*
> *½ kleine Gurke, geschält, längs halbiert und in dünne Scheiben geschnitten*
> *2 Tassen Dosen-Kichererbsen, abgegossen und gespült*
> *2 EL fettarmer Feta, zerkrümelt*

Zitronensaft, Oregano und Knoblauchstückchen in einer großen Salatschüssel verrühren und mit Salz und Pfeffer abschmecken. Öl und 1 TL Wasser zugeben und gut verrühren.

Grillpfanne mit ein wenig Öl auf starker Flamme erhitzen, bis sie raucht. Die Außenseiten der Pita-Fladen mit der halben Knoblauchzehe abreiben. 3 Minuten unter häufigem Wenden grillen, bis die Pitas angebräunt, aber nicht knusprig sind.

Salat, Tomaten, Gurke, Kichererbsen und Käse in die Schüssel geben und mit dem Dressing vermengen. Mit warmen Pita-Fladen servieren.

Snack

Thunfisch mit Feta-Haube

Für 2 Personen
Zubereitungszeit: 5 Minuten
Garzeit: 2 Minuten

Im mediterranen Klima Griechenlands gedeihen Tomaten fast das ganze Jahr über. Mit Thunfisch und salzigem Feta bilden sie ein köstliches Trio.

1 Dose (170 g) weißes Thunfischfilet in Wasser, abgetropft und
ausgedrückt
1 TL Olivenöl
1 TL Rotweinessig
Salz und schwarzer Pfeffer
1 große Tomate, entkernt und in circa 6 dünne Scheiben geschnitten
30 g fettarmer Feta, zerkrümelt
1 TL frischer Oregano, gehackt
2 Vollkorn-Pita-Fladen, in keilförmige Stücke geschnitten

Thunfisch mit Öl und Essig in einer kleinen Schüssel vermengen und mit Salz und Pfeffer abschmecken. Tomatenscheiben leicht überlappend auf einem großen, mikrowellenfesten Teller drapieren. Mit Thunfischmischung und Feta bedecken. 2 Minuten in der Mikrowelle garen, bis der Käse Blasen schlägt und der Thunfisch durcherhitzt ist. Mit Oregano bestreuen. Heiß mit Pita-Stücken servieren.

Zaziki

Ergibt 3 Tassen

Zubereitungszeit: 5 Minuten

Zaziki ist unglaublich vielseitig: Es eignet sich als Dip, als Brotaufstrich oder als Sauce. Am besten gelingt dieser griechische Verwandte des indischen Raita mit griechischem Joghurt.

½ Gurke, geschält und entkernt
1 kleine Knoblauchzehe, gehackt
2 TL Weißweinessig
1 TL Olivenöl (extra vergine)
2½ Tassen fettarmer griechischer Naturjoghurt
2 EL frische Minze, Dill oder Estragon, gehackt
Salz
2 Vollkorn-Pita-Taschen, in keilförmige Stücke geschnitten

Gurke mit der Küchenreibe reiben, in Küchenpapier einschlagen und den Saft ausdrücken. Gurke, Knoblauch, Essig und Öl in einer mittelgroßen Schüssel vermengen. Joghurt und Minze unterrühren und mit Salz abschmecken. Mit Pita-Stücken servieren.

Bohnensalat mit Zuckererbsen und Tomaten

Für 2 Personen
Zubereitungszeit: 5 Minuten
Garzeit: 2 Minuten

Bohnen aus der Dose sind ein hervorragender Eiweißlieferant, der Salate im Nu zu vollwertigen, nahrhaften Mahlzeiten macht.

TIPP: Frische Kräuter machen Salate noch bunter und wohlschmeckender.

110 g Zuckerschoten
3 EL Zitronensaft, frisch gepresst
1 TL Olivenöl (extra vergine)
Salz und schwarzer Pfeffer
3 Tassen weiße Kidney- oder Cannellini-Bohnen aus der Dose, abgespült
2 Tassen Cherry-Tomaten, halbiert
1 EL frischer Oregano, gehackt
½ Tasse frische glatte Petersilie, gehackt
Spinat- oder Romana-Blätter

Wasser in einem Topf zum Kochen bringen. Zuckerschoten hineingeben und 2 Minuten blanchieren, bis sie knackig-zart sind. Abgießen.

Zitronensaft, Öl, Salz und Pfeffer in einer Salatschüssel verrühren. Zuckererbsen, Bohnen, Tomaten, Oregano und Petersilie dazugeben und vermengen. Spinatblätter auf zwei Tellern drapieren und den Salat darauf häufen. Servieren.

Hähnchen-Aubergine-Stapel

Für 2 Personen
Zubereitungszeit: 5 Minuten
Garzeit: 22 Minuten

Dieses schnelle, raffinierte Ofengericht für zwischendurch macht richtig satt. Man isst dazu grünen Salat und, wenn erhältlich, orientalisches Fladenbrot.

> *1 Hähnchenbrusthälfte ohne Haut und Knochen (circa 110 g)*
> *2 dicke Scheiben (mind. 1 cm) Aubergine*
> *4 dicke Scheiben (mind. 1 cm) Tomate*
> *Salz und schwarzer Pfeffer*
> *½ Tasse frisches Basilikum, in dünne Streifen geschnitten*
> *30 g fettarmer Mozzarella, zerpflückt*

Ofen auf 180 Grad vorheizen. Ein wenig Öl in einer mittelgroßen, beschichteten Pfanne erhitzen. Hähnchenbrust horizontal halbieren, sodass zwei dünne Filets entstehen. Fleisch und Aubergine in die Pfanne geben und bei mittlerer bis starker Hitze von jeder Seite 2 Minuten anbräunen. Die Aubergine wird dann schon weich, das Fleisch ist noch nicht durchgegart.

Auberginenscheiben in eine Auflaufform oder auf ein Backblech legen. Auf jede Scheibe eine Tomatenscheibe legen und mit Basilikum, Salz und Pfeffer würzen. Hähnchenbrust auf die Tomaten legen und mit den übrig gebliebenen Tomatenscheiben bedecken. Gleichmäßig mit Käse bestreuen. 18 Minuten backen, bis das Fleisch durch ist. Servieren.

Hähnchen-Souvlaki mit Tomaten

Für 2 Personen
Zubereitungszeit: 5 Minuten (plus Marinierzeit)
Garzeit: 7 Minuten

TIPP: Hölzerne Schaschlikspieße verkohlen nicht, wenn man sie vor dem Gebrauch 10 Minuten in Wasser einlegt.

2 EL Rotweinessig
1 TL Olivenöl
2 TL frischer, gehackter oder 1 TL getrockneter Oregano
Salz und schwarzer Pfeffer
160 g Hähnchenbrust ohne Haut und Knochen, in 16 circa 2 cm
dicke Stücke geschnitten
8 Cherry-Tomaten
1 Zucchini, in 16 circa 2,5 cm dicke Stücke geschnitten

Essig, Öl, Oregano, Salz und Pfeffer in einer mittelgroßen Schüssel vermengen. Hähnchenfleisch darin einlegen und mindestens 2 Stunden zugedeckt kühl stellen.

Grill oder Grillpfanne auf mittlere bis starke Hitze bringen. Je zwei Fleisch-, ein Tomaten- und zwei Zucchinistücke auf acht 20-25 Zentimeter lange Schaschlikspieße stecken. 5 bis 7 Minuten unter mehrmaligem Wenden grillen, bis alle Seiten angebräunt sind. Servieren.

Hausgemachtes Pita-Gyros

Für 2 Personen
Zubereitungszeit: 5 Minuten (plus Marinierzeit)
Garzeit: 10 Minuten

Gyros ist ein beliebter Imbiss in Griechenland (und überall dort, wo Griechen leben). Den Pita-Fladen kann man nach Herzenslust mit Leckereien befüllen. Hier sind es Tomaten, Zaziki und rote Zwiebeln.

1 TL Paprikapulver
1 TL frischer, gehackter oder ¼ TL getrockneter Oregano
Salz und schwarzer Pfeffer
1 Schweinelende ohne Knochen (circa 160 g), fein geschnetzelt
½ TL Weißweinessig
2 Vollkorn-Pitataschen
½ Tasse Zaziki (Rezept siehe Seite 302)
1 Tasse dünne, rote Zwiebelringe
1 Tomate, entkernt und in dünne Scheiben geschnitten

Paprika, Oregano, Salz und Pfeffer in einer kleinen Schüssel vermengen. Schweinefleisch mit einem Fleischklopfer oder einer schweren Pfanne circa ½ Zentimeter flach klopfen. In eine säurefeste Schüssel legen, mit der Würzmischung bestreuen und mit Essig beträufeln. 30 Minuten kühl stellen.

Das Fleisch in einer großen, beschichteten Pfanne bei starker Hitze von beiden Seiten 3 Minuten braten, bis es angebräunt und durchgegart ist.

Pitafladen in Alufolie wickeln und im Ofen erwärmen. Mit Fleisch, Zaziki, Zwiebel und Tomate füllen und servieren.

Backfisch mit Zitrone, Knoblauch und Bulgur

Für 2 Personen
Zubereitungszeit: 5 Minuten
Garzeit: 10 Minuten

Wenn man das Fischfilet vor dem Backen scharf anbrät, bekommt es eine schöne, goldbraune Kruste. Eine ofenfeste Pfanne hat den Vorteil, dass man nachher weniger zu spülen hat.

TIPP: Wenn kein Bulgur erhältlich ist, kann man auch Vollkornreis nehmen.

1 Knoblauchzehe, gehackt
Salz und schwarzer Pfeffer
1 TL Olivenöl
½ TL fein abgeriebene Zitronenschale
1 EL Zitronensaft, frisch gepresst
2 Kabeljaufilets (je circa 140 g)
Spargel-Bulgur (siehe unten)

Ofen auf 200 Grad vorheizen. Knoblauch und Salz in einer kleinen Tasse zu einer Paste zerdrücken. Öl, Zitronenschale und -saft unterrühren.

Ein wenig Öl in einer mittelgroßen, beschichteten Pfanne erhitzen. Fischfilet mit Salz und Pfeffer würzen und bei mittlerer bis hoher Hitze von jeder Seite 2 Minuten anbräunen. Der Fisch ist dann noch nicht durchgegart. Knoblauchmischung auf dem Fisch verteilen. Pfanne in den Ofen stellen und Fisch 6 Minuten backen, bis er in der Mitte nicht mehr glasig ist. Bulgur darauf häufen und servieren.

Spargel-Bulgur: 1 Tasse Bulgur nach Packungsangaben zubereiten. 3 Minuten vor Ende der Garzeit 2 Tassen Spargelstücke zugeben. Abgießen. 2 TL frisch gepressten Zitronensaft und 1 TL Olivenöl mit Salz und Pfeffer in einer mittelgroßen Schüssel verrühren. Bulgur mit dem Dressing vermengen. 1 Tasse frisch gehackte Petersilie oder Basilikum unterheben.

Der Speiseplan der 5-Faktor-Diät

1. Woche

Tag 1	Tag 2	Tag 3
Frühstück Miso-Suppe mit Tofu	**Frühstück** Pfirsich-Himbeer-Lassi	**Frühstück** Reisomelett mit Frühlingszwiebel
1. Snack Crostini Caprese	**1. Snack** Sahniger Apfel-Zwiebel-Sellerie-Salat	**1. Snack** Huhn mit Kichererbsen, indisch gewürzt
Mittagessen Tabouleh mit gebackener Süßkartoffel	**Mittagessen** Salade Niçoise leicht gemacht	**Mittagessen** Vollkorn-Penne mit Basilikum-Spinat-Pesto
2. Snack Gegrillte Paprika mit Ricotta	**2. Snack** Goldene Erbsensuppe	**2. Snack** Fladenbrot mit sonnengetrockneten Tomaten und Kräuteraufstrich
Abendessen Backfisch mit Zitrone, Knoblauch und Bulgur	**Abendessen** Hühnerbrust auf Paprika-Zwiebel-Gemüse	**Abendessen** Heilbutt mit fünf Gewürzen
Aktivität Auf der Arbeit nicht den Aufzug nehmen, sondern Treppe steigen	**Aktivität** In einer möglichst abgelegenen Ecke des Parkplatzes parken	**Aktivität** Im ganzen Haus staubsaugen, auch wenn alles bereits sauber ist!

Tag 4	Tag 5	Tag 6
Frühstück Müsli-Frühstück mit heißem Kaffee	**Frühstück** Kleine Spargel-Soufflés mit Schnittlauch	**Frühstück** Zucchini-Lauch-Frittata mit Parmesan
1. Snack Nori-Rolle mit Räucherlachs	**1. Snack** Ingwer-Hähnchen im Salatblatt	**1. Snack** Hummus mit Petersilie
Mittagessen Soba-Nudelpfanne	**Mittagessen** Südostasiatischer Garnelensalat	**Mittagessen** Südostasiatischer Garnelensalat
2. Snack Aubergine Caponata	**2. Snack** Smörgåsbord mit Räucherlachs	**2. Snack** Warme Linsen mit Ziegenkäse
Abendessen Sesam-Orange-Thunfisch vom Grill	**Abendessen** Bibimbab	**Abendessen** Grillhähnchen mit Zitrone und Gewürz-Couscous
Aktivität Milch alle? Dann einfach mal zu Fuß zum Supermarkt	**Aktivität** Nach dem Shoppen noch eine Extrarunde durchs Einkaufszentrum drehen	**Aktivität** Im Flughafen das Laufband links liegen lassen und zu Fuß zum Gate gehen

➤ 7. Tag: Freier Tag

2. Woche

Tag 1	Tag 2	Tag 3
Frühstück	Frühstück	Frühstück
Gaeran Mari	Joghurt mit Aprikose und Granatapfel	Frischer Obstsalat mit Joghurt
1. Snack	1. Snack	1. Snack
Ofentomaten-Ziegenkä-se-Canapés	Gegrillte Paprika mit Ricotta	Nudeln mit Limetten-Erdnuss-Sauce
Mittagessen	Mittagessen	Mittagessen
Frische Kräuter-Falafel	Köttbullar mit Nudeln	Chow Mein für zwei
2. Snack	2. Snack	2. Snack
Himbeer-Grüntee auf Eis	Wan-Tans mit Garnelen-Pak-Choi-Füllung	Gebratener Reis mit Krabben und Bohnen
Abendessen	Abendessen	Abendessen
Gebratener Streifen-barsch mit Fenchel-Orangen-Salat	Pochierter Lachs mit Kräutermayonnaise	Heilbutt mit Kapernsauce
Aktivität	Aktivität	Aktivität
Beim Telefonieren nicht hinsetzen, sondern umhergehen	Anstatt E-Mails an Bürokollegen zu versenden, einfach hingehen und mit ihnen sprechen	Einen langen Spaziergang mit dem Hund machen; falls kein Hund vorhanden: den Nachbarshund ausführen

Tag 4	Tag 5	Tag 6
Frühstück	**Frühstück**	**Frühstück**
Vollkorn-Crêpes mit frischen Himbeeren	Spinat-Omelett mit zweierlei Käse	Pita mit Dilljoghurt
1. Snack	**1. Snack**	**1. Snack**
Fladenbrot mit sonnengetrockneten Tomaten und Kräuteraufstrich	Knackiger Gemüsesalat	Gefüllte Champignons
Mittagessen	**Mittagessen**	**Mittagessen**
Überbackene Garnelen	Warme Linsen mit Ziegenkäse	Pan Bagna
2. Snack	**2. Snack**	**2. Snack**
Frischgemüse-Sushi	Hähnchen-Aubergine-Stapel	Goldene Erbsensuppe
Abendessen	**Abendessen**	**Abendessen**
Hausgemachtes Pita-Gyros	Lendenbraten vom Schwein mit Äpfeln	Rotgekochter Lachs mit Vollkornreis
Aktivität	**Aktivität**	**Aktivität**
Fahrgemeinschaft bilden! Zu Fuß zum Nachbarn laufen und dann zusammen zur Arbeit fahren	Bus oder Bahn fahren, wenn möglich	Rausgehen und im Garten arbeiten

➤ 7. Tag: Freier Tag

3.Woche

Tag 1	Tag 2	Tag 3
Frühstück	Frühstück	Frühstück
Orange-Mandel-Biscotti mit Caffè Latte	Schwedische Himbeer- pfannkuchen	Reis-Congee mit Pfirsich
1. Snack	1. Snack	1. Snack
Drei-Erbsen-Wok	Thunfisch mit Feta- Haube	Aubergine Caponata
Mittagessen	Mittagessen	Mittagessen
Sahnehering auf Rog- gentoast	Eierblumensuppe mit jungem Spinat	Quinoa mit gebackenen Tomaten und frischen Kräutern
2. Snack	2. Snack	2. Snack
Zaziki	Hähnchen-Baguette mit Karamellzwiebeln	Wok-Nudeln mit Gar- nelen
Abendessen	Abendessen	Abendessen
Lachs-Teriyaki mit Asia- Krautsalat	Shabu-Shabu	Moules Marinades

Tag 4	Tag 5	Tag 6
Frühstück	**Frühstück**	**Frühstück**
Hühnersuppe mit Nudeln	Zimt-Bulgur mit Beeren und Nüssen	Mandel-Crunchy
1. Snack	**1. Snack**	**1. Snack**
Scharfes Sushi mit Thunfisch	Hähnchen-Aubergine-Stapel	Curry-Wan-Tans
Mittagessen	**Mittagessen**	**Mittagessen**
Reis mit Grillfleisch	Griechischer Salat mit Zitronendressing	Soupe au Pistou
2. Snack	**2. Snack**	**2. Snack**
Dillgurke auf Roggen-knäcke	Gebackener Spargel mit Quinoa und Parmesan-Locken	Frischgemüse-Sushi
Abendessen	**Abendessen**	**Abendessen**
Hühner-Cassoulet mit Knoblauch	Jakobsmuscheln in Nudelbrühe	Lamm-Tomaten-Eintopf

➤ 7. Tag: Freier Tag

313

4. Woche

Tag 1	Tag 2	Tag 3
Frühstück Curry-Süßkartoffel-püree	**Frühstück** Soba-Nudeln mit Gurke und Kohl	**Frühstück** Sesam-Reispfanne
1. Snack Seetang-Salat mit Edamame	**1. Snack** Bohnensalat mit Zuckererbsen und Tomaten	**1. Snack** Baba Ghanoush mit geröstetem Knoblauch
Mittagessen Knusprig-scharfe Chicken-Nuggets	**Mittagessen** Pita-Pizza mit Lamm-hack und Feta	**Mittagessen** Kalbsschnitzel mit Süßkartoffel-Risotto
2. Snack Ratatouille	**2. Snack** Wan-Tans mit Fleisch-Kohl-Füllung	**2. Snack** Yakatori-Hähnchen-spieße
Abendessen Rindfleisch-Wok mit Schwarzbohnensauce	**Abendessen** Schnitzel Pronto con Porcini	**Abendessen** Nudelpfanne nach kore-anischer Hausfrauenart

Tag 4	Tag 5	Tag 6
Frühstück	**Frühstück**	**Frühstück**
Kokos-Reis mit Spinat	Miso-Suppe mit Tofu	Zucchini-Lauch-Frittata mit Parmesan
1. Snack	**1. Snack**	**1. Snack**
Räucherforelle mit Meerrettichcreme	Hähnchen-Souvlaki mit Tomaten	Sautierter Spinat mit Vollkornreis
Mittagessen	**Mittagessen**	**Mittagessen**
Mie Goreng (Nudeln nach Singapurer Art)	Gebratener Reis mit Pilzen und Edamame	Südostasiatischer Garnelensalat
2. Snack	**2. Snack**	**2. Snack**
Scharfes Dhal	Roggen-Muffins mit Blaubeeren	Smörgåsbord mit Räucherlachs
Abendessen	**Abendessen**	**Abendessen**
Ingwer-Nudelpfanne mit Rindfleisch	Tanduri-Huhn mit Raita	Süßkartoffel-Hähnchen-Pfanne

➤ 7. Tag: Freier Tag

Danksagung

Danken möchte ich:

Meinen kanadischen Eltern, die in mir Reiselust und Abenteuergeist pflanzten.

Meinen ungarischen, polnischen und rumänischen Großeltern sowie meinen kubanischen und israelischen Verwandten.

Meinen Kunden in Amerika, Brasilien, Mexiko, Kanada, Frankreich, England, der Schweiz, Italien, Griechenland, Portugal, Deutschland, China, Spanien, Australien, Iran, der Dominikanischen Republik und den Bahamas dafür, dass sie mich auf ihrem Weg mitnehmen und mir ihre Gesundheit anvertrauen.

Meiner geschäftlichen rechten Hand in Großbritannien/Frankreich, Alex Nesbitt, er ist das Mastermind hinter allem, was ich tue.

Kanada, dem multikulturellsten Land auf Erden, und Toronto, der ethnisch vielfältigsten Stadt der Welt. Danke für die Inspiration.

Meiner amerikanischen Superagentin Andrea Barzvi.

Laura Moser. Danke, dass du aus meinen unzusammenhängenden Gedankengängen wunderschöne, lesbare Kapitel gemacht hast.

Susie Ott, die mir geholfen hat, die köstlichen 5-Faktor-Rezepte mit mir völlig unbekannten Zutaten zu erfinden.

Meiner Redakteurin Marnie Cochran. Ich habe sechs Jahre lang darauf gewartet, mit dir zusammenzuarbeiten!

Nancy, Steve und Holly dafür, dass sie aus meinen abstrakten Ideen Objekte machen, die Freude bereiten.

Meiner Anwältin Wendy Heller, die tough ist, damit ich es nicht sein muss.

New Balance dafür, dass meine Füße, die mich um die Welt tragen, es gut haben; und FUZE dafür, dass ich auf Reisen immer hydriert bin.

Über den Autor

Harley Pasternak hat an der *University of Toronto* Trainingsphysiologie und Ernährungswissenschaft studiert und an der *University of Western Ontario* ein Studium im Fach Bewegungswissenschaft mit Prädikatsexamen absolviert. Er ist durch das *American College of Sports Medicine* und die *Canadian Society for Exercise Physiology* zertifiziert. Im Fernsehen ist er in der *Oprah Winfrey Show*, bei *Today*, auf CNN, bei *America's Next Top Model*, *Germany's Next Topmodel*, Rachael Ray und Tyra Banks aufgetreten. Pasternak lebt und arbeitet in Los Angeles.

www.harleypasternak.com

www.5factorworlddiet.com

Fußnoten

Einleitung

1. WHO, »Obesity and Overweight« (Datenblatt Nr. 311, September 2006).

1. Kapitel: Die dicksten Menschen der Welt

2. WHO, »Obesity and Overweight« (Datenblatt Nr. 311, September 2006).

3. Phil Mercer, »South Pacific Is Fattest Region«, BBC News, bbc. co.uk/z/hi/health/6396111.stm, February 26, 2007. »World's Fattest Countries«, Forbes, www.forbes.com/2007/02/07/worlds-fattest-countries-forbeslife.cx-ls-0208worldfat.html, 7. Februar 2007.

4. National Center for Health Statistics: »Prevalence of Overweight and Obesity Among Adults: United States, 1999–2002«, 9. September 2008, http://www.cdc.gov/nchs/products/pubs/pubd/hestats/obese/obse99.htm

5. National Institute of Health News: »NIH Releases Research Strategy to Fight Obesity Epidemic«, 24. August 2004, http://www.nih.gov/news/pr/aug2004/niddk-24.htm

6. U.S. Department of Health and Human Services, Centers for Disease Control and Prevention: »Preventing Obesity and Chronic Diseases Through Good Nutrition and Physical Activity«, August 2008.

7. »Welcome to the Town that Will Help You Lose Weight«, *The Times* (London), 18. Februar 2007.

8. »You Want Fries With That?«, *The New York Times,* 12. Januar 2003.

9. »Study Details 30-Year Increase in Calorie Consumption«, *The New York Times,* 6. Februar 2004.

10. »Portion sizes growing with American waistlines«, *Associated Press,* 6. Dezember 2006.

11. »Are We Eating Too Much at Restaurants?«, *Argus Leader,* Sioux Falls, 18. Juni 2006.

12. »Size can fool the eyes: Larger dishes can make it difficult to limit your portions«, *The News-Sentinel,* Fort Wayne, 25. November 2008.

13. McDonald's: »Our Story«, FAQ, http://www.mcdonalds.ca/en/aboutus/faq.aspx, eingesehen am 21. Mai 2009.

14. »A Global Response to a Global Problem: The Epidemic of Overnutrition«, *Bulletin of the World Health Organization*, 2002, 80(12):952-8.

15. U.S. Department of Agriculture: »Profiling Food Consumption in America« in *Agricultural Factbook, 2001–2002*, 2. Kapitel (Washington, DC: Government Printing Office, 2003).

16. »Pedometer Gets People Up and Walking«, *The Star-Ledger,* Newark, 27. November 2007.

17. David Bassett, Jr., John Purcher u. a.: »Walking, Cycling, and Obesity Rates in Europe, North America, and Australia«, *Journal of Physical Activity and Health* 5 (November 2008) 807.

2. Kapitel: Die gesündesten Menschen der Welt

18. CIA: The 2007 World Factbook.

19. U.S. Census Bureau: »Income Climbs, Poverty Stabilizes, Uninsured Rate Increases«, Presseerklärung vom 29. August 2006.

20. »Infant Mortality Rates Are Rising in U.S., While Rates in Other Countries Are Improving«, ABC News, 1. November 2005.

3. Kapitel: Japan

21. Die Quellen für die Länderstatistiken sind bei jedem Land dieselben. Durchschnittliche Lebenserwartung: CIA, The 2009 World Factbook (Schätzungen).
Anteil der Übergewichtigen/Fettleibigen an der erwachsenen Bevölkerung: WHO, Global InfoBase, http://apps.who.int/infobase/report.aspx.
Fleischkonsum: World Resources Institute, http://www.wri.org.
Nährwertangaben: Food and Agriculture Organization of the U.N.

22. »Percentage of Japanese aged 65 or older hits new high«, Associated Press Worldstream, 17. September 2007.

23. WHO, Regional Office for the Western Pacific: »Smoking Statistics« (Datenblätter, 28. Mai 2002); »Death be not proud«, *The Economist,* 1. Mai 2008.

24. »The Secret of Life: Okinawans, the world's longest-lived people, have a lot to teach Americans on the art of reaching 100«, *The Boston Globe,* 22. Mai 2001.

25. »Smaller portions keep Japanese fit and trim«, *Orlando Sentinel,* 25. September 2007.

26. Asian Food Information Centre: »It's a Small World After all: Dietary Guidelines Around the World«, 2004.

27. »Simple Living in Japan: Profile«, *National Geographic,* http://www.nationalgeographic.com/healthyliving/index.html.

28. David Bassett, Jr., John Purcher u. a.: »Walking, Cycling, and Obesity Rates in Europe, North America, and Australia«, *Journal of Physical Activity and Health* 5, November 2008, S. 809.

5. Kapitel: China

29. WHO, Regional Office for the Western Pacific: »Smoking Statistics« (Datenblätter, 28. Mai 2002).

30. T. Colin Campbell mit Thomas M. Campbell II: *The China Study: The Most Comprehensive Study of Nutrition Ever Conducted,* Ben-Bella Books, Dallas 2004, S. 90.

31. Ebenda, S. 78.

32. Ebenda, S. 86.

33. Ebenda, S. 82.

34. Tea Association of the U.S.A.: »About Tea«, http://www.teausa.com/general/501g.cfm.

35. Mary Jo Manzanares: »Help! I'm a Prisoner in a Chinese Fortune Cookie Factory«, Fly Away Cafe, BlissTree.com, 10. April 2007.

6. Kapitel: Schweden

36. »World's Healthiest Countries«, *Foreign Policy*, October 2007.

7. Kapitel: Frankreich

37. »7 Secret Ways French Women Stay Slim«, *Cosmopolitan,* Februar 2003.

8. Kapitel: Italien

38. Organisation for Economic Co-operation and Development, Health Data 2008: »How Does Italy Compare?«

39. »The Hidden Calories in Your Drinks«, ABC News, 23. Januar 2005.

40. K. Maruyama u.a.: »The joint impact on being overweight of self reported behaviours of eating quickly and eating until full: cross sectional survey«, *British Medical Journal,* 21. Oktober 2008, S. 337.

9. Kapitel: Spanien

41. J.-P. Chaput u.a.: »Relationship between short sleeping hours and childhood overweight/obesity: results from the ›Québec en Forme‹ Project«, *International Journal of Obesity* 30, 14. März 2006, S. 1080–1085.

42. »Suburban Sprawl Adds Health Concern«, *The New York Times,* 31. August 2003.

10. Kapitel: Südkorea

43. »Uniqueness of Korean Cuisine (II): Kimchi«, *Korea Times,* 31. Juli 2008.

44. U.S. Department of Agriculture, Economic Research Service: »Factors Affecting U.S. Beef Consumption«, Outlook Report No. LDPM13502, Oktober 2005.

11. Kapitel: Israel

45. »Common Indian Spice Stirs Hope«, The Wall Street Journal, 2005.

12. Kapitel: Griechenland

46. »Dueling Diets«, *Harvard Public Health Review,* Herbst 2004.

47. »Study highlights unhealthy eating habits among Greek children«, *Athens News Agency,* 13. November 2007.

16. Kapitel: Wie Sie die *5-Faktor-Welt-Diät* leben

48. David Bassett, Jr., John Purcher u. a.: »Walking, Cycling, and Obesity Rates in Europe, North America, and Australia«, *Journal of Physical Activity and Health* 5, November 2008, S. 795–814.

49. »Pedometers Help People Stay Active, Stanford Study Finds«, *Stanford School of Medicine*, 26. November 2007.

50. I. M. Lee, u.a.: »Physical activity and coronary heart disease in women: is ‚no pain, no gain' passé?«, *Journal of the American Medical Association* 285, Nr. 11, 21. März 2001, S. 1447–1454.

Anhang

Register

Rezepte A-Z

333

Rezepte nach Zutaten und Eigenschaften

341

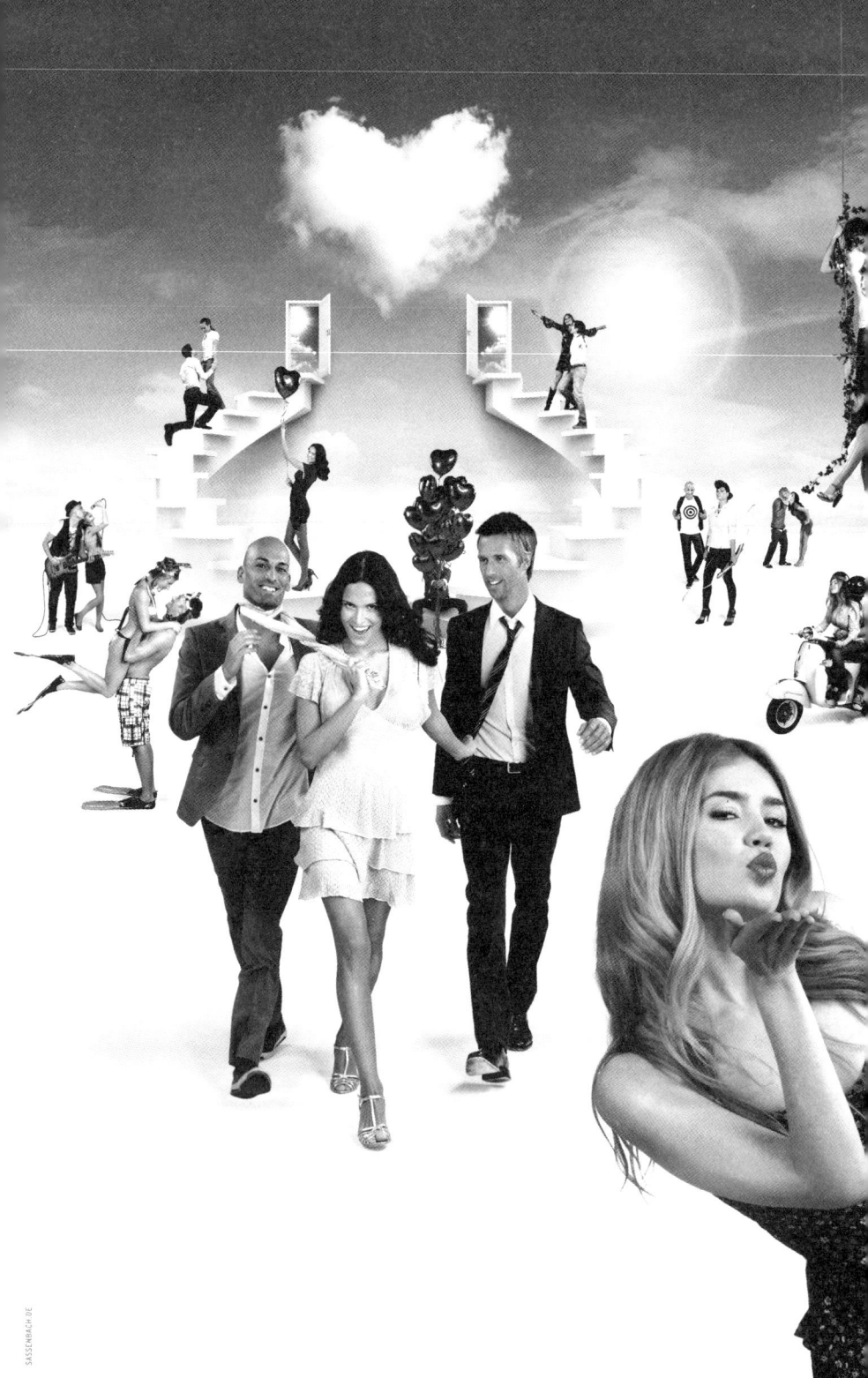

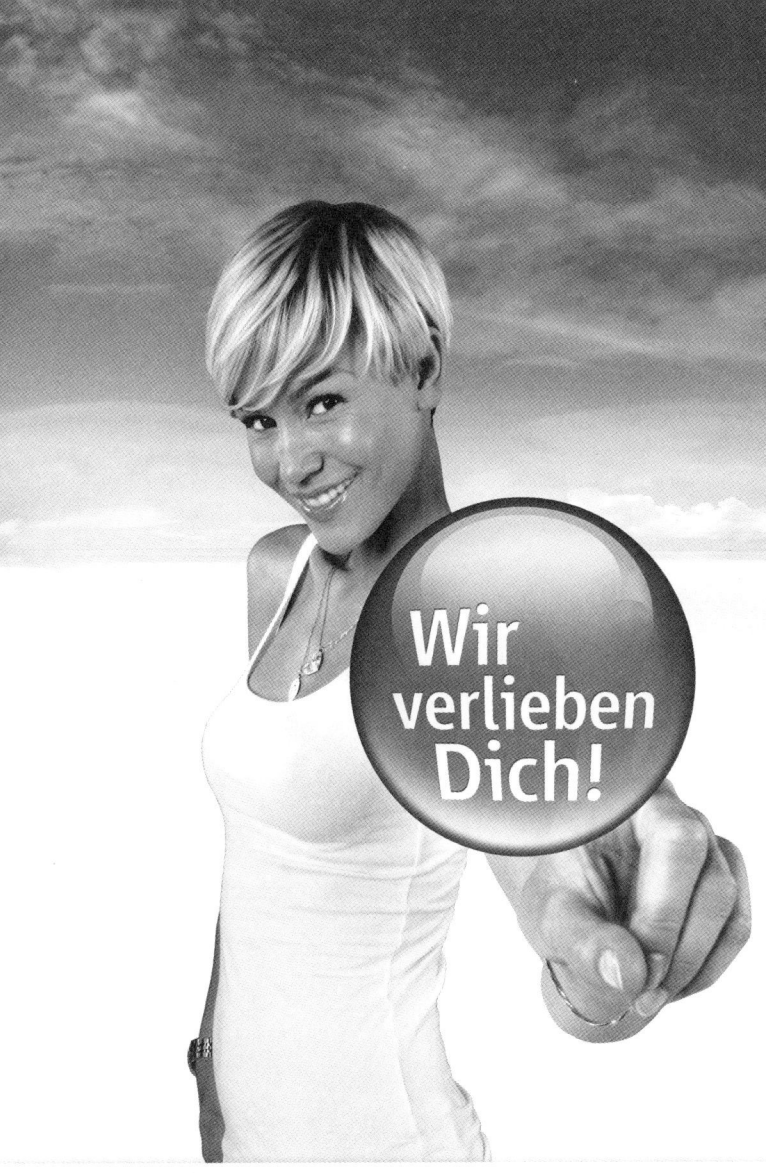

www.friendscout24.de

lirten, daten, verlieben – bei Deutschlands Partnerbörse Nr. 1

FRIEND
SCOUT 24

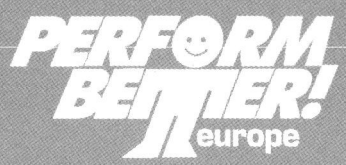
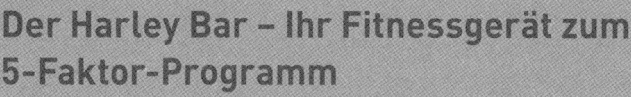
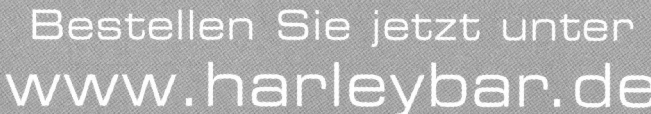